DROEMER

Hans-Günter Weeß

SCHLAF WIRKT WUNDER

ALLES ÜBER DAS WICHTIGSTE DRITTEL UNSERES LEBENS

Mit Illustrationen von
Katja Spitzer

DROEMER

Alle Angaben in diesem Buch wurden sorgfältig geprüft. Dennoch können Autor und Verlag keine Gewähr für deren Richtigkeit übernehmen. Ein ausführliches Literaturverzeichnis findet man auf der Homepage von Dr. Weeß unter: www.drweess.de

Aus Gründen der leichteren Lesbarkeit habe ich bei personenbezogenen Substantiven und Pronomen die männliche Sprachform verwendet. Ich weiß, das ist nicht genderkorrekt, erleichtert aber die Lesbarkeit. Es soll im Sinne der sprachlichen Vereinfachung als geschlechtsneutral zu verstehen sein und keinesfalls eine Benachteiligung des weiblichen Geschlechts darstellen.

Besuchen Sie uns im Internet:
www.droemer.de

FSC
www.fsc.org
MIX
Papier aus verantwortungsvollen Quellen
FSC® C083411

Originalausgabe November 2018

Ein Imprint der Verlagsgruppe
Droemer Knaur GmbH & Co. KG, München

Redaktion: Heike Gronemeier, München
Covergestaltung: ZERO Werbeagentur, München
Coverabbildung: © FinePic / shutterstock
Illustrationen: © Katja Spitzer
Grafik S. 252: le-text publishing services, Leipzig
Satz: Adobe InDesign im Verlag
Druck und Bindung: CPI books GmbH, Leck
ISBN 978-3-426-27755-3

2 4 5 3

Für Beate und Daniel

Inhalt

Teil III
Der Schlaf in der 24-Stunden-non-stop-Gesellschaft
139

Teil IV
Das 1 x 1 des Schlafens
179

Teil VI
Schlafen lernen
289

Vorwort

Schlaf ist der schönste Zustand unseres Lebens! Nichts Schöneres, als sich abends in seinem Bett einzumummeln, der Welt adieu zu sagen und sich von den großen und kleinen Sorgen des Lebens zu verabschieden. Nacht für Nacht gleiten wir für viele Stunden ins Reich unserer Träume, verlieren scheinbar das Bewusstsein und die Kontrolle über uns und unsere Umwelt. Ungefähr ein Drittel unseres Lebens verbringen wir in diesem scheinbar unnützen und passiven Zustand. Tatsächlich hat Schlaf aber eine elementare biologische Funktion. Wenn wir nicht essen, trinken oder schlafen, werden wir sterben!

Lange Zeit haben Forschung und Wissenschaft den Schlaf verschlafen. Weswegen er heute noch für viele ein geheimnisvoller Mythos ist, ein weitgehend unbekannter Teil unseres Lebens. Erst in den letzten Jahren hat die moderne Schlafforschung verstärkt neue und interessante Erkenntnisse zur Funktion und Bedeutung des Schlafens präsentiert. So manches Rätsel konnte gelöst, manches Geheimnis gelüftet werden. Vieles hatte man geahnt, aber erst jetzt mit neuen Methoden wissenschaftlich belegen können. Und von so manchem Mythos rund um den Schlaf hat man sich verabschieden müssen.

Ich möchte Sie einladen, mit mir auf eine spannende Reise durch die faszinierende Welt des Schlafes zu gehen: Schlaf ist so viel mehr, als wir gemeinhin annehmen. Er ist das wichtigste Regenerationsinstrument unseres Organismus, viele Prozesse laufen nur nachts ab, und wenn sie gestört werden, hat das auch Einfluss auf unser Verhalten am Tag. Wir alle wissen, Schlaf macht wach und ist ein Quell von Energie. Wer leistungsfähig im Beruf und Alltag sein möchte, muss schlafen. Schlaf ist ein Jungbrunnen und bedeutsam für ein langes Leben. Wer ausreichend schläft, ist widerstandsfähiger, stärkt sein Immunsystem und reduziert das Risiko für viele Krankheiten wie Depressionen, Diabetes, Bluthochdruck, Herzinfarkt oder Schlaganfall. Darüber hinaus macht uns gesunder Schlaf schlau und attraktiv.

Aber wie sieht gesunder Schlaf denn nun genau aus? Was ist die richtige Schlaf-Dosis? Kann man zu viel oder zu wenig schlafen, den verpassten Schlaf von Werktagen am Wochenende nachholen, und warum schläft beispielsweise ganz Deutschland von Sonntag auf Montag am schlechtesten? Wie sieht die optimale Tages- und Abendgestaltung und wie das perfekte Verhalten in der Nacht für einen tiefen und erholsamen Schlaf aus? Das sind Fragen, die mir im Praxisalltag immer wieder gestellt werden. Vor allem von Patienten, die sich bereits mit Schlafstörungen herumplagen, aber auch von Schlafgesunden. Tatsächlich haben wir alle es ein Stück weit in der Hand, ob wir nachts unruhig die Kissen zerwühlen und immer wieder auf die Uhr starren oder selig durchschlummern.

Deshalb möchte ich mit diesem Buch nicht nur Licht ins Dunkel der Nacht bringen, sondern Sie zu »kleinen Schlafexperten« machen. Sie werden erfahren, wie der Schlaf aufgebaut ist, welche Stadien es gibt, welche Funktionen sie haben und wie sich der Schlaf im Laufe des Lebens verändert. Warum wir träumen und warum Frauen und Männer sich nicht nur im Wachen unterscheiden, sondern auch im Schlaf und in ihren Träumen. Sie werden erfahren, warum die Erfindung der Glühbirne und mit ihr zunächst die Industrialisierung und später die neuen Medien evolutionsbiologisch unserer Natur zuwiderlaufen. Seit Anbeginn der Menschheit haben wir nachts geschlafen und waren am Tag aktiv und arbeitsam. Heute machen wir die Nacht zum Tag. Wir können rund um die Uhr arbeiten, abends im Bett die E-Mails vom Arbeitsplatz checken und nachts Videokonferenzen mit Geschäftspartnern in Übersee abhalten. Die Produktivität ist dabei nur vermeintlich höher: Schüler, Studenten, Arbeitnehmer, wir alle bezahlen einen Preis für unser Leben in der 24-Stunden-non-stop-Gesellschaft. Selbst der volkswirtschaftliche Schaden, der durch die chronisch unausgeschlafene Bevölkerung entsteht, lässt sich inzwischen beziffern.

Gleichzeitig brüstet man sich in unserer Gesellschaft damit, mit immer weniger Schlaf auszukommen. Wer nicht schläft, gilt als dynamisch, fleißig und erfolgreich. Wir schätzen den Schlaf nicht mehr. Schimpfwörter wie »Schlafmütze« oder »Schnarchnase« und Volksweisheiten wie »Morgenstund hat Gold im Mund« oder »am Abend werden die Faulen fleißig« unterstreichen dies. Der Mensch ist das einzige Lebewesen, das sein Schlafprogramm mit dem Wecker beendet, bevor es abgeschlossen ist. So etwas würden wir weder mit unserer Waschmaschine tun noch mit dem Backofen, in dem der Sonntagsbraten schmurgelt.

Wie wir wieder eine neue Schlafkultur entwickeln könnten, Sie Ihren Schlaf in dieser hektischen Zeit mit ständiger Erreichbarkeit, Ruhelosigkeit, Schichtarbeit, Arbeitsverdichtung und neuen Medien schützen können, auch das beschreibe ich in diesem Buch. Für manche Menschen ist erholsamer Schlaf nur schwer erreichbar, da heißt es Nacht für Nacht: »Augen zu und durch«. Für manche kommt eine durchgeschlafene Nacht einem Lottogewinn gleich. Die Schlafforschung unterscheidet mehr als fünfzig Schlafstörungen. Die wichtigsten und häufigsten werde ich Ihnen vorstellen: Es wird um Ein- und Durchschlafstörungen gehen, das Schnarchen in seiner gutartigen und seiner krankhaften Version mit nächtlichen Atemstillständen, um Albträume, unruhige Beine, Schlafwandeln und vieles mehr. Dabei ist es mir wichtig, Ihnen nicht nur die modernen Behandlungsmethoden vorzustellen, sondern stets auch selbstwirksame Hilfsmöglichkeiten aufzuzeigen. Ich möchte Sie sozusagen zu Ihrer eigenen Schlaftablette machen. Schließlich heißt es nicht umsonst: »Schlaf ist die beste Medizin.«

Und für alle, die ihren Schlaf verbessern wollen, habe ich ein

Drei-Wochen-Programm für einen besseren Schlaf entwickelt. Es beruht auf meiner jahrelangen Erfahrung in der Behandlung von Menschen mit chronischen und schweren Schlafstörungen, die an unseren ambulanten und stationären schlaftherapeutischen Behandlungen teilgenommen haben. Dabei vermitteln wir Patienten wissenschaftlich erprobte selbstwirksame Techniken, um sie Schritt für Schritt wieder zu einem erholsamen, entspannten Schlaf zu führen.

So, jetzt geht's aber los, auf in eine spannende Reise durch die Nacht …

Teil I
Dem Geheimnis Schlaf auf der Spur

1
Schlaf ist die beste Medizin

Wenn wir uns abends aufs Kopfkissen kuscheln und uns in Morpheus' Arme begeben, entfliehen wir der Realität. Wir begeben uns für viele Stunden in eine Traumwelt, die wenig mit unserem Alltag gemein hat. Vielleicht erscheint uns deshalb diese nächtliche Zeit so sinnlos. Was könnten wir alles machen, müssten wir uns nicht diesem lästigen Zustand hingeben. Müssen wir wirklich? Ja, müssen wir: Sollte der Schlaf tatsächlich überflüssig und sinnlos sein, die Natur hätte ihn schon längst wieder abgeschafft!

Das nächtliche Schlummern erfüllt für unseren Körper, unsere Psyche und unser Leistungsvermögen viele wichtige Aufgaben. Längst nicht alle hat die Wissenschaft bisher entschlüsselt. Schlaf ist aktive Regeneration, die Zellen erneuern sich, und unser Gehirn arbeitet währenddessen zeitweise auf Hochtouren. Kurz: Es gibt keinen so umfassenden Erholungszustand für Körper und Geist wie den Schlaf. Von seinen vielen unterschiedlichen Aufgaben möchte ich Ihnen als Erstes erzählen. Diese lassen sich am besten erkennen, wenn wir uns deutlich machen, was alles passieren kann, wenn Sie die Medizin Schlaf falsch dosieren.

Risiken und Nebenwirkungen von Schlafmangel

Wer wach sein will, muss schlafen, das weiß eigentlich jedes Kind. Und zwar ausreichend, nur ein paar Stündchen sind für die meisten viel zu wenig. Ohne regelmäßigen und vor allem genügenden Schlaf können wir uns am Steuer nur schwer vor dem Sekundenschlaf schützen, in Sitzungen das Einnicken kaum verhindern, sind in Schule oder Studium unkonzentriert und haben Mühe, vernünftige Entscheidungen zu treffen. Zu wenig Schlaf macht uns launisch und gereizt. Viele werden unter dem Eindruck einer schlaflosen Nacht sogar unausstehlich! Schnell reißt der Geduldsfaden, und das Aggressionspotenzial erreicht Topniveau. Beim kleinsten Problem gehen wir an die Decke. Schlaflosigkeit über einen längeren Zeitraum verändert auch unsere Körperwahrnehmung: Wir spüren jedes Zipperlein überdeutlich, sind etwas wehleidig und werden schnell unleidlich.

Kurzfristig können wir den Schlafausfall gesundheitlich kompensieren, das hat uns die Evolution aus grauer Vorzeit mitgegeben. Damals musste sich der Mensch flexibel zeigen, wenn es um seinen Schlaf ging. Es gab keine beschützten Behausungen, man musste sich in der freien Prärie, hinter Büschen, auf Bäumen und in Höhlen zusammenrollen. Unsere Vorfahren konnten plötzlich von einem Unwetter überrascht werden, und überall lauerte Gefahr in Form von nächtlichen Jägern, für die unsere Ahnen ein gefundenes Fressen waren. Da konnte es schon mal vorkommen, dass auf den Schlaf verzichtet werden oder es auch mit weniger gehen musste. Diese Fähigkeit hat sich in unseren Genen verankert. Es ist dem Menschen möglich, kurzfristig mit weniger oder keinem Schlaf auszukommen, ohne dass dies zu wesentlichen Einschränkungen führt. Nur wer über einen längeren Zeitraum zu wenig Schlaf hat, muss mit gesundheitlichen und psychischen Konsequenzen rechnen.

Akuter Schlafmangel macht betrunken

Gleichwohl hat auch schon eine einzige Nacht mit weniger oder keinem Schlaf so ihre Nebenwirkungen, vor allem auf das Leistungsvermögen am nächsten Tag. Jim Horn, englischer Schlafforscher, hat das in einem wissenschaftlichen Experiment sehr anschaulich verdeutlicht. Er verglich die Wirkung von Alkohol und zu wenig Schlaf auf unser Reaktionsvermögen und konnte zeigen, dass bereits 17 Stunden Wachheit mit einem Reaktionsvermögen einhergeht, wie es 0,5 Promille Blutalkoholspiegel entspricht. Wer also morgens um 6 Uhr aufsteht, durchrackert und abends um 23 Uhr ins Auto steigt, ist im juristischen Sinne nicht mehr voll fahrtüchtig. Nach 22 Stunden quälender Wachheit hatten Horns Probanden das Reaktionsvermögen eines Betrunkenen mit 1,0 Promille Blutalkoholspiegel erreicht. 22 Stunden Wachheit heißt also, dass eigentlich nichts mehr geht: Wir sind quasi betrunken, zumindest was unsere Reaktionen angeht, und nur noch bedingt zurechnungs- und entscheidungsfähig. Wir machen Fehler, und das Unfallrisiko steigt.

Die Folgen von Schlafmangel zeigen sich zuerst bei der Bewältigung von geistigen Aufgaben. Wer körperlich arbeitet, bemerkt die Anzeichen nicht so deutlich. Körperliche Anstrengung aktiviert das Herz-Kreislauf-System und überdeckt Müdigkeit, sie macht wach. Oder sind Sie schon einmal beim Joggen eingeschlafen? Trotzdem schlummert die Müdigkeit bei körperlicher Aktivität natürlich weiter gefährlich im Hintergrund. Kommen wir dann zur Ruhe, kann sie gnadenlos zuschlagen. Wehe, das passiert an einem falschen Ort oder zur falschen Zeit. Der Sekundenschlaf kann einen in mannigfaltigen Formen ins Reich der Träume katapultieren. Und besonders gerne tut er dies in Situationen, in denen man hellwach sein muss.

Schlafmangel macht unbekümmert und risikofreudig

Inspiriert durch die langen Nachtsitzungen in Politik und Wirtschaft untersuchten wir in einem Experiment die Auswirkungen von Schlafmangel auf Entscheidungsprozesse und das Risikoverhalten. Dafür baten wir Studenten, für eine Nacht nicht zu schlafen. Um sicherzustellen, dass nicht trotzdem heimlich geschlummert wurde, verbrachten die Teilnehmer der Studie die Nacht gemeinsam. Mitgebrachte Spiele wurden gespielt, man unterhielt sich, lenkte sich ab und kontrollierte gegenseitig, dass keiner einschlief. Am Abend vor und am Morgen nach dem Schlafentzug hatten die Teilnehmer die Aufgabe, mithilfe eines Computerprogrammes virtuelle Luftballons aufzublasen. Je größer die Ballons, desto mehr virtuelles Geld gab es. Gingen sie allerdings zu viel Risiko und bliesen die Ballons bis zum Platzen auf, gab es kein Geld für die Teilnehmer.

Das Ergebnis war gleichermaßen beeindruckend wie erschreckend. Im Durchschnitt gingen die Probanden am Abend vor dem Schlafentzug deutlich vorsichtiger beim Aufblasen der Luftballons zu Werke und verdienten sich mehr Geld. Ohne Schlaf war es am Morgen eine ziemlich laute Knallerei. Mit Dollarzeichen in den Augen und Ringen darunter gingen die Probanden so viel Risiko ein, dass deutlich mehr Ballons als am Abend platzten.

Auch leichter Schlafmangel über mehrere Tage, so wie es viele von uns immer wieder mal im hektischen Alltag erleben, steigert die Risikobereitschaft. Forscher der Universität Zürich haben herausgefunden, dass viel eher Gefahren eingegangen werden, wenn der Mensch über mehrere Tage hinweg zu wenig schläft. Die Wissenschaftler hatten das Verhalten von 14 gesunden männlichen Studenten im Alter von 18 bis 28 Jahren untersucht. Schliefen diese eine Woche lang nur fünf Stunden pro Nacht, zeigten sie ein klar risikoreicheres Verhalten im Vergleich zu einer Schlafdauer von etwa acht Stunden. Besonders kritisch an den Ergebnissen: Die übermüdeten Studenten waren sich nicht bewusst, dass sie risikobereiter waren. Chronischer Schlafmangel führt also nicht nur zu Schläfrigkeit und verminderter Aufmerksamkeit. Zu wenig Schlaf macht auch unvorsichtiger, trübt die korrekte Einschätzung von Risiken und die Entscheidungsfähigkeit, ohne dass der Betroffene sich darüber im Klaren ist.

Berücksichtigt man diese Untersuchungen, sind die Ergebnisse langer Nachtsitzungen in Politik und Wirtschaft in einem anderen Licht zu sehen. Nach einer Umfrage des Allensbacher Institutes aus dem Jahr 2011 fühlen sich 61 Prozent der Politiker regelhaft unausgeschlafen, 57 Prozent geben an, schon einmal müdigkeitsbedingte Zugeständnisse gemacht zu haben. Trotzdem brüsten sich immerhin 31 Prozent der Spitzenpolitiker, weniger als fünf Stunden schlafen zu müssen. In diesem Kontext fällt mir ein Zitat von Sabine Christiansen, der ehemaligen Talk-Moderatorin, ein: In einer Sendung mit dem Titel »Deutschland vor dem Untergang – verschlafen wir die Zukunft?« verblüffte sie mit der Erkenntnis: »Die Deutschen schlafen zu lange. Eine Kuh beispielsweise kommt mit drei bis vier Stunden Schlaf am Tage aus. Und ich auch.« Ich musste nicht nur über die Naivität einer so intelligenten Frau hinsichtlich des menschlichen Schlafbedürfnisses schmunzeln, sondern auch wegen des vermutlich unbewusst gezogenen Vergleichs mit einer Kuh … Rainer Werner Fassbinder hielt Schlaf übrigens für gänzlich überflüssig: »Schlafen kann ich noch, wenn ich tot bin.« Sprach's und verstarb mit 38 Jahren.

Totaler Schlafmangel kann bedrohliche Folgen haben

Aber wie lange kann man denn nun wach bleiben, ohne dass die Gesundheit leidet? Dieser Frage gehen die Forscher seit Jahrzehnten nach. Ein in der Schlafforschung viel zitiertes Experiment wurde von Randy Gardner, einem weißen College-Studenten, durchgeführt. Er stellte in den 1960er-Jahren den Weltrekord im Nicht-Schlafen auf. Gemeinsam mit einem inzwischen berühmten Schlafmediziner, William Dement, und zwei Freunden, die ihn wechselseitig wachhielten, verbrachte er 264 Stunden ohne Schlaf. Dieser Rekord wurde erst im Jahr 2007 von dem Briten Tony Wright um zwei Stunden überboten; sein Versuch wurde zwar von der BBC begleitet, aber weder medizinisch noch wissenschaftlich.

Randy Gardner, der erste Rekordhalter, wurde für dieses wissenschaftliche Experiment nicht im Labor festgehalten. Er durfte sich frei bewegen und tun und lassen, was er wollte. Er ging mit seinen Betreuern spazieren, ins Kino, Schwimmen oder am liebsten in eine Spielhalle. Während dieser elf Tage völliger Schlaflosigkeit baute er geistig und psychisch immer mehr ab. Bereits am zweiten Tag konnte er Alltagsgegenstände wie eine Tasse oder ein Buch allein mit dem Tastsinn nicht mehr gut erkennen. Am dritten Tag zeigte er Einschränkungen in der Muskelkraft, der Koordinationsfähigkeit und Stimmungsschwankungen. In den folgenden Tagen wurde er immer launischer, gereizter und unkooperativer. Am vierten Tag erzählte Randy Gardner seinen Betreuern von merkwürdigen Sinneseindrücken, Wahrnehmungsstörungen und Halluzinationen: Straßenlaternen waren von Nebel umgeben, Straßenschilder wurden zu Menschen. Er neigte episodisch zu Wahnvorstellungen und hielt sich zeitweise für einen berühmten Baseballspieler mit dunkler Hautfarbe. Tags darauf mit noch weniger Schlaf beschwerte er sich sogar über die schlechte Presse, die er als besagter Baseballspieler angeblich erhalten hatte. In den letzten Tagen des Experiments schwand seine Merkfähigkeit immer mehr, Bewegungen konnte er nicht mehr richtig kontrollieren, und sein analytisches Denkvermögen verblasste immer mehr. Sein Reaktionsvermögen war stark reduziert, und einfachste Additionsaufgaben konnte er nicht mehr lösen. Allerdings zeigte er trotz des hohen Schlafdefizits keinerlei Anzeichen von körperlichen Schädigungen.

Was denken Sie? Wie lange hat Randy Gardner nach Beendigung des Experimentes geschlafen? Hat er die versäumte Schlafzeit wieder hereingeholt? In diesem Falle müsste er ungefähr elf mal acht Stunden, also 88 Stunden am Stück geschlafen haben. Tatsächlich schlief er in der ersten Nacht nach 264 Stunden Wachheit nur ganze 14 Stunden. In der zweiten Nacht waren es zwölf Stunden, in der dritten neun und in der vierten schlief er bereits wieder so lange wie für ihn üblich: ungefähr acht Stunden.

Der Mensch kompensiert Schlafmangel nicht über die Dauer, sondern über die Qualität des Erholungsschlafes. Vor allem der für die körperliche Erholung wichtige Tiefschlaf und der für das psychische Befinden wichtige REM-Schlaf treten in Erholungsnächten viel stärker auf den Plan, so kann Schlafenszeit gespart werden (dazu später mehr).

Totaler Schlafmangel führt zu körperlichen Einschränkungen und in seiner Extremform zum Tod. Derartige Experimente verbieten sich aus verständlichen Gründen beim Menschen. Aus Tierversuchen wissen wir aber, dass Schlafmangel bei Ratten nach 13 bis maximal 21 Tagen zum Tod führen kann. Über die genaue Todesursache lässt sich aber nur spekulieren, selbst sorgfältigste Untersuchungen erbrachten keine Ergebnisse. Das Fell der Tiere zeigte Flecken, Pusteln und eitrige Veränderungen, die nicht heilten. Die Ratten verloren auch an Gewicht, obwohl sie mehr als doppelt so viel fraßen. Obduktionen lieferten auch keine Ergebnisse. Das Gehirn, die inneren Organe wie Herz, Nieren oder Leber waren unbeschädigt. Auch konnte man ausschließen, dass der Tod durch vermehrten Stress, eine Funktionsstörung der inneren Organe, des Immunsystems oder der Wärmeregulation herbeigeführt wurde. Die Wissenschaft tappt also noch im Dunkeln, was die Ursachen angeht, das Endergebnis steht allerdings zweifelsfrei fest …

Jungbrunnen Schlaf

Die gerade zitierten Studien haben eines gemein: Sie beschäftigten sich mit extremem Schlafentzug und besitzen für die Grundlagenforschung einen hohen wissenschaftlichen Wert. Das Alltagsschlafverhalten in der modernen Industriegesellschaft spiegeln sie jedoch nicht wider. Sie wissen inzwischen, dass Schlaf wach und leistungsfähig macht. Und dass bereits kurzfristiger

Schlafmangel unsere Sinne trüben und unser Reaktions- und Entscheidungsvermögen einschränken kann – um nur einige von zahlreichen Nebenwirkungen zu nennen, auf die wir später noch detailliert zu sprechen kommen werden. Was aber kann guter und ausreichender Schlaf im Umkehrschluss für unsere Gesundheit und unser Wohlbefinden tun? Eine ganze Menge!

Schlaf verlängert das Leben

Susannah Mushatt Jones galt bis zu ihrem Tod im Jahr 2016 mit 117 Jahren als ältester Mensch der Welt. »Miss Susie«, wie sie von ihren Angehörigen genannt wurde, wuchs gemeinsam mit zehn Geschwistern im Bundesstaat Alabama auf. Zuletzt lebte sie in New York in einem Altenheim. Die Zeitung »Daily News« berichtete über ihr Geheimrezept für ein langes Leben: viel Schlaf, keine Zigaretten und kein Alkohol. Aber bei einem kross gebratenen Streifchen Bacon habe sie nie nein sagen können.

Sollen wir also, um gesund und leistungsfähig zu sein, jeden Tag so lange in den Kissen bleiben, wie es nur geht? (Um Schinkenspeck, Zigaretten und Alkohol mögen sich andere kümmern, das ist nicht mein Fachgebiet …) Eine Gesellschaft der Vielschläfer begründen, die ewig schläft und niemals stirbt?

Nein, besser nicht! Eine ganze Reihe von wissenschaftlichen Studien lässt vermuten, dass zu viel Schlaf genauso mit gesundheitlichen Beeinträchtigungen und einer reduzierten Lebenserwartung einhergeht wie zu wenig Schlaf. Es wird sogar vermutet, dass zu langer Schlaf die Stress- und Immunresistenz beeinträchtigt und dadurch Krankheiten gefördert werden. Daniel Kripke, bekannter amerikanischer Schlafforscher, war einer der Ersten, der 2004 zeigen konnte, dass die Sterblichkeit auch bei zu langem Schlaf zunimmt.

Mit anderen Worten: Die Dosis macht das Gift. Es ist wie bei so vielem im Leben, wir sollten auf ein ausgewogenes Maß achten, weder in die eine noch in die andere Richtung über die

Stränge schlagen. Wer versucht, sich so viel Schlaf zu gönnen, wie es ihm die Natur vorgibt, der lebt gesund und lange.

Schlaf macht gesund

Das sagt der Volksmund, und jeder kennt es von sich selbst: Bei einer Erkältungskrankheit steigt das Schlafbedürfnis, und wenn wir dann viel schlafen, werden wir auch rascher wieder gesund.

Sheldon Cohen, ein amerikanischer Kollege von der Universität Pittsburgh, veröffentlichte im Jahr 2009 ein Experiment zum erhöhten Erkältungsrisiko bei Schlafmangel und reduzierter Schlafqualität: Über 14 Tage hinweg sollten 153 gesunde Freiwillige ihre nächtliche Schlafmenge aufzeichnen und die Schlafqualität beurteilen. Nach zwei Wochen wurden die Probanden mit einem Rhino-Virus infiziert, für fünf Tage unter Quarantäne gestellt und beobachtet, ob eine Erkältung ausbricht. Die Ergebnisse waren sehr anschaulich: Probanden mit weniger als sieben Stunden Schlaf hatten ein nahezu dreifach höheres Risiko für »laufende« Nasen und Halsschmerzen als diejenigen, die mehr als acht Stunden in ihren Kissen schlummerten. Unter den Probanden, die weniger als fünf Stunden schliefen, wurde sogar fast jeder Zweite krank. Was die Schlafqualität angeht, war das Ergebnis ähnlich klar: Teilnehmer mit einer schlechteren Schlafqualität hatten ein über fünffach höheres Risiko als diejenigen mit guter Schlafqualität.

In einem weiteren einleuchtenden Versuch aus dem Jahr 2003 bekam eine Gruppe von freiwilligen Studenten am Morgen eine Impfung gegen Hepatitis A. Der einen Hälfte der Versuchsteilnehmer wurde darauffolgend ein normaler Schlaf erlaubt, der anderen Hälfte in der Folgenacht bis zum darauffolgenden Abend der Schlaf verboten. Vier Wochen später wurden Blutproben genommen und die Menge an schützenden Antikörpern ermittelt, die das Immunsystem als Antwort auf die Impfung gebildet hatte. Das Ergebnis war beeindruckend: Die Kontrollpersonen mit

Schlaf hatten knapp doppelt so viele Antikörper gebildet wie jene, die nicht hatten schlafen dürfen.

Diese Untersuchungen – aber mit Sicherheit auch Ihre eigenen Erfahrungen – belegen: Damit unser Immunsystem wirkungsvoll und effizient arbeiten kann, benötigt es ausreichend Schlaf. Fehlende Ruhe und Schlafmangel zu Beginn einer Erkältung kann diese besonders heftig und langdauernd ausbrechen lassen. Gönnen Sie Ihrem Immunsystem also bei den ersten Anzeichen einer Infektion ausreichend Schlaf, damit es zum wirkungsvollen Gegenschlag ausholen kann.

Schlaf macht klug

Babys, Teenager, Erwachsene, Senioren – alle lernen wir im Schlaf. Das glauben Sie nicht? Nun, ich meine damit jetzt nicht die immer wieder mal propagierte Strategie, ein Wörterbuch unter das Kissen zu legen in der Erwartung, man könne schon am nächsten Tag »auswärts« parlieren. Aber im Ernst: Wir lernen deswegen im Schlaf, weil sich im Schlaf neu am Tag erworbene Informationen langfristig ins Gedächtnis einprägen. Auch neue Bewegungsabläufe und motorische Fertigkeiten wie etwa Radfahren werden im Schlaf gefestigt. Dafür müssen wir uns nicht anstrengen, nicht das Vokabelbuch unter das Kopfkissen legen oder uns während des Schlafes mit dem neu zu lernenden Wissen per Audiodatei oder CD beschallen lassen. Es reicht, wenn wir tief, fest und ausreichend lange schlafen, dann festigt sich das Wissen und Können wie von selbst.

Anschaulich wird dieser Effekt anhand eines typischen Versuches, wie ihn zwei wissenschaftliche Mitarbeiterinnen des renommierten Gedächtnisforschers Jan Born von der Universität Tübingen durchführten. Ines Wilhelm und Susanne Diekelmann ließen Studenten am Abend vor dem Schlafen Wortpaare lernen. Ein Teil der Versuchspersonen durfte schlafen, der andere musste die Nacht ohne Schlaf durchmachen. Am nächsten Tag erinnerten sich die Probanden mit Schlaf an deutlich mehr Wortpaare als ihre schlaflosen Kommilitonen.

Übrigens können auch kleine Nickerchen am Tag den Lernerfolg positiv beeinflussen. In einem Experiment durften Studenten in der Prüfungsvorbereitungsphase alle zwei Stunden für zwanzig Minuten eine Pause machen: Die einen schliefen, die anderen zerstreuten sich mit anderen Dingen, durften aber auf keinen Fall schlafen. Am Abend konnten sich die Studenten mit Schlafpausen an deutlich mehr Gelerntes erinnern als diejenigen mit Pausen ohne Schlaf. Wer nachts also durchpaukt, tut sich keinen Gefallen. Das Gehirn wird behindert, das Gelernte abzuspeichern. Wer bereits in der Lernphase seinen Lernerfolg optimieren möchte, der sollte für regelmäßige kleine Schlafpausen sorgen.

Das Gehirn des Menschen verhält sich in seiner gedächtnisbildenden Funktion während des Schlafes sehr schlau: Es werden im Schlaf nur diejenigen Dinge abgespeichert, die wir auch tatsächlich als wichtig erachten. Unwichtige Dinge werden von unserem Denkmuskel nachts ignoriert und sind damit am nächsten Tag vergessen. Ansonsten müsste unser Gehirn zu viel verwirrenden Ballast mit sich schleppen, was das Erinnerungsvermögen nur behindern würde. Irgendwann wäre die Festplatte voll, und es gäbe einen Totalabsturz.

Bei der nächtlichen Gedächtnisbildung scheint Schlaf allerdings nicht gleich Schlaf zu sein. Studien deuten darauf hin, dass der Tiefschlaf vor allem für das Abspeichern von Faktenwissen im Oberstübchen verantwortlich zeichnet, der Traumschlaf hingegen eher Bewegungsabläufe und Bewegungsmuster vertieft ins Gedächtnis eingräbt. Für die Gedächtnisbildung scheint es wichtig zu sein, dass während des Schlafes genau diejenigen Nervenzellen erneut aktiviert werden, die während des Lernens am Tage aktiv waren. So gräbt sich das neue Wissen quasi unvergesslich in die Nervenbahnen ein.

Schlafmangel und schlechter Schlaf schwächen dagegen unser Gedächtnis. Aber nicht nur das! Matthew Walker von der University of California in Berkeley konnte zeigen, dass zu wenig Schlaf auch das Wenige, was erinnert wird, noch selektiv beeinflusst. Versuchspersonen ohne vorausgehenden Schlaf konnten sich in einem Wort-Gedächtnistest nicht nur an weniger Wörter erinnern, sondern auch nur an diejenigen, die neutral und negativ besetzt waren. Positiv besetzte Wörter, die ein gutes Gefühl vermitteln, wurden vergessen. Menschen mit Schlafstörungen können sich folglich besser an negative Erlebnisse erinnern als an positive. Die Depression steht schon vor der Tür!

Schlaf schützt vor Alterskrankheiten

Aktuell leiden in Deutschland ungefähr 1,5 Millionen Menschen an Demenz, der größere Teil davon am Typ Alzheimer. Jedes Jahr erkranken weitere 300 000 Menschen. Neue Forschungen belegen: Der Schlaf könnte ein zentraler Player bei der Entstehung von Alterskrankheiten sein.

Unser Gehirn ist ein zentrales Organ: Es macht zwar nur etwa zwei Prozent unseres Körpergewichts aus, doch unsere Gehirnzellen verbrauchen ungefähr 25 Prozent aller Körperenergie. Das ist eine reife Leistung. Wo so viel gearbeitet wird, entsteht auch Müll. Deswegen produziert unser Oberstübchen über den Tag hinweg zahlreiche Abfallstoffe. Aber wie werden diese entsorgt? Die Müllabfuhr kommt sozusagen im Schlaf. Seit wenigen Jahren wissen wir, dass unser Gehirn während des Schlafes Proteine und andere Abfallstoffe beseitigt. Dazu zählt auch das Beta-Amyloid-Protein, das sich bei Alzheimer in den Zellzwischenräumen zu vermutlich toxisch wirkenden Klumpen, sogenannten Plaques, zusammenlagert und das Gehirn in seiner Funktion beeinträchtigt.

Gesunder Schlaf bringt also »den Müll raus« und entgiftet das Gehirn. Der sogenannte interstitielle Raum zwischen den Gehirnzellen weitet sich im Schlaf und wird über einen verstärkten Flüssigkeitsaustausch zu einem Entsorgungssystem für Abfallstoffe und giftige Stoffwechselprodukte, die so aus dem Gehirn geleitet werden. Nach dem Motto »alles muss raus« werden auch die demenzverdächtigen Amyloid-Plaques weggespült, die während des Wachens im Zellzwischenraum als Abfallprodukte entstehen und abgelagert werden. Allerdings scheint dieses Reinigungssystem nur im Tiefschlaf auf Hochtouren zu arbeiten, bei gestörtem Schlaf funktioniert der Amyloid-Abbau nicht. Will heißen: Wer nachts zu wenig oder schlecht schläft, hat ein höheres Risiko, an Alzheimer-Demenz zu erkranken. Erfolgreich altern geht also mit gutem Schlaf einher.

Schlaf macht schlank

Ein guter Freund hatte sich zum Abnehmen ein strenges Diätprogramm auferlegt. Abends quälten ihn oft starke Hungergefühle. Um den Versuchungen nicht zu erliegen, ging er häufig früher als gewohnt zu Bett – weil er wusste, der Schlaf erlöst ihn von dem quälenden Hunger. Wie das?

Verantwortlich für den Verlust des Hungergefühls während des Schlafes ist das Wechselspiel zwischen Ghrelin und Leptin. Ghrelin ist ein Stoffwechselhormon, das erst 1999 entdeckt wurde. Es wird von der Magenschleimhaut freigesetzt und entfaltet seine Wirkung unter anderem im Gehirn, wo es auch über die Produktion von Wachstumshormonen mitentscheidet. Es beeinflusst erstaunlicherweise viele Prozesse in unserem Körper: Das Ernährungsverhalten, die Stimmung und den Schlaf. Ghrelin verführt zum Essen, da es diejenigen Gehirnregionen beeinflusst, die den Appetit auslösen. Darüber hinaus verzögert es die Fettverbrennung. Es ist also ein guter Kandidat, um das Gewicht zu steigern.

Gott sei Dank gibt es aber den Schlaf und das Leptin. Leptin ist der Gegenspieler des Ghrelins. Es wird während des Schlafes ma ximal ausgeschüttet und unterdrückt den Appetit. Leptin ist ein Proteohormon, das Sättigungsgefühle hervorruft und Energie aus den Speichern, so zum Beispiel den Fettdepots gewinnt. Das funktioniert bei Schlanken gut, bei Übergewichtigen hingegen nur, wenn diese begleitend auch Sport treiben. So legen es neueste Studien an Ratten von Forschern der Universität von Florida nahe.

Dank Leptin ist es dem Menschen überhaupt möglich, zusammenhängend über sechs bis acht Stunden zu schlafen. Ohne dieses Proteohormon würde er wie tagsüber alle vier bis fünf Stunden Hunger bekommen, an Durchschlafen wäre nicht zu denken. Hungergefühle würden uns aus dem Bett an den Kühlschrank treiben, in alten Zeiten hätten wir nachts gar zum Jagen aufbrechen müssen. Die Natur hat das Leptin also quasi entwickelt, um uns den benötigten Schlaf ohne Essensunterbrechung zu ermöglichen. Clever gemacht!

Dass die Schlafdauer mit über den Bauchumfang entscheidet, konnte inzwischen in vielen Untersuchungen belegt werden: In einer amerikanischen Studie wurden mehr als 6000 Teilnehmer zu ihren Schlafgewohnheiten befragt. Wer in der Nacht weniger als vier Stunden schlief, hatte ein um 73 Prozent größeres Risiko, dick zu werden. Fünf Stunden durchschnittlicher Schlaf steigerten das Risiko für Übergewicht um 50 Prozent. Bei einem Schlafpensum von sechs Stunden betrug das Übergewichtsrisiko immerhin noch 23 Prozent. Personen mit sieben bis neun Stunden Schlaf zeigten dagegen kein erhöhtes Risiko für Übergewicht. Wollen Sie also abnehmen, sorgen Sie für ausreichend Schlaf. Und sollte Sie abends vor dem Fernseher Heißhunger überkommen, bedenken Sie, dass sowohl der Griff zur Schokolade oder den Chips satt machen kann, aber auch der Gang ins Schlafzimmer.

Schlaf macht schön

Wieder eine Nacht mit wenig Schlaf, wieder kein Auge zugetan. Die Haare stehen zu Berge, die Augenlider hängen schlaff herunter, und dunkle Schatten unter den Augen zeugen von der nächtlichen Schlaflosigkeit. Wer sich nach einer Nacht mit wenig, schlechtem oder gar keinem Schlaf morgens im Spiegel betrachtet, der wird im wahrsten Sinne des Wortes die Spuren des nächtlichen Ringens um den Schlaf sehen. Ein paar weitere Nächte ohne Schlaf lassen den Teint verblassen, fördern Falten, und die Schatten unter den Augen werden immer dunkler. Der schwarze Lidstrich wird überflüssig.

Müde und unausgeschlafene Menschen sind weniger attraktiv und werden als weniger gesund bewertet. Das belegt ein Versuch aus Schweden. Dort knipsten Forscher von 25 ausgeschlafenen Versuchspersonen am Morgen nach dem Aufstehen Fotos. Anschließend sollten sich die Freiwilligen im Dienste der Wissenschaft die nächste Nacht um die Ohren hauen: nur vier Stunden Schlaf waren erlaubt. Nach der verkürzten Nacht gab es ein weiteres morgendliches Fotoshooting. Die Bilder beider Shootings (ausgeschlafene und unausgeschlafene Testpersonen) wurden 122 Personen, die nichts mit dem Versuch zu tun hatten, vorgelegt. Sie sollten die Abgebildeten nach Attraktivität, Gesundheit, Schläfrigkeit und Vertrauenswürdigkeit bewerten. Die Ergebnisse waren eindeutig: Müde und unausgeschlafene Personen wurden als weniger attraktiv und sympathisch bewertet. Darüber hinaus wurden die müden Gesichter als weniger gesund eingestuft. Einzig die Vertrauenswürdigkeit litt nicht unter dem Schlafmangel, hier gab es keinen Unterschied zwischen müden und ausgeschlafenen Gesichtern.

Aus evolutionsbiologischer Perspektive waren die Ergebnisse zu erwarten: Gesundheit steht für Attraktivität – mit einem gesunden Partner lassen sich die eigenen Gene mit hoher Wahrscheinlichkeit effizienter vermehren, sagt uns unser archaisches

Ich. Unser Alltags-Ich sagt uns: Hm, es ist, wie es ist, im Zweifelsfall kaschiert ein wenig Make-up die Spuren. Dabei könnten wir uns diese Ausgaben sparen, würden wir ausreichend schlafen.

Stimmungsregler Schlaf

Wenn wir tief, fest und ausreichend schlafen, gehen wir gutgelaunt durch den Tag. Schlafmangel hingegen macht launisch, gereizt und nervös. Aber hätten Sie es gewusst? Auch zu viel schlafen kann uns auf die Stimmung schlagen und aus dem emotionalen Gleichgewicht reißen. Schlaf kann beides, Stimmungskiller und Stimmungsaufheller sein.

Für viele Menschen entscheidet die Nacht über den Tag, ist der Schlaf ein wichtiger Stimmungsbarometer. Der Zusammenhang ist jedoch anders, als Sie vermuten mögen: Kurzfristig macht zu viel Schlaf schlechte Laune und weniger davon führt zum Hochgefühl. So zumindest für zwei Drittel von uns, die in ihrem psychischen Befinden sensibel auf die Variation der Schlafmenge reagieren. Das restliche Drittel zeigt sich stimmungstechnisch vom Schlaf unbeeindruckt. Anhand von zwei einfachen Alltagsbeispielen, die besagte zwei Drittel von Ihnen selbst schon erfahren haben dürften, möchte ich Ihnen den Zusammenhang zwischen Stimmung und Schlaf veranschaulichen:

Die stimmungssensiblen zwei Drittel wissen vermutlich, wie man sich fühlt, wenn man sonntags einmal besonders lange geschlafen hat. Vielleicht sind sie um acht Uhr aufgewacht, haben sich aber entschieden, sich dem Tag noch eine Weile zu verweigern und weiterzuschlafen. Um 10 Uhr haben sie noch immer keine Lust zum Aufstehen, drehen sich genüsslich wieder um und kehren zurück ins Reich der Träume. Schließlich packt sie um 12 Uhr dann das schlechte Gewissen, und sie kriechen aus ihrem warmen Nest. Sie haben viel mehr als üblich geschlafen, vielleicht sogar zwölf Stunden oder mehr. Bei so viel Schlaf müssten sie vor Energie sprühen. Doch das Gegenteil ist der Fall: Sie fühlen sich matt, lustlos und kommen nur schwer in die Gänge. Die Stimmung ist im Keller und tendenziell gereizt. Eigentlich wollten sie noch etwas im Haushalt erledigen, Freunde besuchen oder etwas Schönes unternehmen. Aber alles erscheint zu viel, wie ein riesiger, nicht zu bewältigender Berg. Sie hadern mit sich und der Welt. Das liegt daran, dass sie durch die lange Schlafzeit zu viel eines bestimmten Schlafstadiums abbekommen haben. In zu hoher Dosis sorgt der sogenannte REM-Schlaf (dazu später mehr) für eine »Mini-Depression«: Lust- und Freudlosigkeit, Antriebsmangel, Gereiztheit und gedrückte Stimmung sind einige der Symptome.

Stellen wir uns nun das umgekehrte Beispiel vor, eine Nacht ohne Schlaf: Um den reinen Effekt des Schlafmangels zu vergegenwärtigen, sollte es keine Party-Nacht sein, in der Sie durchgefeiert und Alkohol getrunken haben. Nehmen wir also vielleicht eine nächtliche Fahrt in den Urlaub oder eine Nachtschicht im Job. Nach so einer durchwachten Nacht fühlt man sich am Tag bekanntermaßen körperlich müde und schlapp. Aber wie ist die Stimmung? Besagte zwei Drittel können berichten, dass sie eher gut als schlecht ist. Sie fühlen sich überraschend leicht und beschwingt, manche beschreiben ihre Stimmung sogar als leicht euphorisch. Durch den Schlafmangel, präziser gesagt, den REM-Schlafmangel, erfahren sie eine Stimmungsaufhellung, die sich bis zum leicht euphorischen Pol bewegen kann; sie werden »hypoman«, wie es der Fachmann bezeichnet.

Diesen positiven Stimmungseffekt des REM-Schlafmangels macht man sich in der akuten Behandlung von Menschen mit Depressionen in der Psychiatrie zu Nutze. Wenn diese sich in der akuten Phase befinden, ist die Stressbelastung durch die depressiven Gedanken und die Grübelneigung sehr, sehr hoch. Die depressive Stimmung kann regelrecht Schmerzen verursachen. Bis antidepressive Medikamente wirken und psychotherapeutische Behandlungen eine Linderung verschaffen, wird häufig zur kurzfristigen Entlastung der Patienten der therapeutische Schlafentzug eingesetzt. Die vorübergehende Stimmungsverbesserung könnte neben dem Fehlen des REM-Schlafes auch mit einer Veränderung des Gehirnstoffwechsels zusammenhängen. Infolge der nächtlichen Wachphase könnte weniger depressionsförderndes Melatonin produziert werden und gleichzeitig mehr Serotonin, ein Wach- und Glückshormon, gebildet werden.

Auch hier ist es allerdings so, dass der positive Einfluss des fehlenden Schlafes nur bei zwei Dritteln der Patienten mit Depressionen zum Tragen kommt. Wir sprechen in diesem Falle von »Therapie-Respondern«. Hinzu kommt, dass der stimmungsaufhellende Effekt leider nur von kurzer Dauer ist. Sobald die Patienten wieder schlafen, kehrt die Depression zurück. Trotzdem sind sie für die vorübergehende Befreiung von der depressiven Stimmungsfessel dankbar.

Warum uns Sorgen nachts größer erscheinen

Nachts einsam wach zu sein ist für viele ein Albtraum. Obwohl unser Partner oder unsere Partnerin direkt neben uns liegt, zum Greifen nahe, ist diese nahestehende Person weit entfernt in einer anderen (Traum-)Welt. Während in Ihrem Kopf das Gedankenkarussell kreist und Sie einfach nicht in den Schlaf finden. Oder mitten in der Nacht aufwachen und nicht mehr zur Ruhe kommen. Während Sie so daliegen, vielleicht neidisch sind ob des gleichmäßigen Schnorchelns aus der anderen Betthälfte, geht Ihnen der eine oder andere Gedanke durch den Kopf, bis sich Ihre Aufmerksamkeit schließlich auf einen belastenden Gedanken fixiert. Was Sie auch tun, Sie bekommen den Gedanken nicht mehr aus dem Kopf. Sie kreisen und kreisen um das Problem. Wie Sie die Dinge auch drehen und wenden, es findet sich keine Lösung. Ihre Stimmung verschlechtert sich, Hoffnungslosigkeit macht sich breit, selbst ein kleines Problem wird mit einem Mal zur Katastrophe. Sie sind wach! Was Sie auch tun, an Schlaf ist nicht mehr zu denken.

Auch wenn Sie meinen Rat im ersten Moment unsensibel finden mögen – in solchen Situationen heißt es einfach: Augen zu und durch. Das hilft tatsächlich! Denn bei Helligkeit besehen, ist vieles wieder besser, und daran ist jetzt nicht eine alte Volksweise schuld, sondern schlicht die Biologie. Nachts mangelt es uns nämlich am Glückshormon Serotonin, und darüber hinaus stehen wir ganz im Banne des Grübelhormons Melatonin. Melatonin führt uns neben seiner müde machenden Wirkung direkt in die Trübsal.

Mit anderen Worten: Wir verfallen nachts in die Depression, und es ist gut, dass wir diese in aller Regel verschlafen. Wehe aber, wir wachen auf und lassen unsere Gedanken um die großen und kleinen Sorgen des Alltags kreisen. Rasch machen wir in diesem körperlichen Zustand aus einer Mücke einen Elefanten. Am nächsten Morgen, bei Tageslicht betrachtet und unter dem erneuten Einfluss von Serotonin (Melatonin hat sich als lichtscheuer Geselle mit dem ersten Sonnenstrahl schon längst vom Acker gemacht), sieht die Welt tatsächlich wieder ganz anders aus. Und wir fragen uns, warum um Himmels willen wir uns nachts so einen Kopf gemacht haben …

Chronischer Schlafmangel und Schlafstörungen erhöhen das Risiko für psychische Störungen

Während kurzfristiger Schlafentzug stimmungsaufhellend wie ein gutes Antidepressivum wirkt, sieht die Sache ganz anders aus, wenn wir chronisch zu wenig Schlaf bekommen. Schon die alten Griechen wussten, dass der Patient mit Melancholie nur schwer in den Schlaf findet. Heute nennen wir die Melancholie Depression. Bis in die jüngere Vergangenheit haben Wissenschaftler den Zusammenhang zwischen psychischen Störungen und Schlafstörungen sehr einseitig interpretiert. Die psychische Störung galt in aller Regel als Ursache der Schlafstörung. Derzeit findet allerdings ein Umdenken statt. Die Medizin geht inzwischen davon aus, dass eine Beziehung in beide Richtungen besteht.

Dieter Riemann, ein renommierter Psychologe und Schlafforscher von der Universität Freiburg, beschäftigt sich mit seinem Team seit vielen Jahren mit diesem Zusammenhang. In einer vor wenigen Jahren veröffentlichten Studie, für die er zwanzig weltweite Studien auswertete, konnte er zeigen, dass chronische und unbehandelte Schlafstörungen (Insomnien) mit einem doppelt so hohen Risiko für Depressionen einhergehen, als es bei Schlafgesunden der Fall ist. Ebenso konnte gezeigt werden, dass chronische Schlafstörungen das Risiko für Angst-und Essstörungen sowie Suchterkrankungen erhöhen können. Angelika Schlarb, eine Bielefelder Kollegin, konnte darüber hinaus nachweisen, dass unbehandelte Schlafstörungen bei Kindern und Jugendlichen das Risiko für depressive Störungen, Angststörungen und Selbstmordhandlungen im Erwachsenenalter erhöhen.

Aber wie sind die Zusammenhänge zu sehen? Bereits nach einer einzigen durchwachten Nacht ist unser Gedächtnis beeinträchtigt. Außerdem zeigte sich in einem bereits erwähnten Experiment, dass sich Probanden unter Schlafentzug vor allem positive Dinge des Lebens weniger gut merken. Wenn Schlafmangel und Schlafstörungen also dazu beitragen, dass Menschen negative Erlebnisse stärker erinnern, wäre dies ein Erklärungsansatz für die gehäufte Entwicklung von Depressionen und Angsterkrankungen. Auch der REM-Schlaf muss in diesem Zusammenhang berücksichtigt werden. In diesem Schlafstadium werden vor allem emotionale Informationen verarbeitet und im Gedächtnis abgespeichert. Menschen mit Schlafstörungen haben vermehrt kurze Unterbrechungen im REM-Schlaf, die im Sekundenbereich liegen und dem Schläfer nicht bewusst sind. Möglicherweise beeinflusst der gestörte REM-Schlaf die emotionale

Informationsverarbeitung negativ und begünstigt so die Entwicklung psychischer Störungen.

Die Forschung steht noch am Anfang, was manche Zusammenhänge angeht, aber schon jetzt scheint klar, dass eine Schlafstörung nicht nur die Folge, sondern auch die Ursache einer Depression oder Angststörung sein kann. Diese Wechselwirkung sollte Sie, liebe Leser, sensibilisieren, den Schlaf und seine Störungen nicht zu bagatellisieren. Eine frühzeitige Erkennung und Behandlung von Schlafstörungen wirkt in diesem Sinne gesundheitsfördernd und präventiv.

2
Wie viel soll man schlafen?

Nun haben wir schon jede Menge über die heilsame Wirkung des Schlafes erfahren und über die Nebenwirkungen von Schlafmangel, höchste Zeit also, dass wir uns mit der Frage aller Fragen beschäftigen: Wie viel Schlaf sollte es denn sein?

Wenn es nach Napoleon ginge, wären wir wohl alle etwas verrückt: »Vier Stunden schläft der Mann, fünf Stunden die Frau und sechs Stunden der Idiot«, soll er gesagt haben. Hätte Napoleon tatsächlich recht, bin ich sehr gerne ein Idiot! Wobei durchaus bezweifelt werden darf, dass ihm tatsächlich vier Stunden Schlaf ausreichten. Denn es heißt, er habe insgeheim häufig einen Mittagsschlaf gehalten und sei im Sattel oft eingenickt. Böse Zungen könnten gar behaupten, dass Napoleon bei ausreichend Schlaf die Schlacht von Waterloo nicht verloren hätte.

Wie dem auch sei, der große Franzose befindet sich in bester Gesellschaft. Auch Thomas Edison, Erfinder der Glühlampe und Inhaber von weiteren tausend Patenten, mochte den Schlaf nicht. Er brüstete sich, ebenfalls nur vier bis fünf Stunden Schlaf zu benötigen. Mit der Erfindung der Glühbirne habe er die Menschheit auch vor zu viel kostspieliger Zeitverschwendung durch Schlaf bewahren wollen. Allerdings, so berichteten zumindest enge Mitarbeiter, habe man ihn tagsüber immer wieder heimlich schlafend in der Werkstatt angetroffen. Und noch ein Beispiel aus heutigen Zeiten: Donald Trump prahlt in seinem Buch »Think like a Billionaire«, er verdanke seine Umtriebigkeit der Tatsache, nicht mehr als vier Stunden Schlaf pro Nacht zu benötigen.

Aber es geht auch mit viel Schlaf! Albert Einstein, Inbegriff des Genies, schlief bis zu zwölf Stunden und hat es trotzdem zum

Nobelpreisträger gebracht. Alexander der Große wurde zum Welteroberer, obwohl er sehr gerne und ausdauernd im Bett lag. Goethe verbrachte bis zu zehn Stunden in »seinem süßen Schlaf«, den er »als reines Glück« empfand. Und Ludwig XIV., Frankreichs Sonnenkönig, empfing seine Untertanen in einem seiner mehr als 400 Betten. Das morgendliche öffentliche »Lever du Roi«, der Empfang durch seine noch im Bett befindliche Majestät, war das wichtigste gesellschaftliche Ereignis des Tages. Kardinal Richelieu war ebenfalls »bettverliebt« und verreiste sogar in selbigem. Selbst Stadtmauern sollen aufgebrochen worden sein, um ihn in seiner Bettstatt liegend an den Ort seines Wirkens zu bringen. Auch Stars von heute wissen den Schlaf zu schätzen: Jennifer Lopez besteht auf acht und Heidi Klum auf mindestens sieben Stunden. Schließlich mache Schlaf schön, so wird sie zitiert. Aber wie viel darf es denn jetzt tatsächlich sein?

Das empfiehlt die Wissenschaft

Die Frage, wie viel Schlaf der Mensch benötigt, beschäftigt die Wissenschaft schon seit Jahrzehnten. Viele Studien haben bereits einen Blick in deutsche Schlafzimmer geworfen, um herauszufinden, wie viel Zeit der durchschnittliche Deutsche dort schlafend verbringt. Nach einer repräsentativen Studie des Robert-Koch-Instituts aus dem Jahr 2013 schliefen 81,6 Prozent der Befragten zwischen sechs und acht Stunden, 12,3 Prozent weniger als sechs Stunden und 6,1 Prozent mehr als acht Stunden. Allen Studien ist gemein, dass der Durchschnittsdeutsche um die sieben Stunden schläft. Aber ist das genug?

Die Antwort der Medizin ist simpel und banal: Es muss so viel Schlaf sein, dass wir uns wach und ausgeschlafen fühlen und dabei optimalerweise ohne Wecker aufwachen. Uns Schlafexperten interessiert nicht, wie viel unsere Patienten nachts schlafen. Sondern wie es ihnen am Tag geht. Wenn sie sich wach und ausgeschlafen fühlen, sich gut konzentrieren können, emotional ausgeglichen sind und tagsüber nicht mit Müdigkeitsattacken kämpfen, dann war der Schlaf ausreichend.

Das heißt, dass manche Menschen tatsächlich mit weniger Schlaf auskommen und andere mehr von diesem kostbaren Gut benötigen. Pauschale, für alle gültige Aussagen sind nicht möglich und auch nicht seriös, da die Schlafdauer zum Großteil genetisch festgelegt ist. Bei den meisten Menschen liegt das genetische Schlafbedürfnis zwischen sechs und acht Stunden. Daran lässt sich nicht rütteln. Nach einer jüngeren Studie eines Forscherteams um Renata Pellegrino aus Philadelphia hängt das genetische Schlafbedürfnis mit dem Gen D2C2 zusammen. Vor allem Menschen mit einem Schlafbedürfnis von weniger als fünf Stunden zeigen typische Veränderungen in diesem Gen. Es gibt sie also tatsächlich, die Kurzschläfer. Sie haben gleich viel erholsamen Tiefschlaf wie Langschläfer und gelten in diesem Sinne als die effizienteren Schläfer. Langschläfer wiederum haben aufgrund der Dauer etwas mehr oberflächlichen Schlaf, aber auch mehr REM-Schlaf, den wir für Lern- und Gedächtnisprozesse und unsere Stimmungsstabilität am Tag benötigen. Ich muss aber gleich jegliche aufkommende Hoffnung des Langschläfers im Keime ersticken: Es gibt keine wissenschaftlichen Hinweise, dass Langschläfer die intelligenteren Menschen sind. Einigen wir uns also auf Folgendes: Genauso, wie es große und kleine Menschen gibt, gibt es Lang- und Kurzschläfer. Weder das eine noch das andere ist besser, und weil es auch etwas mit der Genetik zu tun hat, können wir nicht aus unserer Haut.

Dennoch hat die US-amerikanische National Sleep Foundation, eine gemeinnützige amerikanische Forschungsorganisation, im Jahr 2015 Empfehlungen vorgelegt, wie viel der Mensch schlafen sollte. Grundsätzlich war sich die Forschergruppe einig, dass das Schlafbedürfnis des Menschen durch vielerlei Faktoren beeinflusst wird und pauschale Aussagen nur schwer möglich seien. Da der Schlaf für die menschliche Gesundheit aber eine elementare Funktion habe, entschied man sich, trotzdem Empfehlungen zur optimalen Anzahl an Schlafstunden zu geben – und zwar für verschiedene Altersgruppen:

Demnach sollten Neugeborene bis zum dritten Lebensmonat 14 bis 17 Stunden pro Tag schlafen; danach bis zum elften Monat zwölf bis 15 Stunden, und im ersten und zweiten Lebensjahr elf bis 14 Stunden. Für Vorschulkinder bis zum fünften Lebensjahr empfehlen die Forscher zehn bis 13 Stunden Schlaf und für Schulkinder bis zum Alter von 13 Jahren immerhin noch neun bis elf Stunden. Teenager zwischen 14 und 17 Jahren sollten sich regelmäßig acht bis zehn Stunden Nachtruhe gönnen. Erwachsene kämen mit sieben bis neun Stunden Schlaf aus und ältere Menschen ab 65 Jahren mit sieben bis acht Stunden.

Empfohlene Schlafmenge

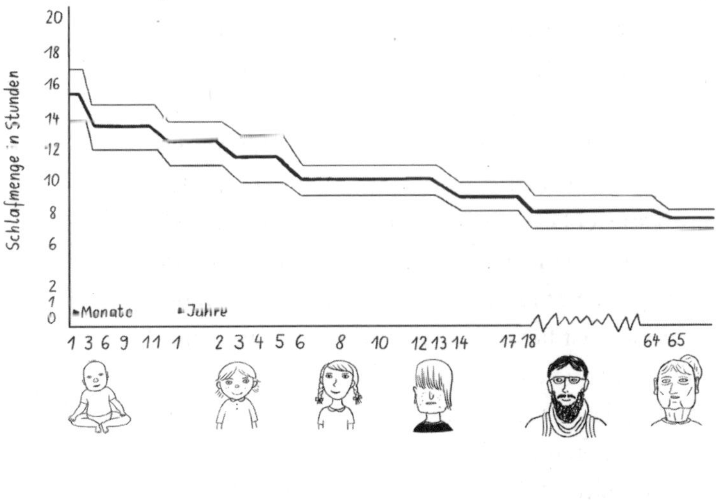

Erwachsene mit weniger als sieben Stunden Schlaf haben nach diesen Forschungsdaten ein erhöhtes Risiko für Übergewicht,

Diabetes, Bluthochdruck, Herzerkrankungen, Schlaganfall, Depressionen und eine erhöhte Sterblichkeit. Darüber hinaus steige das Risiko für eine Schwächung des Immunsystems und eine Erhöhung der Schmerzwahrnehmung.

Solche Empfehlungen zur Schlafmenge in den verschiedenen Lebensphasen bieten eine gute Orientierung, wie viel Schlaf in etwa sinnvoll sein kann, damit Körper und Geist sich regenerieren können. Die sieben Stunden Schlaf für einen Erwachsenen sind aber nichts, woran man sich sklavisch halten müsste. Denn, um es noch einmal zu betonen: Es geht nicht um die absolute Zahl an Stunden, die jeder schlafen muss. Vielmehr benötigt jeder so viel Schlaf, wie es seine Gene für das jeweilige Lebensalter vorgeben. Ob das dann fünf, sieben, neun oder zehn Stunden sind, ist zweitrangig. Alle genetisch bedingten Kurzschläfer mit einem Schlafbedürfnis von weniger als sieben Stunden dürfen also aufatmen. Sie müssen nichts an ihrem Schlafverhalten ändern.

Schlafen Sie genug?

Sie werden sich jetzt vermutlich fragen, wie hoch denn nun Ihr genetisches Schlafbedürfnis ist. Dies festzustellen ist in unserer heutigen Zeit gar nicht so einfach. Werktags reißt uns der Wecker viel zu früh erbarmungslos aus dem Schlaf. Am Wochenende schlafen wir häufig länger, um das Schlafdefizit der Arbeitswoche wieder zu kompensieren. Wo also liegt der Maßstab?

Des Rätsels Lösung kann Ihnen der nächste längere Urlaub geben. Verbannen Sie unbedingt den Wecker aus dem Schlafzimmer und nehmen sich einmal ausreichend Zeit zum Schlafen. In der ersten Woche bauen Sie wahrscheinlich erst einmal das alltags- und arbeitsbedingte Schlafdefizit ab und schlafen deutlich mehr als üblich. Erst in der zweiten Woche zeigt sich dann Ihre optimale genetische Schlafmenge. Jetzt wachen Sie jeden Morgen ohne Wecker zur selben Zeit auf und springen fit und ausgeschlafen aus dem Bett. Sollte es Ihnen gelingen, diese Schlafmenge für Ihren Arbeitsalltag zu konservieren, wäre das perfekt. Sie werden Ihre Lebenserwartung verlängern und an Lebensqualität gewinnen, Ihre Leistungsfähigkeit wird gesteigert, und ganz grundsätzlich tun Sie Ihrer Gesundheit etwas Gutes. Dazu aber später mehr.

Der nachfolgende wissenschaftliche Test, den wir auch in der Schlafmedizin als diagnostisches Instrument einsetzen, kann Ihnen eine Orientierung geben, ob Sie sich nachts ausreichend erholen und am Tag frisch und leistungsfähig sind oder nicht.

Im Test werden Ihnen acht typische Alltagssituationen vorgegeben. Bitte beurteilen Sie die Wahrscheinlichkeit, in den entsprechenden Situationen einzuschlafen. Dabei bedeutet die Zahl: 0 = würde nie einschlafen; 1 = würde kaum einschlafen; 2 = würde möglicherweise einschlafen; 3 = würde mit großer Wahrscheinlichkeit einschlafen. Antworten Sie auf die Fragen spontan, offen und ehrlich. Sollten Sie einzelne Situationen nicht kennen bzw. erleben, stellen Sie sich einfach vor, wie es wäre, wenn Sie sich in der entsprechenden Situation befinden würden. Zählen Sie anschließend alle Punkte zusammen.

Test: Wie schläfrig sind Sie im Alltag?

Sitzen und Lesen	0	1	2	3
Fernsehen	0	1	2	3
Sitzen an einem öffentlichen Ort (z. B. Theater, Sitzung, Vortrag)	0	1	2	3
Als Mitfahrer im Auto während einer Stunde ohne Halt	0	1	2	3
Hinlegen am Nachmittag, um auszuruhen, wenn es die Umstände erlauben	0	1	2	3
Sitzen und mit jemandem sprechen	0	1	2	3

Ruhig sitzen nach dem Mittagessen ohne Alkohol	0	1	2	3
Im Auto beim Stopp an einer Verkehrsampel während einiger Minuten	0	1	2	3
Summe				

Ein Wert zwischen 7 und 10 Punkten deutet auf eine leichte Schläfrigkeit am Tage hin, die aber noch keinen Krankheitswert hat. Etwas mehr Schlaf in der Nacht könnte Ihnen aber guttun. Ein Wert zwischen 11 und 15 Punkten zeigt entweder an, dass Sie chronisch viel zu wenig Schlaf haben oder aber Ihr Schlaf gestört sein könnte. Im letzteren Fall wäre das ein Anlass, Ihrer erhöhten Schläfrigkeit und Einschlafneigung medizinisch auf den Grund zu gehen. Ebenso bei einem Punktwert von 16 oder höher, der für eine sehr starke Schläfrigkeit im Alltag spricht.

Kann man sich das Schlafen abgewöhnen?

Otto-Normalbürger verschläft fast ein Drittel seines Lebens. Schlaf kostet Zeit. Bei sechs Stunden pro Nacht sind es bis zum 75. Lebensjahr 19 Jahre und bei acht Stunden stolze 26 Jahre, die wir scheinbar sinnlos und unproduktiv in unseren Betten liegen. Viele Menschen würden es genial finden, nicht schlafen zu müssen. So bliebe viel mehr Lebenszeit übrig für Arbeit, Familie, Freizeit und Hobbys. Man müsste sich das Schlafen ja nicht gleich komplett abgewöhnen, aber vielleicht sollte es besser getaktet werden?

Cristiano Ronaldo macht es vor. Im Jahr 2017 ging folgende Meldung durch die Gazetten: Der Schlafcoach des mehrmaligen Weltfußballers von Real Madrid ließ verlauten, der Kicker schlafe jetzt nur noch fünfmal neunzig Minuten über den Tag verteilt. Dadurch sei er leistungsfähiger und wacher. Zahlreiche Medien und Radiosender riefen bei mir an und baten um eine Stellungnahme, ob ein derartiges Schlafverhalten tatsächlich Vorteile bieten würde. Dies musste ich klar verneinen: Ronaldo verwechsle wohl die 90-minütige Dauer eines Fußballspiels mit der Dauer eines gesunden Nachtschlafes. Ich riet dazu, dass er sich rasch wieder auf seinen normalen und natürlichen Schlaf-Wach-Rhythmus mit Nachtschlaf zurückbesinnen solle, da er ansonsten seinen kompletten Biorhythmus zerstöre und dadurch seine tollen fußballerischen Möglichkeiten sehr bald darunter leiden würden.

Studenten, Workaholics, Leistungssportler und Soldaten üben sich schon lange im sogenannten polyphasischen Schlaf, mit dem Ziel, den Schlaf zu bezwingen. Sie takten im Extremfall ihr Leben nach dem »Uberman-Modell«, angelehnt an Nietzsches Beschreibung des Übermenschen. Vier Stunden wach und dann zwanzig Minuten Schlaf, mehr ist nicht erlaubt. Schließlich will man genug Zeit für die schönen Dinge des Lebens haben. Schlaf ist da nur hinderlich und soll auf ein Minimum reduziert werden. Anfänglich überdreht, euphorisch und energiegeladen, war es bei allen am Ende ein großes kollektives Gähnen, die Arbeitsgeschwindigkeit fiel auf das Niveau einer lahmen Ente, sie funktionierten nur noch wie Roboter, waren Schlafentzugs-Zombies und fielen zeitweise in emotionale Löcher, aus denen ein Rauskommen nicht mehr möglich erschien. Jeder, der sich bislang den Schlaf abgewöhnen wollte, ist dabei krachend auf die Nase gefallen und wieder reumütig auf sein Nachtlager zurückgekehrt. Die von der Natur festgelegte Schlafmenge lässt sich von uns ohne großes Erschlaffen nur minimal nach oben oder unten korrigieren.

Nicht jeder ist übrigens glücklich, der ein geringes genetisches Schlafbedürfnis hat, wie das nachfolgende Patientenbeispiel zeigt. In meiner ambulanten Sprechstunde fand sich ein 72-jähriger Manager a. D. eines bekannten Reiseunternehmens mit einem außerordentlich geringen Schlafbedürfnis ein. Zeit seines Lebens kam er wunderbar mit täglich 2,5 Stunden Schlaf aus, meist in der Zeit zwischen 4 Uhr und 6.30 Uhr. Trotz der geringen Schlafzeit war er am Tag fit und leistungsfähig. Früher, so erzählte er, habe er dadurch Vorteile gehabt: Tagsüber die Arbeit, am Abend die Familie und wenn diese sich ins Bett begeben habe, konnte er sich nochmals seinem beruflichen Fortkommen oder seinen Hobbys widmen. Mit Eintritt ins Rentenalter sei alles anders geworden. Mehr als 21 Stunden schlaflos – diese ganze Zeit konnte er nun nicht mehr füllen: »Ohne die beruflichen Anforderungen hat sich inzwischen eine große Langeweile in meinem Leben breitgemacht. So viele Hobbys kann man gar nicht haben, um dieses Loch zu stopfen.« Er fragte mich, ob ich ihm helfen könne, sein Schlafbedürfnis zu erhöhen. Das musste ich leider verneinen. Dieser Patient hatte tatsächlich aufgrund einer genetischen Determinierung ein außergewöhnlich niedriges Schlafbedürfnis. Er war fit und so leistungsfähig, wie es wohl auch Napoleon und die andere historische Prominenz gerne gewesen wären. Von ihnen wissen wir allerdings um das ein oder andere Nickerchen …

Fakt ist, aus einem Langschläfer macht man keinen Kurzschläfer und umgekehrt. Man kann sich auch den Schlaf nicht abgewöhnen oder mehr Schlaf antrainieren.

3
Wann soll das Sandmännchen kommen?

Das ist eine gute Frage. Meine Großmutter wollte mich auf jeden Fall vor Mitternacht ins Bett stecken. Dieser Schlaf sei der beste. Andere empfehlen, es wie das Federvieh zu halten: »Mit den Hühnern am Abend schlafen gehen und am Morgen mit ihnen aufstehen! Das ist gesund!« Benjamin Franklin lockte denjenigen, der früh zu Bett gehe, gar mit Gesundheit, Reichtum und Cleverness: »Früh zu Bett und früh aufstehen macht gesund, reich und klug!«

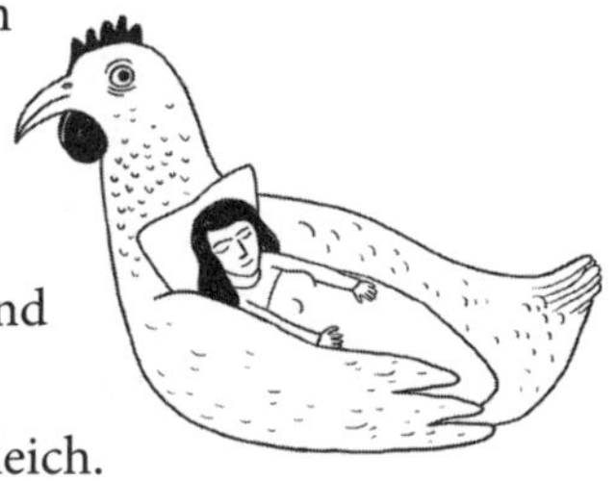

Tatsächlich sind vor dem Bett nicht alle gleich. Jung und Alt unterscheiden sich, ebenso Männer und Frauen. Die Frage des richtigen Zeitpunktes für das Sandmännchen lässt sich nicht pauschal für jeden gleich beantworten. Um es gleich vorwegzunehmen, die Sachlage ist komplexer als gedacht: Ich muss Sie erst ein wenig zum Schlafprofessor machen, bevor wir diese Frage gemeinsam richtig beantworten können. Lassen Sie uns also auf den nächsten Seiten den Menschen in Körper und Hirn schauen, und am Ende werden Sie selbst in der Lage sein, Ihren optimalen Schlafzeitpunkt und Ihre optimale Schlafdauer zu bestimmen. Übrigens ohne diese pseudowissenschaftlichen Schlafgadgets oder Apps, die es jetzt im Internet und an jeder Ecke zu kaufen gibt. Über die wird später noch zu sprechen sein.

Im Takt von hell und dunkel

Wenn es um den richtigen Zeitpunkt zum Schlafen geht, müssen wir erst einmal den menschlichen Schlaf-Wach-Rhythmus verstehen. Er wird von inneren und äußeren Uhren gesteuert, die gemeinsam bestimmen, wann unser bester Betthupferl-Zeitpunkt gekommen ist.

Der Schlaf-Wach-Rhythmus des Menschen wurde schon vor Urzeiten angelegt und folgt einem festen Muster: Über Millionen von Generationen hinweg lebten wir Menschen in einem Rhythmus, der durch die Drehung der Erde und damit durch den Auf- und Untergang der Sonne vorgegeben war. Der Mensch ist am Tag aktiv und in der Nacht inaktiv. Nachts ziehen wir uns zurück und schlafen. Dieses Verhalten wurde fest in unseren Genen verankert und das aus gutem Grund: Unsere Sinne sind im Vergleich zu denen unserer Fressfeinde im Nachteil. Wir sehen, hören und riechen in aller Regel schlechter. Bei Nacht hilft auch der menschliche Tast- und Geschmackssinn nicht weiter. Reicht bei Helligkeit unser Sehvermögen für die täglichen Anforderungen aus, werden wir bei Dunkelheit zum blinden Huhn.

Einmal wach, geht es um das Überleben: Alle Energie wird darauf verwandt, mit unserer Umwelt zu interagieren und uns um unsere Ernährung, unsere Sicherheit und unsere Fortpflanzung zu kümmern. Dafür muss das menschliche Gehirn wahrnehmen, denken, sprechen, fühlen, und unsere Muskeln müssen teilweise Schwerstarbeit leisten. Das kostet Kraft, beansprucht und verschleißt unseren Organismus. Während der Nacht, wenn unser Sehvermögen im Dunkeln den Dienst quittiert, ist es ratsam, sich still und leise zurückzuziehen. Bloß nicht auffallen, sonst droht Gefahr.

Die Natur hat dafür gesorgt, dass unsere Zeit der Inaktivität in der Nacht sinnvoll genutzt wird: Der menschliche Organismus schaltet sein Reparatur- und Regenerationsprogramm ein und beseitigt die Schäden der Wachheit. Alle Energie wird darauf verwendet, den Menschen auf den Überlebenskampf des nächsten Tages vorzubereiten und wieder fit zu machen, ohne dass der davon etwas mitbekommt. Denn er schläft ja. Bis vor knapp hundert Jahren nahm man an, dass während des Schlafes auch in unserem Körper die Lichter ausgehen und wir auf Sparflamme durch die Nacht gleiten würden. In Wahrheit zeigen Studien aber, dass der Energieverbrauch während des Schlafes im Vergleich zum Wachen lediglich um die Energiemenge einer Scheibe Brot abfällt. Das ist so, weil der Körper weiterarbeitet, während er scheinbar nur so herumliegt. Schlaf ist ein hoch aktiver Prozess.

Das Tag-Nacht-Verhalten des Menschen ist über hunderttausende von Jahren in unseren Genen fest verankert worden. Wir schlafen, wenn die Sonne untergegangen ist und es draußen dunkel wird. Alle biologischen Prozesse des menschlichen Organismus haben sich auf den Wechsel von hell und dunkel abgestimmt. Sind wir nachts wach, können viele nächtliche Reparaturprozesse unseres Körpers nicht mehr adäquat durchgeführt werden. Aus diesem Grund tut sich der Schichtarbeiter nachts schwer, entgegen seiner Biologie wach und leistungsfähig zu bleiben und am Tag zu schlafen. Schichtarbeit steckt nicht in unseren Genen. Aber zu den Auswirkungen unserer 24-Stunden-non-stop-Gesellschaft kommen wir später noch.

Halten wir als erste Erkenntnis fest: Der Mensch muss nachts schlafen. Schlafen und Wachen sind eng mit dem Hell-Dunkel-Rhythmus von Tag und Nacht verknüpft, und dieses Programm hat sich seit Menschengedenken in unseren Genen verankert. Auch wenn wir meinen, längst in einer ganz anderen Zeit angekommen zu sein.

Wie die inneren Uhren des Menschen ticken

Nächte können endlos lange dauern, diese Erfahrung haben mit Sicherheit auch unsere Vorfahren schon gemacht. Wann in der Nacht ist der beste Zeitpunkt für Schlaf? Dafür ist es notwendig, uns mit den Erkenntnissen der Chronobiologie und unseren eigenen, inneren Uhren zu beschäftigen. »Uhren?«, werden Sie vielleicht fragen. Ja ganz richtig, in uns ticken gleich mehrere. Und die sind mit den äußeren Uhren mal mehr und mal weniger im Gleichklang.

Die Außenzeiten sind vor allem durch den Hell-Dunkel-Rhythmus und in unserer modernen Welt maßgeblich durch soziale Zeiten geprägt. Heute ist es weniger die Sonne, die unsere innere Uhr jeden Tag neu stellt; es sind andere Zeitgeber: Arbeitsbeginn, Schulbeginn, Mahlzeiten, Freizeitaktivitäten oder das Fernsehprogramm. Sie bestimmen heute, wann wir ins Bett gehen und wann wir aufstehen. Jeden Tag müssen Innenzeit und Außenzeit neu abgeglichen und synchronisiert werden. Wie es sich anfühlt, wenn dieser Gleichklang verloren geht, spüren wir jedes Jahr im Frühjahr und Herbst, wenn die Außenzeit bei der Zeitumstellung um eine Stunde verstellt wird, oder wenn wir eine Fernreise mit Zeitverschiebungen über mehrere Stunden machen. Stets dauert es ein paar Tage, bis unsere inneren Uhren wieder im Gleichklang mit der Außenzeit getaktet sind.

Erste Erkenntnisse über die inneren Uhren des Menschen gewannen wir durch die bahnbrechenden Experimente der deutschen Wissenschaftler Jürgen Aschoff und Rütger Wever in den 1960er-Jahren. Freiwillige Versuchspersonen wurden über Wochen von der Umwelt isoliert. Man steckte sie in Bunker unter der Erde, nahm ihnen alle Uhren ab, verbot Rundfunk und Fernsehen und schirmte sie ebenso von jeglichem Tageslicht, Umweltgeräuschen und anderen Informationen ab. Ohne erkennbares System und vor allem ohne direkten Kontakt – ein Korridor mit Doppeltüren lag dazwischen – nahmen die Betreuer Bestellungen für Essen und Trinken auf oder holten Urinproben ab. So war es den Versuchspersonen nicht möglich zu erschließen, ob es Tag oder Nacht war und was die soziale Zeit jeweils geschlagen hatte.

Die Forscher wollten herausfinden, wie sich der Mensch völlig abgetrennt vom Hell-Dunkel-Rhythmus und der sozialen Zeit in seinem Schlaf-Wach-Verhalten und anderen biologischen Rhythmen verändern würde. Um Antworten auf diese offenen Fragen zu bekommen, wurden die Versuchspersonen in ihrem Verhalten und ihren biologischen Funktionen streng überwacht. Anhand der Urinproben wurden die Rhythmen verschiedener Stoffwechsel- und Abbauprodukte bestimmt. Bodenplatten mit elektrischen Kontakten zeichneten die Aktivitäts- und Ruhephasen über die Bewegungshäufigkeit der Probanden auf. Anhand eines Thermometers wurde die Körperkerntemperatur kontinuierlich gemessen. Fragebogen zum körperlichen und psychischen Befinden mussten mehrmals am Tage ausgefüllt werden.

Die verschiedenen Experimente dauerten bis zu mehreren Wochen an. Sie waren begehrt, weil die Probanden, meist Studenten, fürstlich entlohnt wurden und sich gleichzeitig ohne Ablenkung auf Prüfungen vorbereiten konnten. Zumeist durften sie in den ersten Tagen noch ihre Uhren behalten. Damit blieben sie im Kontakt zur Außenwelt und waren über die Tageszeit informiert. Diese Phase des Experimentes diente als Referenz für die spätere Phase ohne Informationen zur Außenzeit. Wurden den Probanden schließlich ihre Uhren abgenommen, waren sie von allen Zeitgebern abgeschirmt.

Zuerst blieben die allermeisten für die ersten Tage noch mehr oder weniger in ihrem gewohnten Schlaf-Wach-Rhythmus. Sie schliefen ungefähr ein Drittel des Tages, um dann zwei Drittel wach zu sein. Aber langsam traten Veränderungen ein: Ein erster entscheidender Unterschied zum normalen Leben war, dass die meisten Probanden nicht mehr alle 24 Stunden ins Bett gingen. Die Zeiten verzögerten sich von Tag zu Tag durchschnittlich um eine knappe Stunde. Das war bemerkenswert: Die innere Uhr des Menschen tickt mit knapp 25 Stunden langsamer als unser 24-Stunden-Tag!

Eine zweite beachtenswerte Tatsache war, dass die Probanden mit Fortschreiten des Experimentes nicht mehr wie üblich zu dem Zeitpunkt ins Bett gingen, an dem ihre Körperkerntemperatur gerade den Zenit am Abend überschritten hatte und wieder langsam abfiel. Ohne Kenntnis über die Uhrzeit gingen sie jetzt zu dem Zeitpunkt zu Bett, wenn die Körperkerntemperatur nahezu ihr Minimum erreicht hatte. Unter Alltagsbedingungen ist dies erst in der zweiten Hälfte der Schlafperiode, in den frühen Morgenstunden der Fall.

Mit diesen Studien war der Beweis erbracht, dass der Mensch nicht nur eine, sondern mehrere innere Uhren hat, die unabhängig vom Hell-Dunkel-Rhythmus ticken. Darüber hinaus gingen die inneren Uhren der Probanden fast eine Stunde langsamer als die der Außenzeit. Der Mensch muss seine innere Uhr folglich jeden Tag etwas vorstellen, um im Takt der Außenzeit zu bleiben. Interessant war ebenso, dass sich bestimmte Parameter wie die Körperkerntemperatur vom normalen Schlaf-Wach-Rhythmus des Alltags entkoppeln konnten. Die Ergebnisse zeigen, dass der Mensch zu dem Zeitpunkt den höchsten Schlafdruck und die größte Einschlafneigung hat, wenn die Körperkerntemperatur am niedrigsten ist.

Tatsächlich lassen sich diese Befunde in unserem Alltag bestätigen: Die Unfallrate infolge Sekundenschlaf am Steuer ist zu Zeiten des Temperaturminimums am frühen Morgen am höchsten. Die meisten tödlichen Unfälle auf deutschen Straßen finden statt, wenn der Mensch müde ist und schlafen möchte, nicht wenn die Verkehrsdichte auf unseren Straßen am höchsten ist.

Viele Menschen mit Schlafstörungen liegen oft die ganze

Nacht wach und ringen mit dem Schlaf. Vermeintlich kurz vor dem Weckerklingeln finden sie dann Ruhe und schlafen ein. Tatsächlich wird ihr Einschlafen aber unter anderem von der niedrigeren Körpertemperatur am frühen Morgen begünstigt.

Die Bunker-Experimente lassen uns auch verstehen, warum es uns schwerfällt, jeden Tag zur selben Zeit ins Bett zu gehen. Tatsächlich würden viele von uns nach ihrer inneren Schlaf-Wach-Uhr jeden Tag etwa um eine knappe Stunde später ins Bett gehen wollen. Aber vor allem die sozialen Uhren der Außenzeit und auch der Hell-Dunkel-Wechsel von Tag und Nacht verhindern dies. Wehe, wir würden unserer inneren Uhr nachgeben und sie ohne die tägliche Korrektur durch die Außenzeit frei laufen lassen. Kollektive Erschöpfung wäre die Folge, weil wir jeden Abend später ins Bett gehen würden, aber doch morgens zur selben Zeit aufstehen müssten. Wir würden nicht mehr zu ausreichend Schlaf kommen.

Im Urlaub, wenn wir morgens nicht zur gewohnten Zeit aufstehen und zur Arbeit müssen, lassen viele ihre inneren Uhren ticken, wie sie Lust haben. Wir bleiben abends länger wach, sehen fern, lesen, treffen uns mit Freunden und wollen einfach nicht ins Bett. Warum auch? Morgen können wir ja ausschlafen. Wir ignorieren die soziale Uhr und die Außenzeit, schlafen oft weit in den Vormittag hinein. Zeit- und uhrentechnisch gesehen verlottern wir etwas. Am Ende des Urlaubes oder der Ferien gibt es oft ein böses Erwachen: Plötzlich fällt uns auf, dass wir nicht mehr synchron zu unseren äußeren Uhren laufen, respektive zum Weckerklingeln am Morgen. Wir sind aus dem Takt geraten und ticken nicht mehr richtig. Wir haben ein Problem, da sich unsere innere Uhr nicht von heute auf morgen verstellen lässt. Sie ist träge und braucht nach dem Urlaub ein paar Tage, bis sie wieder synchron mit der Außenzeit tickt. Das von heute auf morgen notwendige frühere Zubettgehen am Ende eines Urlaubes wird aufgrund der länger als 24 Stunden schlagenden inneren

Uhr zusätzlich erschwert. Und so ist durch den umstellungsbedingten Schlafmangel die Urlaubserholung schnell wieder aufgebraucht.

Nächstes Fazit: Die innere Uhr des Menschen tickt unabhängig von der Außenzeit. Darüber hinaus geht sie jeden Tag fast eine Stunde nach. Sie muss jeden Tag nachgestellt werden, damit sie im Gleichklang mit der Außenzeit tickt. Die innere Uhr ist träge. Einmal im Urlaub oder durch eine Fernreise verstellt, dauert es oft einige Tage, bis sie sich wieder an den alten Rhythmus des Arbeits- oder Schulalltages anpasst. Deswegen sollte man sich schon einige Tage vor Arbeitsbeginn oder Ferienende wieder an die früheren Zubettgehzeiten gewöhnen. Und was haben wir Wichtiges für unseren richtigen Zubettgeh-Zeitpunkt gelernt? Wir müssen stets darauf achten, dass wir unserer langsamer als 24 Stunden tickenden inneren Uhr nie freien Lauf lassen. Jeden Abend müssen wir sie einfangen, neu stellen und diszipliniert sein! Sonst würden wir immer später ins Bett gehen und uns in den chronischen Schlafmangel treiben.

Sonne und Licht: Taktstock des menschlichen Uhrwerks

Wie ein Uhrmeister stellen Arbeits- und Schulbeginn sowie der Hell-Dunkel-Rhythmus unsere innere Uhr jeden Tag etwas nach und richten sie auf den 24-Stunden-Tag aus. Dies gelingt besonders gut, wenn wir am Tag genügend Licht bekommen, was in unserer modernen Welt nicht unbedingt für jeden gegeben ist. Wer am Tage im Dunkeln sitzt, kann am Abend schwerer einschlafen und dessen Schlafqualität ist beeinträchtigt. Tatsächlich schlafen Büroangestellte in Großraumbüros an Fensterplätzen nachts besser als diejenigen Kollegen, die im mittleren, dunkleren Teil des Büroraumes sitzen. Das ist auch kein Wunder: In Innenräumen liegt die Lichteinstrahlung selten höher als 500 Lux. Im Freien beträgt die Lichtstärke bei bedecktem Himmel 8000 Lux und bis zu 100 000 Lux bei strahlend blauem Himmel. Es ist vor allem das im Sonnenlicht enthaltene blaue Licht, das den Rhythmus von Schlafen und Wachen bestimmt. Es hat eine Wellenlänge zwischen 446 und 477 Nanometern und teilt unserem Gehirn mit, dass es draußen hell und Zeit für Wachen und Aktivität ist. Aber wie macht es das? Wie gelangt das Licht in unser Gehirn?

Über das Auge und die Sehbahn wird die Information an ein kleines Nervenzellbündel im Gehirn, den *Nucleus suprachiasmaticus* (SCN), weitergeleitet. Winzige melanopsinhaltige Stäbchenzellen im Augenhintergrund sind dafür da, dem Gehirn über spezielle Nervenbahnen Auskunft zu geben, ob es da draußen außerhalb des Gehirns gerade dunkel oder hell ist. Beim SCN handelt sich dabei um einen winzigen Nervenknoten über der Kreuzung der beiden Sehnerven, der für den rhythmischen Verlauf der Körperfunktionen mitverantwortlich zeichnet. Er ist die »Master-Clock«, die Hauptuhr aller menschlichen Uhren. Er gibt die Information über Tag oder Nacht an die Zirbeldrüse weiter, die über eine gesteigerte oder gedrosselte Produktion des Schlafhormons Melatonin das Sandmännchen spielt. Bei Dunkelheit produziert sie Melatonin und teilt über dessen Ausschüttung den verschiedenen Körpersystemen mit, dass es Zeit zum Schlafen ist. Bereits mit Einsetzen der Abenddämmerung wird der Schlafbotenstoff Melatonin produziert, und der SCN bereitet uns auf den kommenden Schlaf langsam vor.

Das wachmachende blaue Licht ist nicht nur in der Sonne, sondern auch in LED-Bildschirmen, Neonlicht und so mancher Energiesparlampe enthalten. Setzen wir uns derartigem Licht am Abend zu intensiv aus, gaukeln wir unserem Gehirn vor, es sei Tag. Das Gehirn reagiert mit Melatonin-Unterdrückung und körperlicher Aktivierung. Wir werden wieder wach! Das Einschlafen im Bett kann dadurch erschwert sein. Gelblicher Kerzenschein oder gar Rotlicht hingegen beeinflussen die inneren Zeitmesser kaum. In einem anschaulichen Experiment hat ein Schweizer

Kollege diesen Befund verdeutlicht. Er hat seine Versuchspersonen abends vor dem Einschlafen für zwei Stunden ein Buch lesen lassen. Die eine Gruppe hat das Buch als E-Book von einem Computerbildschirm mit LED-Hintergrundbeleuchtung, die andere traditionell vom Papier mit normaler Beleuchtung gelesen. Mit dem bereits erworbenen Wissen können Sie sich das Ergebnis des Experimentes selbst herleiten: Die Gruppe vor dem Computerbildschirm hatte etwas weniger Melatonin produziert und das anschließende Einschlafen im Bett dauerte etwas länger als in der Gruppe mit dem normalen Buch. Allerdings lagen diese Unterschiede im Minutenbereich. Sie müssen also jetzt nicht in Panik verfallen und abends alle Neonröhren und Energiesparlampen aus den Fassungen schrauben und einen Bogen um LED-Bildschirme machen. Es kommt einmal mehr auf die Dosis an. Um aber lichttechnisch alles für einen erholsamen Schlaf zu bereiten, kann eine Lichtquelle mit einer in warmen Farben leuchtenden Birne oder romantischer Kerzenschein sinnvoll sein.

Komplexes Uhrwerk Mensch

Wie wir bereits erfahren haben, stellt der SCN die Hauptuhr des Menschen dar. Tatsächlich zeigten die bereits erwähnten Bunkerexperimente aber auch, dass der Mensch noch sehr viele weitere Uhren besitzt. Jedes Organ unseres Organismus, wie beispielsweise die Leber oder die Niere, hat sein eigenes Schlagwerk. Uhren in der Bauchspeicheldrüse regulieren etwa die Insulinproduktion und solche im Fettgewebe die Speicherung und den Abbau von Fetten. Selbst jede einzelne Zelle besitzt die Fähigkeit, selbstständig tagesrhythmisch zu ticken und aktiv zu sein. Diese Uhren ticken tageszeitlich durchaus verschieden. Sie stimmen sich aber mit der Hauptuhr ab und bringen sich so in wechselseitigen Gleichklang. Für die Erkenntnis, dass Zellen eigene Uhrwerke haben, wurde im Jahr 2017 sogar der Nobelpreis für Medizin vergeben.

Die Master-Clock arbeitet aber nicht stur und starr vor sich hin, unabhängig davon, was um sie herum passiert. Sie ist lernfähig, flexibel und brilliert durch ihre Anpassungsfähigkeit an veränderte äußere Hell-Dunkel-Bedingungen: So erklärt es sich, warum im Winter, wenn die Dunkelphasen ausgedehnter sind als die Hellphasen, der Mensch etwas länger schläft, als er es im Sommer tut. Bei Transkontinentalflügen lässt sich die Master-Clock am Zielort nach einer gewissen Zeit sogar komplett verstellen. Nicht so schnell wie eine richtige Uhr, aber mit einer Geschwindigkeit von ungefähr einer Stunde pro Tag. Häufig benötigen die vielen Unteruhren der einzelnen Organe und Organsysteme etwas länger als die Master-Clock, um sich zeitlich anzupassen.

Die Unteruhren peripherer Organe können sich auch ganz vom Schlaf-Wach-Rhythmus abkoppeln und das Orchester der Uhren komplett aus dem Takt bringen. In einer Schweizer Studie gelang es bei Mäusen, Hunger und Sättigungsgefühle komplett vom Schlaf-Wach-Rhythmus abzukoppeln. Bei Mäusen, denen man Futter am Tage anbot, also zu ihrer Schlafenszeit, folgten einige Uhren dann dem Licht, andere den Essenszeiten. Es wird vermutet, dass ein solches Durcheinander der verschiedenen Uhren einer der Gründe sein könnte, warum Schichtarbeiter im Dreischichtbetrieb als auch in Dauernachtschicht eher an Typ-2-Diabetes, Herz-Kreislauf-Beschwerden und sogar Krebs erkranken können. Kommen die Uhren aus dem Gleichklang, steigt das Erkrankungsrisiko: Isst jemand beispielsweise vor allem nachts, also in der eigentlichen Ruhephase des Körpers, lagert er verstärkt Fett ein. Dies könnte ebenfalls das erhöhte Adipositas-Risiko bei Schichtarbeitern erklären.

Für ein harmonisches Miteinander im Orchester der Uhren ist es also bedeutsam, dass der Mensch nicht die Nacht zum Tag macht und konstante Zubettgeh- und Aufstehzeiten hat. Schon unsere Großmütter wussten: »Stets gleich ins Bett und gleich heraus, spart manch morgendlichen Graus.« Nur so können die einzelnen Uhren, wie die Musiker in einem Orchester, ihr Können entfalten und für einen wundervollen Gesamtklang der menschlichen Biorhythmen sorgen. Sobald allerdings ein Musiker aus dem Takt gerät, leidet die Performance des gesamten menschlichen Orchesters. Der menschliche Organismus läuft Gefahr, Misstöne zu produzieren, das heißt krank zu werden.

Schlaftypen: von Lerchen und Eulen

Zugegeben, ich spanne Sie auf die Folter. Aber wie Sie sehen, ist die Sachlage, wenn es um so eine scheinbar einfache Angelegenheit wie den richtigen Zubettgeh-Zeitpunkt geht, komplexer als gedacht. Es gibt viele Einflussfaktoren, die es zu berücksichtigen gilt. Wir nähern uns der Antwort aber mit Riesenschritten. Versprochen! Es gibt nur noch ein paar wenige wissenschaftliche Erkenntnisse zu berichten.

In der wissenschaftlichen Schlafmedizin unterscheiden wir hinsichtlich der Schlafenszeiten Frühtypen, Normaltypen und Spättypen. Diese verschiedenen Schlaf- oder auch Chronotypen dürften Ihnen vielleicht am ehesten unter den beiden Vogelmetaphern »Lerchen« und »Eulen« vertraut sein. Lerchen sind Morgenmenschen, und Eulen sind Abendmenschen. Sie haben einen unterschiedlichen Schlaf-Wach-Rhythmus: Lerchen werden am Abend früh müde und gehen zeitig ins Bett. Morgens springen sie mit dem ersten Krähen des Hahns aus den Federn. Oft sind sie gleich nach dem Aufstehen schon fit wie ein Turnschuh. Eulen hingegen werden am Abend nochmal munter und finden den Weg ins Bett oft nur sehr spät. Morgens kommen sie nur mit großer Mühe in die Puschen. Wenn es die Lerche aus dem Bett treibt, ist es für die Eule gefühlt und manchmal auch tatsächlich noch mitten in der Nacht.

Ein Sprichwort sagt ja: »Nur der frühe Vogel fängt den Wurm!« Hier muss ich widersprechen. Vielmehr ist für die Eule der »Wurm drin«, wenn sie morgens früh raus muss. Eine Eule wird nie mit Lebensfreude und leuchtenden Augen morgens frisch und ausgeschlafen um 6 Uhr auf der Arbeit erscheinen. Vielmehr klauen wir ihr mit diesem Arbeitszeitmodell Lebensqualität und Lebensglück, vermutlich auch etwas die Gesundheit. Für die Eule hat das Wort »Morgengrauen« also eine im doppelten Wortsinn negative Bedeutung. Einmal aufgestanden, benötigen Eulen viel mehr Zeit, um richtig wach zu werden. Sie haben am Morgen keinen Appetit und finden erst um die Mittagszeit zu gewohnter Stärke zurück. Eulen wirft man gerne vor, dass sie weniger fleißig seien, denn schließlich habe »Morgenstund' Gold im Mund«. Eulen können abends aber noch wahre Arbeitstiere sein und Berge versetzen. Zu diesem Zeitpunkt tut sich die Lerche schwer, noch etwas Vernünftiges auf den Weg zu bringen. Evolutionsbiologen vermuten, dass Eulen in grauen Vorzeiten für die Nachtwache und Lerchen für das Jagen am frühen Morgen zuständig waren. Dieses unterschiedliche Verhalten habe sich genetisch verankert. (Wenn Sie wissen wollen, wie Eulen und Lerchen in unserer Gesellschaft verteilt sind, blättern Sie kurz vor zur entsprechenden Abbildung in Kapitel 10.)

Zwar sind unsere inneren Uhren in gewisser Weise flexibel, trotzdem ist es nicht möglich, aus einer Lerche einen Nachtmenschen oder aus einer Eule einen Frühaufsteher zu machen. Bereits im Mutterleib wird festgelegt, wer Lerche und wer Eule wird: Der Chronotyp ist fest in unseren Genen verankert. Es scheint sich dabei vor allem um ein Gen mit dem Namen HPER2 zu handeln, das als einer der Taktgeber unserer inneren Uhren gilt.

Ausgeprägte Früh- und Spättypen gibt es wenige in unserer Gesellschaft. Die meisten – über 80 Prozent – liegen als Normaltypen dazwischen. Aber auch für sie gilt, dass Arbeit und Schule in unserer Gesellschaft zu früh beginnen. Sie haben nach ihrer inneren Uhr Bettzeiten zwischen 23.30 Uhr und 1 Uhr am Abend und Aufstehzeiten zwischen 7.30 Uhr und 9 Uhr am Morgen. Schätzungen gehen davon aus, dass lediglich für ein Sechstel unserer Gesellschaft der frühe Arbeitsbeginn um 6 oder 7 Uhr biologisch gesehen unbedenklich ist. Die wenigen Lerchen in unserer Gesellschaft scheinen mit ihren bevorzugten Schlafens- und Arbeitszeiten und ihrem moralischen Zeigefinger die große Mehrheit der Normal- und Spättypen schlaftechnisch zu unterjochen und in den kollektiven Schlafmangel zu treiben – und damit in eine ungesunde Lebensweise.

Der Münchner Schlafforscher und Chronobiologe Till Roenneberg bezeichnet diese Diskrepanz zwischen innerer und äußerer Uhr, die durch die Gesellschaft geprägt wird, als »sozialen Jetlag«. Er zeichnet ein düsteres Bild von den Auswirkungen auf Leistungsvermögen, Befinden und Gesundheit: Wer entgegen seiner inneren Uhr früh aufstehen müsse, neige zu ungesundem Verhalten und schlechter Laune, greife eher zur Zigarette und trinke viel mehr Kaffee als wünschenswert. Neuere Studien deuten darauf hin, dass der soziale Jetlag auch mit einem höheren gesundheitlichen Risiko für Herz-Kreislauf- und Stoffwechselerkrankungen wie Diabetes einhergeht. Auch Demenzen könnten gefördert werden. Mit den Auswirkungen des »sozialen Jetlags« auf Schule, Verkehr und Arbeit werden wir uns später noch ausführlich beschäftigen.

Chronotyp, Lebensalter und Geschlecht

Im Laufe eines Lebens verändert sich der Schlaftypus. Alle Babys und Kleinkinder sind absolute Frühtypen, zum Leidwesen vieler Eltern, die morgens gerne noch etwas länger in den Kissen bleiben würden. Ich erinnere mich noch gut, als unser Sohn ein oder zwei Jahre alt war, wie ich an Sonntagen frühmorgens im Kinderzimmer auf dem Boden die Zeit halb schlafend, halb spielend verbracht habe. Mein Sohn immer wieder an mir rüttelnd: »Papa, nicht schlafen, weiterspielen!« In der Pubertät waren wir dann froh, wenn er sonntags überhaupt zum Mittagessen kam. In dieser Entwicklungsphase mutieren wir bis zum 25. Lebensjahr tendenziell zur Eule. Der Mensch wird, unabhängig welchem Chronotyp er angehört, für seine individuellen Verhältnisse später müde und kommt morgens schlecht aus den Federn. Im Alter von ungefähr zwanzig Lebensjahren, so hat es der Münchner Chronobiologe Till Roenneberg ermittelt, würde der durchschnittliche jugendliche Mann am liebsten so ins Bett gehen, dass die Mitte seiner Schlafperiode morgens um 5.30 Uhr liegt. Junge Männer benötigen in diesem Alter durchschnittlich acht Stunden Schlaf, was bedeutet, dass sie ihrer inneren Uhr entsprechend die Zeit zwischen 1.30 Uhr und 9.30 Uhr im Bett verbringen. Frauen sind in diesem Alter früher dran. Bei ihnen liegt die Mitte der Schlafperiode um 4.45 Uhr.

Gerne weise ich in Vorträgen augenzwinkernd auf einen Sachverhalt hin, der sich aus der folgenden Abbildung ableiten lässt:

Der Chronotyp von Mann und Frau im Wandel der Lebensspanne

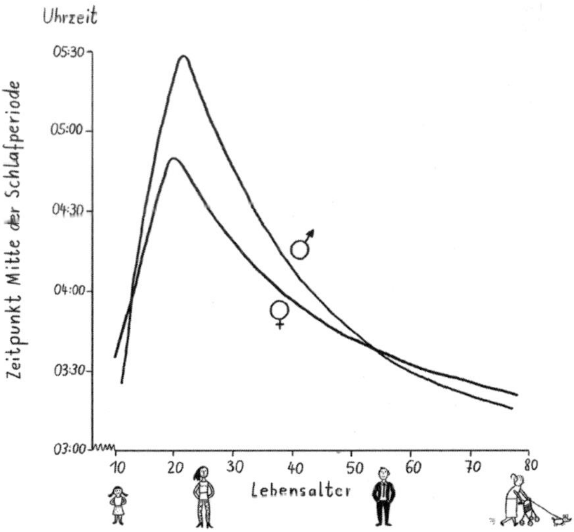

Wollen Männer und Frauen im Alter zwischen 25 und 35 Jahren gemeinsam ins Bett gehen und morgens gemeinsam aufstehen und frühstücken, dann ist es gut, wenn die Frauen zehn Jahre jünger sind als die Männer. Ab dem vierzigsten Lebensjahr ist es für das gemeinsame Kuscheln im Bett jedoch gut, wenn Männer und Frauen gleich alt sind. Lothar Matthäus hat also alles falsch gemacht: Sein Chronotyp war im Vergleich zu dem seiner stets sehr viel jüngeren Freundinnen und Ehefrauen viel zu früh. Die gemeinsamen Bettzeiten hatten eine kleine Schnittmenge. Aus chronobiologischer Perspektive mussten seine Beziehungen also scheitern …

Test: Sind Sie Lerche oder Eule?

Mithilfe der nachfolgenden Feststellungen können Sie Ihren Chronotyp leicht selbst bestimmen. Lesen Sie sich die Fragen in Block a und b durch und kreuzen Sie die Merkmalsbeschreibung an, der Sie am ehesten zustimmen können. Zählen Sie anschließend die Kreuzchen von Block a bzw. b zusammen. Sollten Sie in beiden Teilen gleich viele Kreuzchen gemacht haben, sind Sie aus chronobiologischer Sicht eher ein Normaltyp.

a)

- O Am Morgen fällt mir das Aufstehen nicht schwer.
- O Morgens bin ich guter Laune.
- O Morgens nehme ich mir Zeit zum Frühstücken.
- O Bei der Arbeit bin ich häufig einer der Ersten.
- O Sport fällt mir morgens leichter als abends.
- O Abends gehe ich gerne vor 23 Uhr ins Bett.
- O Meine beste Zeit ist vormittags und mittags.
- O Am Abend kann ich nicht mehr viel leisten.
- O Wochentags gehe ich abends weniger häufig weg.

b)

- O Morgens komme ich schwer aus dem Bett.
- O Meine Stimmung ist abends am besten.
- O Das Frühstück fällt häufig wegen Zeitmangel knapp oder ganz aus.
- O Meine beste Zeit ist am Nachmittag und am Abend.
- O Abends kann ich nochmals zur Hochform auflaufen.
- O Wenn es nach mir ginge, würde ich nicht vor 24 Uhr ins Bett gehen.
- O Wochentags gehe ich abends gerne weg.
- O Sport treibe ich am liebsten abends.
- O Abends gehe ich häufig zu spät ins Bett.

Sie haben es natürlich längst gemerkt: Wer mehr Kreuzchen bei a gemacht hat, ist eine Lerche; mehr Zustimmung für die Fragen unter b heißt, Sie sind eine Eule.

Tipps für Lerchen: Sollten Sie sich zu den Lerchen zählen, liegt Ihr Leistungshöhepunkt am Morgen und dem frühen Mittag. Wichtige Aufgaben des Tages sollten Sie in diese Zeitspanne legen. Wahrscheinlich spüren Sie am frühen Abend, wie Stimmung und Energie nachlassen. Nutzen Sie diese Phase des Tages vor allem, um es sich gut gehen zu lassen.

Tipps für Eulen: Eulen sollten den Morgen eher ruhig angehen. Gönnen Sie sich ausreichend Zeit, um in den Tag zu starten. Sport, eine wechselwarme Dusche und Aktivitäten im Freien bei hellem Licht können den Start in den Tag merklich erleichtern. Vom frühen Nachmittag bis in den Abend hinein erstreckt sich das Leistungshoch der Eule. Zu diesem Zeitpunkt lassen sich die wichtigen Aufgaben des Tages am besten erledigen.

Tipps für Normal- oder Mischtypen: Mischtypen haben in der Regel weder am Morgen noch am Abend bedeutsame Probleme. Sie kommen am besten durchs Leben und können sich mit vielen

Anforderungen des Alltags, sei es am Morgen oder am Abend, gut zurechtfinden. Trotzdem empfinden auch sie frühe Aufstehzeiten als unangenehm und können zu Schlafmangel neigen.

Die für Sie richtige Zubettgehzeit

Jetzt mache ich Sie schon eine ganze Weile neugierig, ich hoffe Sie sind noch wach und zwischenzeitlich nicht eingeschlafen. Auf unserem Weg, den für Sie richtigen Zubettgeh-Zeitpunkt herauszufinden, haben wir nun alles Wissen zusammengetragen. Es handelt sich um fünf wesentliche Punkte, die es zu beachten gilt:

Als Erstes ist festzuhalten, dass das menschliche Schlafbedürfnis individuell unterschiedlich ist und über die Lebensspanne variiert. Allgemeingültige Aussagen, wie viel der Mensch zu schlafen habe, sind nicht möglich. Während der kindlichen Entwicklung benötigt der Mensch deutlich mehr Schlaf als im Erwachsenenalter.

Zweitens haben wir erfahren, dass der Mensch aus sinnvollen Gründen ein tagaktives Lebewesen ist. Nachts sind die menschlichen Sinnessysteme im Vergleich zu denen seiner Fressfeinde benachteiligt. Aus diesem Grund bot es sich im Rahmen der Evolution an, nachts nicht mit der Umwelt in Kontakt zu treten und notwendige Reparaturprozesse bei Dunkelheit in einem aktiven Schlafzustand durchzuführen. Die zweite Erkenntnis ist also, dass wir nachts schlafen sollen. Sie sagen zu Recht, das ist trivial und dass Sie das auch schon vorher wussten. Aber wir können jetzt verstehen, wie sich unsere 24-Stunden-Gesellschaft auswirkt. Warum Schichtarbeiter öfter Schlafstörungen und gesundheitliche Probleme entwickeln: Sie leben wider die menschliche Natur.

Drittens haben wir die durch den Hell-Dunkel-Rhythmus gesteuerte Hauptuhr, die Master-Clock, mit Sitz im Gehirn kennengelernt. Die bahnbrechenden Bunker-Experimente in Andechs konnten zeigen, dass der Mensch viele weitere innere Uhren hat, welche unabhängig von der Master-Clock ticken, aber alle im Gleichklang miteinander pendeln. Daher ist es bedeutsam, dass wir uns einmal angeeignete Zubettgeh- und Aufstehzeiten konstant halten. Ansonsten geraten unsere inneren Uhren aus dem Takt, und wir werden krank.

Eine wesentliche vierte Erkenntnis ist, dass die innere Uhr von Schlafen und Wachen mit ungefähr knapp 25 Stunden etwas langsamer tickt. Sie muss jeden Tag von der Außenzeit und durch unser Verhalten neu gestellt werden, sonst gehen wir immer später ins Bett. Für den Gleichklang des Orchesters der Uhren ist es von Bedeutung, dass wir uns jeden Tag etwas gegen unsere innere Uhr stemmen und den Verlockungen des Abends widerstehen. Wir müssen mit etwas Disziplin darauf achten, dass wir nicht später als am Vorabend ins Bett gehen.

Für den richtigen Zubettgeh-Zeitpunkt ist es fünftens von ganz entscheidender Bedeutung, ob wir eine Lerche oder eine Eule sind oder irgendwo dazwischenliegen. Lerchen gehen abends zeitig ins Bett und stehen morgens früher auf. Eulen hingegen können abends nochmals aktiv sein, kommen aber frühmorgens schwer aus dem Bett. Dabei handelt es sich um ein genetisches Programm, wir können aus einer Lerche keine Eule oder umgekehrt machen.

Die Berücksichtigung aller dargestellten Erkenntnisse zum Schlaf des Menschen ergibt den für jeden individuell optimalen Zubettgeh-Zeitpunkt. Aus der genetisch bedingten Schlafmenge des Einzelnen lässt sich daraus die gesamte Bettzeit und der Zeitpunkt für das morgendliche Aufstehen ermitteln.

Schlaf am Tag: Heilsbringer und Wachmacher

Leider ist es für viele in unserer Gesellschaft nicht möglich, die für sie optimale Bettzeit regelmäßig umzusetzen. Arbeit und Schule beginnen zu früh, der Wecker unterbricht den Schlaf, bevor er sein Reparaturprogramm abgeschlossen hat. Es gilt Kompromisse zu schließen, um trotzdem zu versuchen, chronischem Schlafmangel vorzubeugen.

Aber selbst bei nächtlichem Superschlaf ist niemand den ganzen Tag über hellwach! Phasen von höherer Wachheit wechseln sich mit Phasen von etwas geringerer Wachheit ab. Wie sich diese Phasen über den Tag hinweg verteilen, hängt auch vom Schlaftyp ab. Wie Sie wissen, stehen Lerchen früh auf und erleben ihr erstes Leistungshoch bis ungefähr 9 Uhr oder 10 Uhr am Morgen. Nach einem kurzen Tief folgt ein weiteres Leistungshoch, das zwischen 12 und 14 Uhr von einem Mittagstief abgelöst wird. Frühtypen erleben im Vergleich zum Spättyp dieses Mittagstief ausgeprägter. Nach einem weiteren, wenngleich weniger ausgeprägten Leistungshoch zwischen 14 und 18 Uhr folgt ein drittes Tief zwischen 16 und 18 Uhr. Dieses scheint bei Spättypen ausgeprägter zu sein. Ab 21 Uhr wird der Leistungsabfall infolge zunehmender Müdigkeit immer markanter und Letztere dann irgendwann so ausgeprägt, dass Schlaf unvermeidlich wird. Eulen erleben diese Phasen von höherer und geringerer Wachheit etwas später am Tage, können aber vor allem am Abend noch Bäume ausreißen.

In der jüngeren Vergangenheit konnten einige Untersuchungen den leistungssteigernden Effekt eines kurzen Schlafs belegen. Egal, ob man ihn Powernap, Nickerchen oder Siesta nennt – dieser kurze Schlaf wird optimalerweise am frühen Nachmittag während des Leistungstiefs abgehalten. Zehn Minuten können bereits ausreichend sein, auf keinen Fall sollte das Nickerchen

Leistungsbereitschaft über den 24-Stunden-Tag

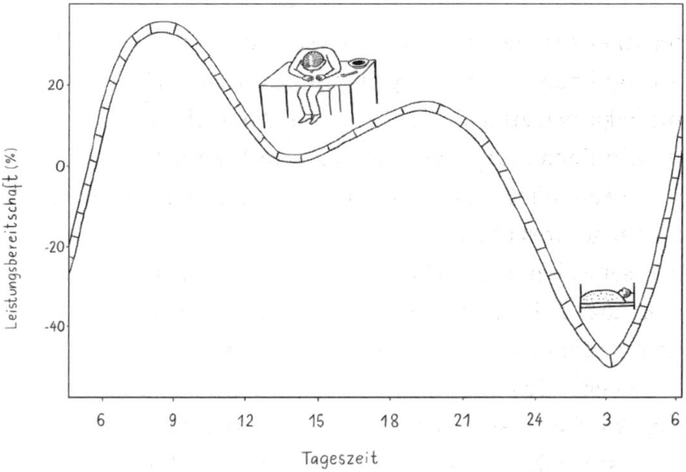

länger als dreißig Minuten andauern, da sich der Effekt dann möglicherweise ins Gegenteil verkehrt: anstatt wach, macht er dann nämlich immerhin zwei Drittel von uns müde und tranig. Warum? Je länger wir schlafen, umso höher ist die Wahrscheinlichkeit, dass wir in REM-Schlaf kommen. Ein Schlafstadium, auf das viele sehr sensibel reagieren. Sie verfallen quasi in eine Minidepression am Nachmittag.

Kurz und knackig gehalten macht das Nickerchen aber nicht nur wach: Forscher der Universität Hertfordshire konnten zeigen, dass ein Mittagsschlaf auch zufrieden und ausgeglichen macht. Darüber hinaus fördert das kleine Nickerchen die Gesundheit und ein langes Leben. Um Ihr Herz-Kreislauf-Risiko um bis zu 60 Prozent zu reduzieren und Ihre Lebenserwartung zu erhöhen, sollten Sie sich mindestens dreimal pro Woche nachmittags hinlegen und schlafen.

Teil II
Der Schlaf unter der Lupe

4
Rhythmen und Boten der Nacht

In den bisherigen Kapiteln haben wir erfahren, wie bedeutsam der Schlaf für Gesundheit, Wohlbefinden und Leistungsvermögen ist. Noch aber tappen wir weitgehend im Dunkeln, wie der Schlaf es macht, dass er zum unverzichtbaren Lebenselixier des Menschen wird. Diese Wissenslücke wollen wir nun schließen.

Schlaf ist Regenerations- und Reparaturprogramm zugleich. Aus diesem Grund unterscheiden sich die menschlichen Körperfunktionen zwischen Schlafen und Wachen erheblich. Für das Verständnis der heilsbringenden Wirkung des Schlafes sind die Funktionen der verschiedenen biologischen Rhythmen während des Schlafes und der daran beteiligten Hormone unabdingbar.

Der Schlafdirigent: Melatonin

Das »Schlafhormon« Melatonin wird in der Zirbeldrüse *(Epiphyse)*, einer etwa erbsengroßen Struktur im Zwischenhirn, gebildet. Sie ähnelt einem Zapfen der Zirbelkiefer, daher ihr Name. Die Aufgaben von Melatonin im menschlichen Organismus sind zahlreich und noch längst nicht alle erforscht. Melatonin fördert unter anderem die Ausschüttung des Wachstumshormons, stärkt das Immunsystem, hemmt das Tumorwachstum und macht zellschädigende Sauerstoffradikale unschädlich. So wurde das Hormon zwischenzeitlich als Jungbrunnen und Wundermittel gegen Alterung und Alterserkrankungen bezeichnet.

1958 entdeckte und beschrieb der amerikanische Hautarzt Dr.

Aaron Lerner die chemische Struktur des Melatonins. In einem Selbstversuch stellte er den müde machenden Effekt des Hormons fest. Melatonin scheut das Tageslicht, erst mit Einbruch der Dunkelheit wird es produziert. Die Umgebungshelligkeit wird durch Lichtrezeptoren in der Netzhaut gemessen, die die aufgenommenen Hell-Dunkel-Informationen dann an den *Nucleus suprachiasmaticus*, den Sitz unserer inneren Uhr, weiterleiten. In den frühen Abendstunden steigt die Melatonin-Produktion in der Zirbeldrüse als Reaktion auf die zunehmende Dunkelheit steil an und erreicht zwischen zwei und drei Uhr nachts ihren Höhepunkt mit einem bis zu Zehnfachen des Tageswertes. In den frühen Morgenstunden fällt die Melatonin-Konzentration bis in die Nähe der Nachweisgrenze ab, wo sie den ganzen Tag über verbleibt. Der abendliche Anstieg führt zu einer Erweiterung der peripheren Blutgefäße unter der Haut, die als Kühler wirken und die Körperkerntemperatur fallen lassen, was als Einschlafsignal wirkt. Darüber hinaus besitzt Melatonin die Fähigkeit, in alle Zellen unseres Körpers einzudringen und diesen die Information »Dunkelheit« bzw. »Nacht« zu vermitteln. Auf diese Weise wirkt es wie ein Dirigent, der alle inneren Uhren in den Schlafmodus versetzt und unseren Organismus und seine verschiedenen Systeme auf die unterschiedlichen Aufgaben der Nacht vorbereitet.

Das Wach- und Glückshormon Serotonin

Serotonin wird am Tag produziert und unterstützt den Wachzustand. Es hat vielfältige Wirkungen auf den menschlichen Organismus und ist ein wahres Multitalent: es steuert Appetit, Sexualität und Körpertemperatur, und auch den Blutdruck. Serotonin gilt als Glückshormon, da es tagsüber für ein positives, zufriedenes Gefühl und Entspannung sorgt. Aus diesem Grund wirken

Antidepressiva, die für eine höhere Konzentration von Serotonin im Gehirn sorgen, stimmungsverbessernd.

Am Abend benötigt unser Gehirn Serotonin, um den Schlafbotenstoff Melatonin herzustellen. Während des Schlafes macht es sich aus dem Staub und überlässt uns stimmungstechnisch dem Einfluss des Grübelhormons Melatonin. Tristesse und schlechte Laune verbreiten sich – wie gut, dass wir schlafen!

Die Abwesenheit von Serotonin in der Nacht wirkt sich auch auf unsere Schmerzempfindlichkeit aus. Serotonin hebt als körpereigenes Antidepressivum nicht nur die Stimmung, sondern es hemmt auch Schmerzen. Aus diesem Grund, vermutlich aber auch aufgrund fehlender Ablenkung, ist unsere Schmerzempfindlichkeit unter dem Einfluss des nächtlichen Serotoninmangels am höchsten. Wenn Serotonin am Tag wieder vorhanden ist, geht insbesondere am Nachmittag gegen 15 Uhr die Schmerzempfindlichkeit zurück. Vielleicht denken Sie daran, wenn Sie den nächsten Zahnarzttermin vereinbaren …

Aber nicht alle Schmerzen nehmen nachts zu: Druck- oder Wundschmerz etwa lassen sogar nach. Das ist auch gut so, denn ansonsten würde uns jede muskuläre Verspannung durch kurzes unbequemes Liegen aus dem Schlaf reißen. Hier hat die Natur geschickt vorgesorgt, damit wir trotz Schmerzen unseren lebenswichtigen Schlaf bekommen.

Nachts den Akku wieder aufladen: Adenosin

Im Laufe des Tages und je länger wir wach sind, geht es mit Schwankungen stetig bergab mit uns. Unser Körper wird müde und baut einen zunehmenden Schlafdruck auf. Wie macht er das? Dafür ist unter anderem ein Botenstoff in unserem Gehirn verantwortlich: das Adenosin. Es sorgt dafür, dass wir unseren Akku nachts wieder aufladen. Sobald wir aus dem Bett springen, fängt es an, aus dem Zellinneren unseres basalen Vorderhirns – ein entwicklungsgeschichtlich gesehen sehr alter Teil unseres Gehirns – nach außen in den Raum zwischen den Zellen zu wandern. Quasi so, als wären diese leicht undicht. Je weniger Adenosin sich dann im Verlauf des Tages in und je mehr sich außerhalb unserer Zellen findet, desto müder werden wir.

Mit Eintritt der Dämmerung tritt dann der bereits beschriebene zweite Spieler auf den Plan: der Schlafbotenstoff Melatonin, der ebenfalls müde macht. Zusammen sind die beiden ein unschlagbares Team in Sachen Schlaf. Neigen sich am Abend unsere Adenosin-Reserven im Zellinneren dem Ende entgegen und wird vermehrt Melatonin produziert, wollen wir nur noch eines: ab ins Bett! Endlich tief und fest schlafen, damit es am nächsten Morgen wieder mit frischer Kraft und Energie weitergehen kann.

Während des Schlafes wird dann das Adenosin, das sich tagsüber auf Wanderschaft begeben hat, wieder nach innen in die Zellen transportiert. Mit den ersten Sonnenstrahlen am Morgen macht sich schließlich auch das Melatonin vom Acker, der Weg ist frei für Wachheit und Leistungsfähigkeit. Und wenn dann noch das Serotonin auf den Plan tritt, steigt unsere gute Laune für den Tag.

Kraftwerk der Nacht: das Wachstumshormon

Da der Schlaf wichtig für die Regeneration des Menschen ist, verwundert es nicht, dass die entsprechenden Botenstoffe nachts eine hohe Aktivität aufweisen. Ein weiterer dieser nachtaktiven Gesellen ist das Wachstumshormon: es ist für den Organismus sehr bedeutsam, sorgt es doch für Reparatur und Erneuerung. Das körpereigene Eiweiß wird in der Hirnanhangsdrüse (Hypophyse) insbesondere während des Tiefschlafes in der ersten

Schlafhälfte produziert. Deshalb gelten diese Stunden auch als besonders heilend.

Die Ausschüttung ist in der Kindheit und während der Pubertät maximal. Denn das Hormon ist bei Kindern vor allem auch für das Längenwachstum und das Wachstum der Organe verantwortlich, weshalb Kinder mit Schlafstörungen unter anderem zu Minderwuchs neigen können. Kinder benötigen also ganz besonders ausreichenden und tiefen Schlaf, um sich gut entwickeln zu können. Fehlt ihnen der ausreichende Schlummer in der Nacht, stellen sich Wachstumsstörungen ein.

Für Erwachsene ist das Wachstumshormon für den Zellaufbau, die Zellteilung und für die Bereitstellung von nächtlichen energieliefernden Substanzen unverzichtbar. Ein Mangel an Wachstumshormon führt dazu, dass Muskeln ab- und Fett aufgebaut werden. Das Körpergewicht nimmt zu, was sekundär den Zuckerstoffwechsel negativ beeinflussen und Herz-Kreislauf-Probleme begünstigen kann. Wegen seiner muskelaufbauenden und regenerierenden Wirkung ist das Wachstumshormon, auch *Somatropin* genannt, im Sport als Dopingmittel weit verbreitet. Tiefer Schlaf mit ausreichender Somatropin-Ausschüttung ist darüber hinaus ein guter Wundheiler und fördert die Regeneration von Haut und Haaren. Deswegen ist die Rasur am Morgen sinnvoller. Wer sie aus Zeitgründen abends schon erledigt, muss mit kleinen Stoppeln rechnen.

Krafttraining im Schlaf: Testosteron

Testostern wird im Schlaf gebildet, während regenerative Prozesse ablaufen. Während des Tiefschlafes sendet das Gehirn Signale an die Hoden des Mannes, wo der wesentliche Teil des Testosterons produziert wird und uns auf den Tag vorbereitet. Testosteron ist wichtig für die Spermienproduktion, aber auch für den

Aufbau von Muskeln, indem es dort die Eiweißherstellung fördert.

Wer sportlich erfolgreich sein will, sollte also nicht nur viel trainieren, sondern auch viel schlafen. Schlaf ist ein gutes Dopingmittel. Dies belegt auch eine Studie von Eve van Cauter, einer Medizinerin aus Chicago. Sie konnte zeigen, dass der Testosteronpegel von Männern, die eine Woche lang weniger als fünf Stunden pro Nacht schliefen, um mehr als 15 Prozent absank. Gleichzeitig berichteten die Studienteilnehmer von einer schlechteren Stimmung, Abgeschlagenheit und körperlichen Beschwerden.

In einer weiteren Untersuchung lag der Testosteronspiegel von Männern um die Hälfte niedriger, wenn sie nachts anstatt acht Stunden regelmäßig nur vier Stunden schliefen. Schlaf macht also nicht nur wach, sondern auch stark und potent. Bei der Frau ist die Situation wissenschaftlich noch ungeklärt. Zwar werden bei Frauen auch kleine Mengen von Testosteron in den Eierstöcken gebildet, diese reichen aber nicht aus, um eine vergleichbare Wirkung wie bei Männern zu erzielen.

Nächtlicher Stoffwechsel

Schilddrüsenhormone haben eine regenerierende Wirkung auf den menschlichen Körper und sind aus diesem Grunde im Schlaf sehr aktiv. Sie fördern den Zellaufbau und aktivieren die Eiweißproduktion. Weil für diese Prozesse mehr Energie benötigt wird, unterstützen sie die Fettverbrennung während des Schlafes und tragen zum nächtlichen Abnehmprogramm bei.

Schlafmangel kann Schilddrüsenhormone reduzieren und zu Abgeschlagenheit, Müdigkeit und schlechter Stimmung am Tag beitragen; zu viele Schilddrüsenhormone können hingegen unruhig, ängstlich, nervös und schlaflos machen. Sollten Sie also an

Schlafstörungen oder tagsüber an Müdigkeit leiden, lassen Sie Ihre Schilddrüsenwerte überprüfen.

Heiß-kalte Nächte: die Körperkerntemperatur

Die Kerntemperatur unseres Körpers unterliegt dem Einfluss der inneren Uhr. Es ist jene Temperatur, die wir mit einem Fieberthermometer quasi im Inneren des Körpers messen. Die Temperatur an der Körperoberfläche kann in Abhängigkeit von der Umgebungstemperatur erheblich darunterliegen. Jeder weiß, wie sich kalte Ohren, Wangen und Hände an Wintertagen anfühlen.

Die Kerntemperatur schwankt im Laufe des Tages bzw. der Nacht. Die Differenz zwischen der niedrigsten Temperatur am frühen Morgen und der höchsten spät am Abend beträgt ungefähr 1,5 Grad Celsius. Sie steigt morgens gleich nach dem Aufwachen an und ist mittags schon relativ hoch. Allein die Tagesaktivitäten, die Stoffwechselprozesse und Muskelaktivität erfordern, tragen zur Wärmeproduktion bei und begünstigen den Temperaturanstieg. Gegen Nachmittag, während des allgemeinen Schnitzelkomas, sinkt die Körperkerntemperatur zwischenzeitlich etwas ab, um dann wieder weiter zu steigen. Viele Menschen sehnen sich in dieser Phase nach der Couch, werden müde und schläfrig. Unter dem Einfluss der anlaufenden Melatonin-Produktion in der Dämmerung sinkt die Temperatur kontinuierlich ab, bis sie während des Schlafes gegen Morgen ihr Minimum erreicht.

Eine fallende Körperkerntemperatur begünstigt Müdigkeit und fördert das Einschlafen. Aber bitte nehmen Sie jetzt zum besseren Einschlafen kein Eisbad. Es wäre, wie Sie gleich sehen werden, die falsche Maßnahme … Ein wichtiger Player ist hier einmal mehr das Melatonin. Es trägt dazu bei, dass sich direkt unter der Haut liegende Venen und Blutgefäße erweitern. So wird über den vermehrten Bluttransport Wärme vom Körperinneren nach außen abgegeben. Die Haut arbeitet quasi als Kühler.

Das Fallen der Körperkerntemperatur können Sie durch das Tragen warmer Bettsocken oder durch ein heißes Bad am Abend verstärken. Beides hat eine gefäßerweiternde Wirkung, wodurch die Kühlungsfunktion der Haut zusätzlich unterstützt wird. Ein Eisbad würde hingegen bewirken, dass sich die Gefäße zusammenziehen, und im weiteren Verlauf zu einem Hitzeschub führen. Das weiß jeder, der den Saunabesuch mit einem beherzten Gang in den Eisbottich abschließt. Anstatt zu sinken, steigt die Kerntemperatur an.

Aber auch, wenn wir abends mit unserem Partner etwas näher zusammenrücken, uns aneinanderkuscheln und wechselseitig wärmen, trägt dies zur Wärmebildung an der Hautoberfläche bei. Die Blutgefäße weiten sich, was das Einschlafen neben der beruhigenden und entspannenden Wirkung des Hautkontaktes fördern kann. Je wärmer die Hautoberfläche, umso besser ist die Absenkung der Körperkerntemperatur – und umso deutlicher das Einschlafsignal.

Herz und Schlaf

Das Herz-Kreislauf-System ist insbesondere am Tag gefordert, wenn der Mensch körperlich und psychisch aktiv ist. Deswegen sind Herzschlag und Blutdruck tagsüber im Normalfall höher als während des Schlafes. Beide bestimmen, ob der Kreislauf eher stabil oder labil ist. Der Herzschlag sinkt im Schlaf und kann bei ungefähr 50 bis 55 Schlägen pro Minute liegen. Nur während des Traumschlafes steigt er an und wird unregelmäßig. Der Blutdruck zeigt einen ähnlichen Nachtverlauf wie der Puls. Er fällt während des Schlafes grundsätzlich ab, steigt aber ebenfalls während der Traumphasen an. Für Menschen mit Herz-Kreislauf-Erkrankungen birgt der Traumschlaf daher ein gewisses Risiko. Nicht zuletzt deshalb sterben viele Menschen während des Schlafes in den frühen Morgenstunden, zu eben dem Zeitpunkt, wo wir besonders viel träumen.

Wie instabil unser Herz-Kreislauf-System nachts grundsätzlich sein kann, bemerken wir vor allem beim nächtlichen Aufstehen. Da kann es einem schon einmal schummrig werden, und man torkelt nicht nur schlaftrunken ins Bad: Gerade ältere Menschen mit instabilerem Herz-Kreislauf-Verhalten neigen dann zu nächtlichen Stürzen, welche erhebliche Konsequenzen nach sich ziehen können.

Ein ganz anderes Blutdruck- und Pulsprofil weisen Menschen mit Schlafstörungen auf, vor allem jene, die unter krankhaftem Schnarchen mit Atemstillständen leiden. Bei ihnen fallen Pulsfrequenz und Blutdruck nachts nicht ab. Der nächtliche psychische und körperliche Stress lässt beide auf einem hohen Niveau verbleiben. Die nächtliche Erholung ist beeinträchtigt, langfristig steigen die Risiken für Herzerkrankungen und Schlaganfall.

Das Weckhormon Kortisol

In der zweiten Schlafhälfte, wenn die Zirbeldrüse die Produktion des Melatonins langsam einstellt, wird das Wach- und Stresshormon Kortisol vermehrt in der Hypophyse gebildet. Es ist quasi der Gegenspieler des Melatonins und leitet den Wechsel vom Schlaf- zum Wachprogramm des Menschen ein: Der Kreislauf wird in Schwung gebracht, die Muskeln werden durchblutet, Blutdruck, Herzschlag und Körpertemperatur steigen, und der Eiweiß- und Zuckerstoffwechsel bereitet uns auf die Aufgaben des Tages vor.

Kortisol ist darüber hinaus auch der Gegenspieler des Wachstumshormons und hemmt dessen Ausschüttung. Besonders

Schichtarbeiter bekommen dies zu spüren. Nach einer Nachtschicht haben sie einen weniger erholsamen Schlaf, da das tagsüber hohe Kortisol-Niveau die Ausschüttung des regenerierenden Wachstumshormons während des Schlafes behindert. Bei Stress setzt Kortisol Energiereserven frei, hemmt aber auch das Immunsystem. Wer nachts zu viel Stress erlebt, schüttet mehr Kortisol aus und macht sich auf diesem Weg anfälliger für Erkältungs- und Infektionskrankheiten. Menschen, die nachts nicht abschalten können, die angespannt sind und unter Stress stehen, schaden aber nicht nur ihrem Immunsystem, sondern schlafen aufgrund der erhöhten Kortisol-Konzentration auch oberflächlicher und weniger erholsam.

Studien des Neurowissenschaftlers Jan Born konnten zudem zeigen, dass der Mensch die Ausschüttung von Kortisol unbewusst steuern kann. In einem so einfachen wie genialen Experiment wurde den Versuchspersonen mitgeteilt, dass sie am kommenden Morgen um Punkt sechs Uhr geweckt werden würden. Im zweiten Teil des Experimentes sagte man ihnen, sie könnten am Folgetag bis neun Uhr ausschlafen; tatsächlich wurden sie aber erneut um sechs Uhr geweckt. In beiden Versuchsanordnungen war der Zeitpunkt des Aufwachens also identisch. Nicht aber der Kortisol-Spiegel der Probanden. Am Tag des angekündigten Weckens stieg er in der Stunde vor dem Erwachen sprunghaft an; am Tag des vermeintlichen Ausschlafens blieb er niedrig. Möglicherweise lässt sich so erklären, warum Menschen vor dem Klingeln des Weckers aufwachen können: Ihre innere Uhr weiß, dass es demnächst Zeit zum Aufstehen ist.

5
Die Architektur des Schlafes

Unser Schlaf besteht nicht nur aus einer einzigen Phase, die mit dem Zubettgehen beginnt und mit dem Aufstehen am Morgen endet. Wir durchlaufen in einer Nacht ganz verschiedene Stadien, jedes davon ist von bestimmten physiologischen Prozessen unseres Organismus begleitet. Das Wissen darum ist nicht nur wichtig für das Verständnis des Schlafes an sich, sondern auch für die Therapie von Schlafstörungen. Auch wenn es nun ein wenig medizinischer wird, habe ich mich bemüht, die Inhalte verständlich und lebendig zu beschreiben, da ich sonst möglicherweise Gefahr laufen würde, bei Ihnen gerade jenen Zustand hervorzurufen, über den ich schreibe, nämlich Schlaf. Wobei so gesehen dieses trotzdem dann doch einen sinnvollen Zweck erfüllen würde … Nein, im Ernst, ich hoffe, dass es mir gelingt, Sie sicher durch dieses spannende Terrain zu geleiten.

Die Ursprünge der modernen Schlafforschung

Die vergleichsweise junge Disziplin der modernen Schlafforschung begann in den 1920er-Jahren. Hans Berger, deutscher Neurologe und Psychiater, arbeitete damals an einer Methode zur Sichtbarmachung elektrischer Gehirnaktivität. Heute ist die sogenannte Elektroenzephalographie vor allem unter ihrer Abkürzung »EEG« geläufig. Das EEG war nicht nur für die Schlafforschung eine bahnbrechende Entwicklung. Auch Neurologie und Psychiatrie erhielten damit eine Untersuchungsmethode, mit deren Hilfe es möglich wurde, zahlreiche Krankheitsbilder besser zu verstehen und zu behandeln. Und was den Schlaf anging: der konnte nun untersucht werden, ohne bedeutsame Störungen beim Schläfer zu verursachen. Denn jetzt konnte man »sehen«, was unser Gehirn so treibt, wenn wir schlafen. Das war bis dahin ganz anders gewesen.

Im Jahr 1862 hatte Ernst Kohlschütter »die Festigkeit des Schlafes« beim Menschen im Rahmen seiner Doktorarbeit erforscht. Dafür musste er noch grob und unsensibel vorgehen: Kohlschütter untersuchte die Schlaftiefe über die Weckschwelle. Er wählte dafür verschieden starke Weckreize aus, die zum Erwachen der Testpersonen führten, und nahm diese Reize dann als Maß für die Schlaftiefe. Während die Probanden schliefen, saß er mit Zettel und Stift daneben und dokumentierte seine Beobachtungen. Der Forscher variierte die Lautstärke und den Zeitpunkt des Wecksignals mittels eines Pendelhammers, der alle dreißig Minuten auf eine Schieferplatte schlug. Akribisch protokollierte er, ob und wie lange es nach dem mehr oder weniger lauten Getöse dauerte, bis sich seine Probanden rührten. So fand er heraus, dass sich im Laufe der Nacht die Schlaftiefe zyklisch änderte. Bereits eine Stunde nach dem Einschlafen war die Weckschwelle und damit die Schlaftiefe am höchsten. Gegen Ende des Schlafes wurde die Weckschwelle immer geringer, der Schlaf also oberflächlicher.

Kohlschütters damals mit recht einfachen und unsensiblen Methoden gewonnene Ergebnisse zum Schlaftiefenverlauf decken sich verblüffend mit heutigen Erkenntnissen. Allerdings hatten seine Versuche einige offensichtliche Schwachstellen. Waren die Schläfer einmal durch den Pendelhammer geweckt, war der zyklische Schlafverlauf nach heutigen Erkenntnissen unterbrochen, die weiteren Ergebnisse der Nacht nicht mehr zu gebrauchen. Die Untersuchungsmethode »Weckreiz« veränderte also den Untersuchungsgegenstand »Schlaf«.

Was der pedantisch arbeitende Mediziner ebenfalls nicht bedacht hatte, war, dass die Art und die subjektive Bedeutung des Weckreizes für den Schläfer ebenfalls darüber entscheiden, ob er aus seinem Schlummer erwacht oder nicht. So schreckt eine Mutter beim geringsten Geräusch ihres Säuglings auf, wohingegen andere und auch stärkere Geräusche sie nicht aus dem Schlaf reißen. Dieses als Ammenschlaf bezeichnete Phänomen ist bei jungen Müttern weit verbreitet und sollte mit dem Älterwerden der Kinder wieder verschwinden. Leider tut es dies nicht immer, für viele Mütter ist die Geburt des ersten Kindes häufig der Beginn einer lebenslangen Schlafstörung. Sie haben das Schlafen verlernt, doch dazu später mehr.

Es gibt auch das umgekehrte Phänomen, das wir als Müller-Schlaf bezeichnen. Früher konnte der Müller wunderbar schlafen, solange das weithin hörbare Geräusch der mahlenden Mühlsteine vorhanden war. Standen die Räder plötzlich still, wachte er alarmiert auf, um nach dem Rechten zu sehen. Das heißt, auch der Wegfall einer Geräuschkulisse kann als Weckreiz dienen. Die allgemeine Gültigkeit des Müller-Phänomens können Sie übrigens selbst gleich heute Abend bei Ihrem vor dem Fernseher schlafenden Partner überprüfen: Schalten Sie den Apparat einfach einmal überraschend aus. Sollte sich der TV-Schläfer nicht gerade im absoluten Tiefschlaf befinden, wird er nach kurzer Zeit verdutzt die Augen öffnen und das beruhigende Geräusch des Fernsehers alsbald erneut einfordern.

Die Schlafzyklen der Nacht

Mit seinen einfachen Mitteln lieferte Kohlschütter bereits wichtige Hinweise darauf, dass sich der Schlaf in Zyklen über die Nacht verändert. Aber erst die Entwicklung des EEGs machte es möglich, dass Forscher einen detaillierten Blick unter die Schädeldecke eines Schlafenden werfen konnten. Dabei wurden feine Elektroden am Schädel des Probanden angeklebt, welche die elektrische Aktivität des Gehirns aufzeichneten, ohne den Schläfer gravierend in seinem Schlummer zu stören. Schnell stellten die Forscher fest, dass Kohlschütter mit seiner Schlaftiefenkurve gar nicht so verkehrt lag. Anhand der elektrischen Aktivität der erfassten Spannungsdifferenzen des menschlichen Gehirns konnten jedoch noch weitaus detailliertere Erkenntnisse gewonnen und verschiedene Schlafstadien klassifiziert werden.

Schlafstadium Wach

Auch wenn das für Sie erstaunlich klingen mag: In der Schlafforschung ist das Wachen ein fester Bestandteil des Schlafes. Es wird als »Stadium W« bezeichnet. Der gesunde Schläfer mittleren Alters verbringt nachts – das Einschlafen nicht mitgerechnet – bis zu 5 Prozent der Zeit im Wachzustand. Meist sind wir uns dieser Wachphasen nicht bewusst, da sie nur kurz andauernd sind.

Schlafstadienverlauf beim gesunden Menschen

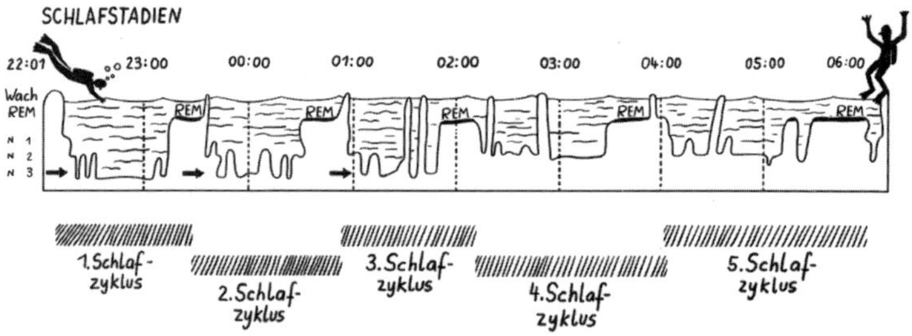

Während des Wachens bei geöffneten Augen zeigt die Gehirnaktivität des Menschen im EEG Beta-Wellen. Das sind hochfrequente Wellen kleiner Amplitude mit einer Frequenz von mehr als 13 Schwingungen pro Sekunde, die in der Einheit Hertz (Hz) angegeben werden. Sobald wir im Wachen die Augen schließen und uns entspannen, verlangsamt sich die elektrische Gehirnaktivität. Jetzt sind Schwingungen zwischen 8 und 13 Hz typisch; sie werden Alpha- oder auch Berger-Wellen genannt, eine Reminiszenz an den Entwickler des EEGs, Hans Berger. Wenn Sie autogenes Training, Yoga oder andere Entspannungstechniken erfolgreich anwenden, können die Alpha-Wellen in ihrer langsamen Form von 8 oder 9 Hz Sie bereits an den Rand des Schlafes befördern. Langsame Alpha-Wellen als Ausdruck tiefer Entspannung sind das Sprungbrett in den Schlaf. Jetzt fehlt zum Abdriften ins Land der Träume nicht mehr viel.

Schlafstadium N1

Während des Einschlafens werden die Alpha-Wellen Stück für Stück zurückgedrängt. Noch langsamere Wellen, die sogenannten Theta-Wellen mit einer Frequenz zwischen 4 und 7 Hz, mischen sich darunter, bis sie das Kommando ganz übernehmen.

Einteilung elektrische Gehirnaktivität im Schlafen und Wachen

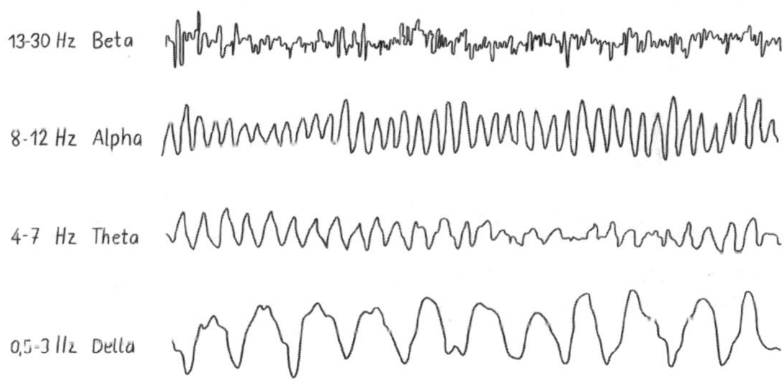

Diesen Zustand zwischen Wachen und Schlafen beschreiben wir als Schlafstadium N1. In dieser Phase ist man weder richtig wach noch richtig schlafend, man verliert langsam das Bewusstsein. Nur ein kleiner Teil unseres Gehirns ist sogar schon ein paar Minütchen früher schlafen gegangen. Der Thalamus, unser Torwächter des Bewusstseins, hat sich bereits verabschiedet und überlässt der Hirnrinde, dem cerebralen Cortex, die alleinige Regie. Das hat Konsequenzen: Wir befinden uns jetzt in der sogenannten hypnagogen Phase. Unser Denken wird assoziativ und folgt nicht mehr logischen Regeln. Anfänglich noch vernünftige und realitätsbezogene Gedanken werden immer irrationaler. Zwar können wir noch einfache Reiz-Reaktions-Aufgaben lösen (dazu gleich mehr), trotzdem ist es uns schon möglich, im Bett liegend und ohne Ausrüstung in der Tiefsee zu tauchen, ohne Flugzeug nach Amerika zu fliegen oder ohne Fallschirm Abgründe herunterzustürzen, ohne dass wir uns verletzen. Manche Schläfer haben in diesem Zustand noch einmal heftige Körperzuckungen, bis sie endgültig entspannen. Unter den geschlossenen Lidern lassen sich rollende Bewegungen der Augäpfel beobachten. Ein sicheres Zeichen, dass der Mensch einschläft.

Sie kennen sicher die folgende Situation: Sie liegen mit Ihrem Partner abends im Bett und erzählen ihm, was Sie am Tag alles erlebt haben. Sie bemerken plötzlich, wie seine Atmung immer ruhiger und gleichmäßiger wird. Auf Ihre Erzählungen bekommen Sie keine Antworten mehr. Beim Blick auf die andere Betthälfte können Sie – sofern es im Schlafzimmer nicht zappenduster ist – unter den geschlossenen Lidern Ihres Partners sehen, wie seine Augäpfel sich hin und her bewegen. Er schläft ein, befindet sich bereits im Stadium N1. Sprechen Sie ihn jetzt an, wird er sofort wieder hellwach sein und behaupten, keineswegs geschlafen, sondern im Gegenteil, ganz aufmerksam zugehört zu haben. In seiner Selbstwahrnehmung war er noch hellwach und hat seine kurze Schlafphase noch nicht bewusst registriert. Wenn es aber um den Inhalt des zuletzt Gesagten geht, wird er passen müssen. 5 Prozent einer siebenstündigen Schlafzeit, das entspricht etwa zwanzig Minuten, verbringt ein gesunder Schläfer mittleren Alters in diesem Zwischenstadium.

Schlafstadium N2

Erst mit Erreichen des Schlafstadiums N2 und dem Auftreten charakteristischer Wellenmuster im Hirnstrombild ist das menschliche Gehirn in der Lage, den Schlaf als solchen wahrzunehmen. Ab diesem Zeitpunkt müssen wir unseren Partner schon lauter ansprechen, um ihn zu wecken. Jetzt wird er auch mit hoher Wahrscheinlichkeit nicht mehr behaupten, noch wach gewesen zu sein. Vielmehr reagiert er möglicherweise ärgerlich, weil wir ihn nicht haben schlafen lassen.

Ein gesunder Schläfer mittleren Lebensalters verbringt ungefähr die Hälfte seiner Schlafzeit in diesem stabilen Schlafstadium N2. Wobei im ersten Schlafdrittel – also bei angenommenen neun Stunden Schlaf in den ersten drei Stunden – der Tiefschlaf dominiert, das Stadium N3:

Schlafstadium N3

Während des Tiefschlafes (Schlafstadium N3) produziert unser Gehirn langsame und hochamplitudige Delta-Wellen (siehe vorhergehende Abbildung zur elektrischen Gehirnaktivität im Schlafen und Wachen) mit einer Frequenz von 0,5 bis 2 Hz. Das Gehirn möchte jetzt nicht mehr gestört werden und schottet sich mit diesen hohen und langsamen Wellen gegen Weckreize von außen ab. Den Partner zu wecken fällt im Tiefschlaf besonders schwer, und wir müssen ihn vielleicht schon mit den Händen unterstützend wachrütteln. Die Weckschwelle ist jetzt mit am höchsten. Schlaff liegt der Schläfer in seinem Bett. Die Muskeln sind nur noch wenig gespannt, das Bewusstsein ist jetzt komplett abhandengekommen. Möglicherweise tragen die langsamen Wellen dazu bei, dass unser Gehirn richtig ausmistet. Alles, was am Tag zu unnötigen Verkettungen von Synapsen geführt hat und was wir fälschlicherweise im Gedächtnis abgelegt haben, wird durch die langsamen Wellen wieder beseitigt und Platz für neue Gedächtnisinhalte geschaffen. Außerdem wird, was uns wichtig und bedeutsam erscheint, vertieft abgespeichert, so dass wir diese Inhalte nicht vergessen. Es kann sein, dass diese gedächtnisbildenden und gedächtnisreinigenden Prozesse eine der zentralen Funktionen des Schlafes sind. Es ist schwer vorstellbar, dass sie im Wachen stattfinden könnten, wenn sich immer neue einlaufende Informationen und Wahrnehmungen und reaktivierte Erinnerungen in die Quere kommen würden.

Ein gesunder Mensch im mittleren Lebensalter verbringt ungefähr 20 bis 25 Prozent seiner Schlafzeit im Tiefschlaf. Dies entspricht bei sieben Stunden Schlaf zwischen 84 und 105 Minuten, also weniger als zwei Stunden. Im Tiefschlaf wird das Wachstumshormon maximal ausgeschüttet. Es sorgt dafür, dass Erholungs- und Reparaturprozesse starten: Die Muskulatur wird regeneriert, Knochen, Haare und Haut wachsen nach, der Fettstoffwechsel und das Immunsystem laufen auf Hochtouren, und die Wundheilung wird verstärkt.

Schlafstadium REM

Nach dem Tiefschlaf verändert sich die elektrische Gehirnaktivität dramatisch. Von außen betrachtet, wirkt der Schläfer ruhig, tatsächlich laufen Organismus und Gehirn auf Hochtouren. Blutdruck und Herzfrequenz sind im Vergleich aller Schlafstadien maximal, Atmung und Herzschlag werden schneller und unregelmäßig, die Sexualorgane von Mann und Frau sind gut durchblutet, Penis und Klitoris erigiert. Im EEG zeigt unser Oberstübchen nun eine Mischung aus Theta-, Alpha- und auch Beta-Wellen. Da oben ist Unruhe angesagt, das Gehirn ist fast so aktiv wie im Wachen und verbraucht jetzt ähnlich viel Energie. Nach außen hin sichtbar ist all dies nicht: Das Gehirn ist abgeschottet von der Welt, der Mensch schwer weckbar, vergleichbar dem Tiefschlaf. Aus diesem Grund wird dieses Schlafstadium auch paradoxer Schlaf genannt: hochaktives Gehirn, paradoxerweise aber schwere Weckbarkeit.

Der eigentliche Name dieses Stadiums ist REM-Schlaf. REM steht für »Rapid Eye Movements«, schnelle Augenbewegungen. In diesem Stadium bewegen wir bei geschlossenen Augenlidern unsere Augen schnell und heftig hin und her. So, als ob wir auf unser inneres Traumbild schauen würden. Unsere Augen- und Atemmuskeln sind in diesem Stadium aktiv, aber die Skelettmuskeln sind gänzlich gelähmt. Wir können uns nicht bewegen. Eine sinnvolle Einrichtung der Natur, damit wir unsere Träume nicht ausagieren. Stellen Sie sich vor, wir hätten im REM-Schlaf nicht diese »hohe Querschnittslähmung«. Wir würden, wenn wir träumend Fahrrad fahren, im Bett in die Pedale treten und Lenkbewegungen machen. Das wäre gefährlich für uns und andere. Und unsere Vorfahren hätten sich ohne schützende Behausungen ihren Fressfeinden verraten. Diese hätten genau gewusst, wo sie unsere Ahnen finden können: immer nur der Geräuschquelle nach! Vielleicht hätte es auch ausgereicht, einfach mit aufgesperrtem Rachen unter einem Baum zu warten – das Gezappel hätte unsere Ahnen irgendwann vom Ast gefegt.

Weckt man Menschen während des REM-Schlafes, berichten sie von besonders intensiven, lebhaften und emotionalen Träumen. Deswegen wird der REM-Schlaf umgangssprachlich auch als Traumschlaf bezeichnet. Im eigentlichen Sinne ist diese Bezeichnung nicht ganz korrekt, da wir in allen Schlafstadien träumen. Allerdings sind die Träume im REM-Schlaf sehr emotional. Intensive Gefühle, wie sie bei Ängsten, Sorgen und Nöten auftreten, sind charakteristisch. Aber auch Freude und Sex sind möglich, deswegen wollen wir manchmal gar nicht aufwachen, sondern immer weiterschlafen und weiterträumen. In diesem Schlafstadium passieren uns unglaubliche Geschichten. Wir begegnen Fabelwesen, besitzen übermenschliche Fähigkeiten und erleben oft auch bizarre und unrealistische Dinge. Es wirkt so, als ob im Traum die Logik ebenfalls schlafen gegangen wäre. Während in unserem Gehirn die emotionalen Strukturen im limbischen System unter Volldampf stehen, haben Strukturen im Vorderhirn, welche für das rational-logische und damit vernünftige und realitätsbezogene Denken zuständig sind, ihre Arbeit nahezu eingestellt.

Nach ungefähr neunzig Minuten ist mit dem Ende der ersten kurzen REM-Schlaf-Phase der erste Schlafzyklus abgeschlossen. Der gesunde Schläfer im mittleren Lebensalter durchläuft, je nach genetischem Schlafbedürfnis, zwischen vier und sechs solcher Schlafzyklen. Dabei wechseln sich die beschriebenen Schlafstadien auf charakteristische Art und Weise über die Nacht hinweg ab. Zu Beginn der Schlafperiode dreht sich alles um Tiefschlaf, in der zweiten Schlafhälfte steht der REM-Schlaf im Vordergrund.

Erholungsreise durch die Nacht: das nächtliche Reparaturprogramm

Viele biologische Reparatur- und Regenerationsprozesse sind an den Verlauf des Schlafes und seiner Stadien gekoppelt. Wie Sie bereits wissen, begibt sich der Mensch bevorzugt dann ins Bett, wenn die Körperkerntemperatur absinkt. Mit dem Einschlafen setzt sich der Temperaturabfall weiter fort, die Bewegungshäufigkeit geht mit zunehmender Schlaftiefe zurück, und unser Herz schlägt immer langsamer. Der Blutdruck sinkt. Trotzdem transportiert das Herz weiter warmes Blut vom Körperinneren nach außen in die Gliedmaßen und unter die Haut, wo es gekühlt wird und so den Schlafprozess weiter vorantreibt. Bald schon hat unsere Körpertemperatur im Vergleich zu ihrem Maximum ein halbes Grad verloren. Melatonin signalisiert unserem Körper Ruhe und Entspannung. Wir schlafen zunehmend fester. Ab jetzt wird unser Akku wieder aufgeladen. Adenosin, das tagsüber aus den Zellen in die Zellzwischenräume diffundiert ist und uns zunehmend müder gemacht hat, wird wieder ins Zellinnere zurückgebracht.

Mit dem ersten Tiefschlaf treten die Hormone der Nacht auf den Plan. Das Wachstumshormon läutet Erholungs- und Reparaturprozesse ein. Die Schilddrüse regt den Stoffwechsel an, und das Immunsystem bringt sich wieder auf Vordermann. Eine hohe Leptin-Konzentration verhindert Hunger, sodass der Schlaf seine Aufgaben ohne Unterbrechung erfüllen kann. Schließlich befinden wir uns in einer wichtigen Phase für unseren Organismus. Nichts soll stören.

Nach der ersten Tiefschlafphase gleiten wir für kurze Zeit in den REM- oder Traumschlaf. Jetzt ist unser Gehirn fast so aktiv wie im Wachen. Wir haben unseren eigenen Fernseher eingeschaltet, sehen Krimis, Comedy, Tragödien und Science-Fiction-Filme bunt gemischt und sind als Akteure in der Handlung oft mittendrin. Unsere Gefühle stehen kopf, und mancher Traumfilm ist weit von der Realität entfernt. Alle sehen wir fern, selbst wenn wir uns am Morgen nicht mehr an einen einzigen Film erinnern können. Glücklicherweise ist unser Körper gelähmt, sonst würden wir alles, was wir im Film erleben, tatsächlich ausführen. Wir liegen mit tiefenentspannter Muskulatur im Bett und können nicht den kleinsten Finger bewegen. Trotzdem ist unser Körper in Wallung, das Herz schlägt schnell, der Blutdruck steigt, und der Atem ist schnell und unregelmäßig. Penis und Vagina werden wie bereits erwähnt durchblutet, und der Mann erfährt im REM-Schlaf eine Erektion, ohne auch nur einen erotischen Gedanken zu haben. Unser Gehirn prüft jetzt nochmals alle am Tage neu erworbenen Informationen, Fertigkeiten und Kenntnisse auf Wichtigkeit. Wichtige Dinge werden im Langzeitgedächtnis vertieft abgespeichert, unwichtige Dinge werden aussortiert und vergessen.

Nach dieser ersten abschließenden Aufregung und Aktivierung im Schlaf kann es sein, dass wir kurz wach werden und uns selbst umbetten. Es ist wichtig, dass wir uns im Schlaf bewegen. Eine Nacht ohne Bewegung, fix in einer Position verharrend, würde einen Dekubitus fördern: Diejenigen Körperstellen, welche an der Matratzenoberfläche aufliegen, würden aufgrund des Körpergewichts weniger durchblutet werden, und das Körpergewebe könnte in der Folge Schaden nehmen und absterben. Auch tragen die nächtlichen Bewegungen dazu bei, dass unsere Muskulatur nicht einseitig belastet wird und verspannt.

Oft werden wir nachts wach, ohne dass wir uns am nächsten Tag daran erinnern können. Wir Forscher konnten es noch nicht eindeutig klären, wie lange man wirklich wach sein muss, damit die Information »ich bin wach« vom Kurzzeit- ins Langzeitgedächtnis übertragen wird. Denn nur dann können wir uns am nächsten Morgen nach dem Aufwachen daran erinnern. Es dürfte aber vom Lebensalter, dem jeweiligen Schlafstadium, aus dem wir wach geworden sind, dem Geschlecht, unserem nächtlichen Stress- und Anspannungsniveau und von einigen weiteren Faktoren abhängen und irgendwo zwischen einer und drei Minuten liegen.

Der zweite Schlafzyklus beginnt, erste Reparaturarbeiten sind bereits erledigt, und der Tiefschlaf tritt nicht mehr ganz so lange auf wie im ersten Durchgang. Dafür werden wir mehr Zeit im REM-Schlaf verbringen und weitere wilde Träume erleben. Trotzdem gibt es für unsere Reparaturwerkstatt noch einiges zu tun, und die Monteure und Arbeiter schwärmen erneut aus, um dem Immunsystem, dem Körperwachstum und der Zellreparatur weiter wichtige Dienste zu leisten. Im Tiefschlaf heilen Wunden am besten, und Kinder bekommen aufgrund des Wachstumshormons einen kleinen Wachstumsschub. Die zweite Verdauung setzt ein – ein wichtiger Teil des Verdauungsprozesses, in dem die vorverdaute Nahrung weiter in ihre Bestandteile zerlegt und aufgenommen wird. Wurde am Vortag zu viel gegessen, werden jetzt auch Fettpolster vom Nahrungsüberschuss gebildet.

Melatonin hat in der Mitte der Nacht seine höchste Konzentration erreicht und fördert weiter nicht nur den Schlaf, sondern führt auch zu einer gedrückten Stimmung. Da sich das Glückshormon Serotonin jetzt aus dem Staub gemacht hat, sind wir zu allem Überfluss nicht nur in einem Stimmungstief, sondern auch noch schmerzempfindlicher geworden. Gut, dass wir schlafen und die Chose nicht bewusst erleben müssen. Wer allerdings Zahnschmerzen hat, wird jetzt mit hoher Wahrscheinlichkeit wach. In der nächsten Traumphase erleben wir weiter unsere Wunder. Bizarre Filme, heftige Emotionen und ein hochaktives Gehirn, welches ebenfalls das Herz-Kreislauf-System wieder in seinen Bann zieht. Wieder werden wichtige Erlebnisse des Tages verarbeitet und neu Gelerntes eingeübt. Die Wahrscheinlichkeit, dass wir am Morgen aufwachen und die Dinge besser beherrschen als vor dem Einschlafen, steigt.

Mit dem dritten Schlafzyklus, der für viele auch schon die zweite Schlafhälfte einläutet, gibt das Wachhormon Kortisol sein Debüt. Mit seiner langsam zunehmenden Konzentration vertreibt es mehr und mehr das Melatonin, aktiviert unseren Körper und bereitet ihn langsam auf den Tag vor. Der Schlaf wird oberflächlicher, und der jetzt auftretende Tiefschlaf ist nur noch kurz. Die Monteure der Nacht verrichten letzte Tätigkeiten und ziehen sich dann zurück. Jetzt verbringen wir schon viel Zeit im Stadium N2. Der Schlaf ist nicht mehr so fest, Geräusche können uns schon einmal stören und aus dem Schlaf reißen. Längere Wachphasen sind durchaus möglich und bei älteren Menschen nicht ungewöhnlich. Es gilt aber, mit diesen Wachphasen richtig umzugehen: Sollten wir allerdings schon jetzt anfangen, die großen und kleinen Aufgaben des Alltags ins Schlafzimmer zu lassen, hätten wir den Salat: Wir würden angespannt, und die Anspannung machte uns wach. In diesem Fall wäre an Schlaf erst einmal nicht mehr zu denken. Gelingt es uns, den Alltag aus der Nacht herauszuhalten, kann es weitergehen. Alles Adenosin wurde noch nicht in die Zelle zurücktransportiert. Müssten wir bereits jetzt aufstehen, würden wir uns noch nicht ausgeschlafen fühlen und wären rasch wieder müde.

Die dritte REM-Schlaf-Phase bringt uns schon länger ins Land der Träume und kann bis zu dreißig Minuten andauern. Es wird weiter das Gedächtnis sortiert und gespeichert. Was ist wichtig und muss im Gedächtnis behalten werden und was ist unnötig, führt nur zu Verwirrung und füllt unnötig unsere Gedächtnisspeicher? Es gibt noch immer viel zu tun. Wachen wir am Ende des dritten Zyklus nach der REM-Phase auf, kann es sein, dass wir uns den Traum auch merken und am nächsten Tag davon berichten können.

Werktags naht für viele jetzt der vierte und letzte Schlafzyklus. Bald heißt es, Abschied zu nehmen von unserem geliebten Kissen. Viel Zeit verbringen wir jetzt im Stadium N2. Der Schlaf wird unruhiger, und wir lassen uns eher durch Umgebungsgeräusche wecken. Auch bewegen wir uns zunehmend häufiger. Richtigen Tiefschlaf erreichen wir nicht mehr. Dafür erleben wir im Traumschlaf den längsten Film der Nacht, das Gedächtnis wird weiter aktualisiert. Die Körpertemperatur beginnt schon wieder langsam zu steigen und bereitet unseren Körper auf die Geschäftigkeit des Tages vor. Melatonin ist nahezu verschwunden, ebenso das Sättigungshormon Leptin. Sein Gegenspieler, das appetitsteigernde Ghrelin, wartet bereits auf seinen Einsatz und giert auf das nahende Frühstück. Die Harnproduktion steigt infolge erhöhter Nierentätigkeit und kann uns schon einmal vor dem Klingeln des Weckers aus dem Schlaf reißen. Kortisol beendet normalerweise die nächtliche Show und kann uns ebenfalls schon vor dem Wecker wach werden lassen. Sollten wir den Luxus genießen können, so lange zu schlafen, bis wir von alleine wach werden, erwachen wir mit hoher Wahrscheinlichkeit am Ende der letzten REM-Phase. Das hat Vorteile: Wir haben weniger Überhang und kommen rasch in die Gänge. Unser Gehirn ist im REM-Schlaf quasi schon so aktiv wie im Wachzustand. Der Motor läuft schon. Mit dem Öffnen der Augen legen wir nur noch den Gang ein und starten in den Tag.

Frühaufsteher, Kurzschläfer und all diejenigen mit frühem Arbeitsbeginn müssen sich für diesen Morgen von ihrem geliebten, warmen und kuscheligen Bett verabschieden. Vier Schlafzyklen – das entspricht durchschnittlich sechs Stunden Schlaf – sind für viele in unserer hektischen Zeit genug. Wer nicht früh rausmuss, der kann sich eine weitere Mütze Schlaf in Form eines fünften Zyklus gönnen. Alle anderen müssen sich jetzt wieder den Aufgaben des Tages zuwenden. Diese haben sich im Lauf der Evolution verändert, aber im Grunde geht es immer noch im Wesentlichen um die Arterhaltung und die Nahrungsbeschaffung. Und früher wie heute hat uns der Schlaf meisterlich auf die Aufgaben des Tages vorbereitet. Adenosin ist von den Zellzwischenräumen wieder ins Zellinnere transportiert worden: Unser Akku ist voll! Das Immunsystem ist gestärkt, die Energiereserven in unseren Zellen sind aufgefüllt, und unser emotionales Gleichgewicht wurde ebenfalls wiederhergestellt. Die Festplatte unseres Gedächtnisses wurde aktualisiert, und unnötige, verwirrende Informationen des Vortages wurden gelöscht. Wenn wir jetzt etwas innehalten und in uns hineinhören, können wir aufgrund des aussortierten Gedächtnisschrottes die Antwort auf manches ungelöste Problem finden. Der Tag kann beginnen!

6
Träume: nächtliches Kopfkino

Wenn wir nachts schlafen, können wir allerhand Dinge erleben, die wir im Wachen nicht zu träumen wagten. Im Traum besitzen wir Kräfte wie Superman, schwimmen über den Ozean, schweben zum Mond, sind ein Superstar, sterben tausend Tode, überleben schwere Unfälle ohne Verletzungen, sind ohne Angst und Schrecken, werden von bösen Monstern verfolgt, verlieben uns, haben den Sex unseres Lebens, werden nochmals zum Kind und treffen alte Schulfreunde. Im Traum verschwimmen die Grenzen der Realität, wir tauchen ein in eine Welt ohne Logik. Träume können düster sein, ängstigend und verwirrend. Sie können uns aber auch in den Zustand des größten Glücks versetzen, wohlige Stimmungen kreieren, heiter und beschwingt sein.

Zwischen vier und sechs Jahre unseres Lebens verbringen wir im Traum. Obwohl das ein ganz schönes Stück unserer Lebenszeit ist, vergessen wir unsere nächtlichen Träume schnell oder können uns gar nicht an sie erinnern. Lange dachte man, dass unser Kopfkino nur im REM-Schlaf geöffnet hat. Vermutlich träumen wir aber in allen Schlafphasen. Im REM-Schlaf berichten 80 Prozent der Menschen nach Weckungen von Träumen, in den Non-REM-Stadien sind es immerhin 50 Prozent. Allerdings unterscheiden sich die Traumberichte aus den beiden verschiedenen Schlafzuständen. Aus dem REM-Schlaf werden, wie bereits erwähnt, vor allem Trauminhalte mit emotionaler Beteiligung berichtet. Ängste, Wut, Trauer und gelegentlich auch positive Emotionen wie Freude und Glück sind charakteristisch. Leider sind zwei Drittel unserer Träume mit negativen Emotionen eingefärbt. Dies umso ausgeprägter und wahrscheinlicher, je schlechter wir uns am Vortag gefühlt haben. Die Amygdala, ein Emotionszentrum in unserem Gehirn, und das limbische System sind in diesem Zustand auffallend aktiv. Der Einfluss unseres Frontalhirns, der Sitz der typisch menschlichen Rationalität, ist im REM-Schlaf zurückgeschraubt. So ist es möglich, dass wir im Schlaf in eine irrationale Welt scheinbar ohne Sinn und Verstand hinabgleiten.

Es war der amerikanische Psychologe David Foulkes, der als einer der Ersten in den 1960er-Jahren zeigte, dass auch im Non-REM-Schlaf Trauminhalte mit komplexen Handlungen und Szenarien auftreten können. Dies gilt selbst für einen kurzen Mittagsschlaf, bei dem in aller Regel REM-Schlaf gar nicht auftritt. Sogar wenn man Menschen den REM-Schlaf »wegnimmt«, sei es durch nächtliche Weckungen oder medikamentöse Unterdrückung, können sie von ihrem nächtlichen Kopfkino berichten. Allerdings werden aus dem Non-REM-Schlaf eher Erlebnisse berichtet, die einen geringeren emotionalen Gehalt aufweisen, mehr in Distanz zu unserem eigenen Befinden und Erleben stehen. Die Stimmung des Traumgeschehens gestaltet sich nüchterner. Der fehlende Emotionsgehalt könnte auch für das schlechte Erinnerungsvermögen an Non-REM-Träume verantwortlich sein. Gedächtnisinhalte mit emotionaler Beteiligung können wir uns besser merken. So wissen wir noch bis ins letzte Detail, wie unser Hochzeitstag ablief, ein emotional sehr bedeutsamer Tag. Aber wenn wir versuchen, uns zu erinnern, was beispielsweise neun Tage vorher war, geraten wir ins Grübeln. Dieser Tag neun vor der Hochzeit war für uns emotional weniger bedeutsam, und deswegen haben wir vergessen, was an diesem Tag passierte. Genauso verhält es sich mit den Träumen. Die gefühlsbetonten Träume des REM-Schlafes erinnern wir deutlich besser als die nüchternen und sachlichen Träume aus anderen Schlafphasen.

Wobei man korrekterweise sagen muss, dass wir gar nicht im

Wortsinn wissen, was wir tatsächlich träumen. Unsere Träume finden ja in einem anderen Bewusstseinszustand statt, in einer uns nicht bewussten Welt. Im strengen Sinne können wir nur wiedergeben, was wir meinen, in dieser nächtlichen Welt erlebt zu haben. Es geht letztlich um unsere Traumerinnerungsfähigkeit, und die kann sehr unterschiedlich ausgeprägt sein. Obwohl alle Menschen träumen, können sich manche gut an ihre nächtlichen Fantasy- oder Horrorfilme erinnern, andere weniger. Wenn sich all diejenigen mit einer schlechten Traumerinnerungsfähigkeit ab heute jeden Morgen für nur fünf Minuten Zeit nehmen und überlegen würden, was sie nachts geträumt haben, werden auch sie in wenigen Wochen morgens sprudeln vor Traumberichten. Unsere Traumerinnerungsfähigkeit ist wie ein Muskel, den man trainieren kann! Frauen scheinen sich übrigens häufiger an Träume zu erinnern, was aber nicht darauf zurückzuführen ist, dass deren Traumerinnerungsmuskel begabter ist oder sie emotionaler träumen. Nein, vermutlich hat es einfach damit zu tun, dass sich Frauen mehr für ihre Träume interessieren und ihre Erinnerungsfähigkeit infolgedessen besser trainiert ist.

Träumen wir in Farbe oder in Schwarz-Weiß? Diese Frage lässt sich nur schwer beantworten. In großen Studien geben 80 Prozent der Befragten an, sie würden in Farbe träumen. 20 Prozent meinen hingegen, ihr Traum würde in Schwarz-Weiß stattfinden. Auch die Wissenschaftler sind sich uneinig. Manche vertreten die Ansicht, dass bei der Schwarz-Weiß-Fraktion lediglich das Farberinnerungsvermögen schwach ausgeprägt sei. Bei einem Vortrag vertrat ein Zuhörer die Meinung, dass wir erst seit Beginn des Farbfernsehens in Farbe träumen würden. Ich bin mir nicht sicher, wie viel Zeit der Mann vor dem Fernseher verbringt, aber unsere Umwelt war schon immer in Farbe.

Sind Träume nur Schäume?

Gedankliche Seifenblasen ohne Sinn und Verstand? Auch hier ist sich die Wissenschaft nicht ganz einig. Naturwissenschaftlich-biologisch orientierte Forscher wie der renommierte Schlafforscher Alan Hobson sehen in Träumen ein unkoordiniertes Feuern von Nervenzellen unseres Stammhirns, das der höher entwickelte Cortex verzweifelt in ein sinnvolles Geschehen umzuwandeln versucht. Tiefenpsychologisch orientierte Forscher, wie zuerst Sigmund Freud oder Carl-Gustav Jung, waren der Ansicht, dass der Traum Ausdruck unbewusster Wünsche und tief versteckter Triebe sei. Diese würden ihren Ausdruck im Traum finden, da während des REM-Schlafes unser emotionales System auf Hochtouren laufe. Während unser frontales Vorderhirn, der Sitz von Realitätsbewusstsein, Moral und Wertvorstellungen, nur noch im Sparmodus laufe. Deswegen seien Träume oft irreal, bizarr und von hoher Emotionalität.

Mit der Entdeckung den REM-Schlaf steuernder Zentren in unserem Hirnstamm schien allen Tiefenpsychologen erst einmal der Wind aus den Segeln genommen. Bis der südafrikanische Neurowissenschaftler Mark Solms in den 1990er-Jahren nachweisen konnte, dass die Fähigkeit zum Träumen erhalten bleibt, selbst wenn die Verbindung zwischen beiden Hirnhälften – die sogenannte Brücke – und andere REM-Schlaf generierenden Zentren des Hirnstamms zerstört sind. Seitdem nahm die tiefenpsychologische Theorie wieder Fahrt auf im wissenschaftlichen Diskurs um Sinn und Zweck der nächtlichen Traumwelten, nicht zuletzt durch Michael Schredl. Der renommierte Traumforscher der Gegenwart betont die psychologische Seite des Traums: Unsere Träume seien meistens durch das geprägt, was wir am Tag erlebt haben. Alle Träume, an die man sich erinnere, sind laut Schredl von Bedeutung. Allerdings gebe es keine Standard-Traumdeutungssymbole, nur der Träumer selbst könne seinen

Traum deuten. In der Psychotherapie stellt die Traumanalyse auch heute noch einen möglichen Zugang zu unbewussten psychischen Konflikten dar.

Wovon träumt der Mensch?

Die Menschheit beschäftigt sich schon seit Jahrtausenden mit ihren Trauminhalten. Dabei träumt jeder Mensch anders – auch deshalb kann es eine allgemeine Traumsymbolik nicht geben. In der nächtlichen Traumwelt spiegeln sich individuelle Gefühle, Gedanken und Geschehnisse aus dem Wachzustand einer Person wider. Aus diesem Grund können unsere nächtlichen Fantasiewelten nicht identisch sein, da wir alle über den Tag hinweg unterschiedliche Erfahrungen machen. Trotzdem hat die Wissenschaft Gemeinsamkeiten und Unterschiede im Traumerleben der Menschen herausfinden können. Diese basieren jedoch nicht immer nur auf unterschiedlichen Erfahrungswelten im Wachen, sondern können auch von genetischen Faktoren beeinflusst sein.

William Domhoff von der Universität in Santa Cruz erstellte in aufwendiger Kleinarbeit eine umfassende Traumdatenbank. Er hat mehr als 20000 Träume gesammelt, analysiert, sortiert und katalogisiert. Analysen solcher Datenbanken ergeben aufschlussreiche Muster, was Gemeinsamkeiten und Unterschiede im Traumerleben angeht. Demnach träumen Männer und Frauen unterschiedlich. Ebenso haben Ältere andere Trauminhalte als Kinder. Depressive träumen wiederum anders als Menschen mit einer Schizophrenie oder einer Essstörung. Anhand der Datenbanken lassen sich auch Träume von Kindern und Erwachsenen, von Männern und Frauen, von Blinden und Sehenden oder von gelähmten und bewegungsfähigen Personen vergleichen.

Wir träumen fast immer in Bildern von Geschehnissen, die uns am Tag beschäftigt haben und die dann nachts vor unserem geistigen Auge vorbeiziehen. Nur Blinde nicht: Sie erleben ihren Alltag nicht in Bildern und träumen deswegen, wenn sie das Sehvermögen schon vor dem siebten Lebensjahr verloren haben, auch nicht entsprechend wie Menschen mit erhaltenem Augenlicht. Sie träumen vielmehr mit ihren hochentwickelten Sinnen wie dem Hören, Schmecken, Riechen, Fühlen und auch verstärkt mit ihren Emotionen. Die Themen sind die gleichen, allerdings haben Blinde öfter Albträume. Vermutlich, weil ihnen mehr Gefahren im Alltag drohen.

Träume stellen aber nicht nur einen Nachklang des vergangenen Tages dar. Auch direkte äußere oder innere Reize während des Schlafes beeinflussen unsere nächtlichen Erlebnisse. Sicher haben Sie schon einmal den Klang Ihres Weckers in einen Traum eingebaut, bis Sie schließlich doch von dessen penetrantem Gebimmel wach wurden? Oder Sie haben vom Gang zur Toilette geträumt, die Sie eventuell nicht fanden oder die besetzt war, bis Sie schließlich mit drückender Blase wach wurden und tatsächlich zur Toilette gehen konnten.

Der kleine Unterschied: Träume von Frauen und Männern

Man muss das Thema nicht zu ernst nehmen, aber die Beschäftigung damit ist unterhaltsam und an manchen Stellen amüsant. Schließlich interessiert es doch alle, was das jeweils andere Geschlecht in seinen Träumen so erlebt. Lassen Sie uns also einmal heimlich die Augenlider von Mann und Frau heben und schauen, was da nachts im Traum so jeweils passiert.

Wie erwähnt bilden die nächtlichen Trauminhalte das ab, was die beiden Geschlechter jeweils am Tag erlebt oder womit sie sich beschäftigt haben. Kein Wunder, dass die Unterschiede zwischen Mann und Frau in mancherlei Hinsicht gar nicht so gravierend sind, da sich unsere täglichen Erfahrungswelten in den vergangenen Jahrzehnten angenähert haben – der Emanzipation sei Dank. Die wichtigsten Themen sind für die meisten von uns Arbeit, Haushalt, Familie, Kinder und Freizeit. Das war in den 1950er- und 1960er-Jahren noch ganz anders. Heute träumen fast so viele Frauen von der Arbeit, wie das Männer tun. Trotzdem gibt es aber auch feine Unterschiede, die sich auf unterschiedliche Befindens- und Erlebniswelten und möglicherweise auch auf die unterschiedliche Sozialisation von Mann und Frau zurückführen lassen. Manchen Träumen, so mutet es zumindest an, hat auch die Evolution zusätzlich ihren Stempel aufgedrückt.

Was träumen denn nun die »Durchschnittsfrau« und der »Durchschnittsmann«? Männerträume handeln nicht, wie man vielleicht vermuten würde, bedeutsam häufig von Sexualität, aber Sex spielt doch dreimal so oft eine Rolle als bei Frauenträumen. Viele Männer träumen von Aktivitäten im Freien, und interessant mag sein, dass im männlichen Traum Frauen nicht so häufig vertreten sind wie männliche Geschlechtsgenossen. Männerträume sind etwas häufiger aggressiv, Auseinandersetzungen, Kämpfe und Waffen oder Werkzeuggebrauch inbegriffen. Oft geht es um die eigene Verteidigung oder die nahestehender Personen. Frauen hingegen träumen häufiger von Haushaltsartikeln und Kleidern. Das Thema Shopping scheint die Frau auch im Schlaf nicht loszulassen. Auch geht es häufig um explizite Emotionen und familiäre Beziehungen.

Wie Sie sehen, scheint die Emanzipation bzw. die Gleichstellung der Geschlechter im Traum noch nicht ganz vollständig angekommen zu sein. Möglicherweise bildet der Traum den aktuellen Stand der Emanzipation besser ab, als man sich das selbst am Tage eingestehen möchte …

7
In den Schlafzimmern des Lebens

Der Schlaf verändert sich nicht nur im Verlauf der Nacht, sondern auch über die Lebensspanne. Das Schlaf-Wach-Verhalten mit unterschiedlichen Schlafenszeiten könnte von der Wiege bis ins Greisenalter nicht unterschiedlicher sein. Dies steht vor allem mit der Tatsache im Zusammenhang, dass der Säugling sich erst einmal an den Hell-Dunkel-Rhythmus gewöhnen muss und ein anderes Schlafbedürfnis aufweist als der Betagtere. Bemerkenswert ist allerdings, dass sich Säuglinge und ältere Menschen in ihrem Schlaf-Wach-Verhalten in manchen Aspekten auch wieder annähern. Die Architektur des Schlafes unterscheidet sich ebenfalls von Lebensabschnitt zu Lebensabschnitt und weist charakteristische Merkmale für das jeweilige Lebensalter auf. So sind die wichtigen Schlafstadien Tief- und REM-Schlaf je nach Lebensabschnitt unterschiedlich ausgeprägt.

Lassen Sie uns also gemeinsam einen Blick in die verschiedenen »Schlafzimmer des Lebens« werfen. Wann und wie lange sind die Betten belegt? Was sind die besonderen Merkmale des Schlafs im Sturm des Lebens? Welche Herausforderungen müssen die Schläfer – und ihre Angehörigen – bewältigen? Da gibt es einiges zu entdecken!

Auch die Zeit, die wir zum Einschlafen benötigen, ist nicht in jeder Altersgruppe gleich. Nächtliches Wachliegen kann je nach Alter sehr unterschiedlich ausgeprägt sein und ist durchaus nicht ungewöhnlich. Wie wir bereits wissen, verändert sich auch unser Schlaftypus. Je älter wir werden, umso früher am Abend lockt das Bett, ähnlich wie in der Kindheit.

Vom Schlaf des Neugeborenen

Ausreichend und viel Schlaf ist für die gesunde kindliche Entwicklung und vor allem die Reifung des Gehirns von elementarer Bedeutung. So werden während des Schlafes die Nervenzellen des Gehirns miteinander verschaltet. Je komplexer die Verdrahtung, umso besser die zukünftigen kognitiven, emotionalen und sozialen Fähigkeiten der Kinder.

Verteilung der Schlafstadien über das Leben

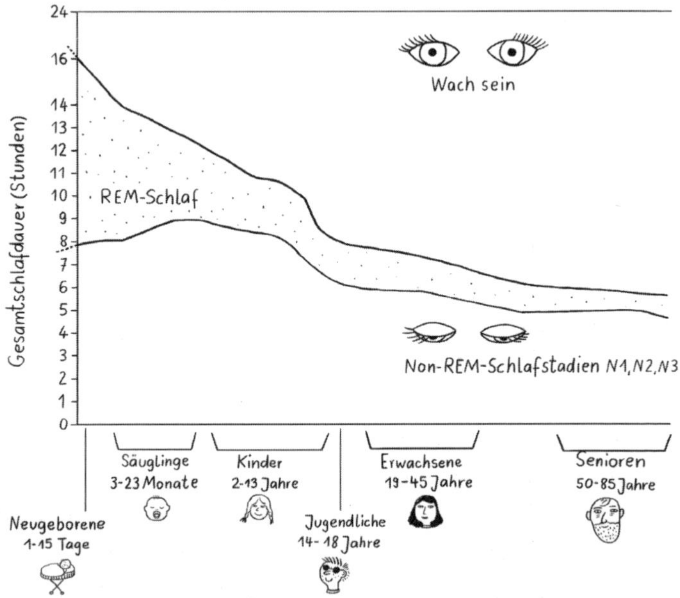

Um alle anstehenden Aufgaben in Sachen Entwicklung gut erfüllen zu können, hat die Natur Neugeborenen und Säuglingen ein hohes Schlafbedürfnis für den Start ins Leben mitgegeben. Dabei haben einzelne Schlafstadien eine ganz besondere Bedeutung: Während des Tiefschlafs wird das für das Körperwachstum notwendige Wachstumshormon ausgeschüttet. Kinder mit weniger

Tiefschlaf, etwa infolge von Schlafstörungen und Schlafmangel, gedeihen nicht so gut und neigen zu Minderwuchs. Insbesondere für die Entwicklung des visuellen Systems – also für alles, was unser Sehvermögen und unsere visuelle Gedächtnisverarbeitung angeht – benötigt das Baby viel REM-Schlaf. Deshalb hat der Säugling in den ersten Lebensmonaten einen REM-Schlaf-Anteil von 50 Prozent, der sich über die Lebensspanne hinweg reduziert; im Greisenalter liegt der Anteil bei etwa 15 Prozent.

Wie viel und wann braucht das Baby Schlaf?

Was die kindliche Schlafmenge angeht, gibt es – wie bei den Erwachsenen – große Unterschiede: 19 Stunden Schlaf pro Tag können im ersten Lebensmonat ebenso normal sein wie neun Stunden. Im Durchschnitt benötigen Säuglinge in diesem Alter zwischen 14 und 16 Stunden Schlummer.

Paradoxerweise kann der neue Erdenbürger in diesem Lebensabschnitt noch nicht richtig schlafen. Das Gehirn muss das Schlafen erst lernen, es ist nämlich noch nicht richtig ausgereift und daher auch noch nicht an den Hell-Dunkel-Rhythmus angepasst. Anders als beim Erwachsenen wird der Schlaf des Säuglings noch durch Hunger- und Sättigungsgefühle gesteuert. Und die melden sich zum Leidwesen schlafloser und übermüdeter Eltern in einer Taktung von ungefähr vier Stunden.

Babys und Kleinkinder können durch dieses scheinbar strukturlose Schlafverhalten regelrechte Schlafräuber sein. Allein in den ersten zwei Lebensjahren des Kindes können Eltern bis zu sechs Monate Schlaf verlieren. Nach einer Studie der Georgia Southern University im amerikanischen Statesboro bekommen vor allem Mamas zu wenig Schlaf. Dabei erhöht jedes Kind das Risiko für zu wenig Schlaf um weitere 50 Prozent. Aufgrund dieser Schlafnot sind Eltern teilweise sehr erfinderisch, um ihre Kinder in den Schlaf zu wiegen. Hier nur ein kleiner Auszug des Ideenreichtums schlafloser Eltern aus meiner beruflichen Praxis:

Der Zeitpunkt von Schlaf- und Wachphasen im Wandel des Lebens

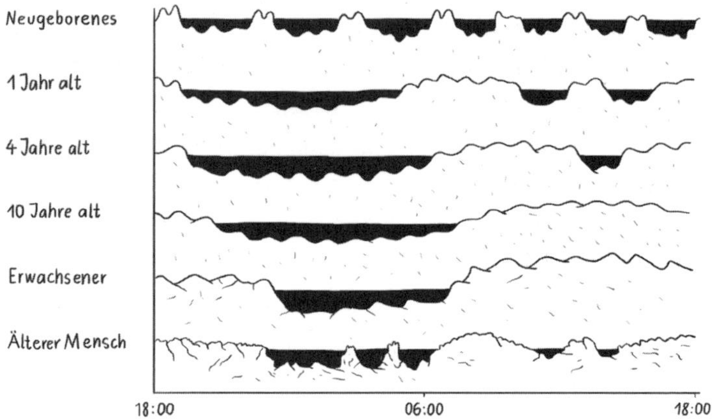

Max schlief nur ein, wenn der Fön unter (!) der Bettdecke lief. Amelie liebte es einzuschlafen, wenn der Papa sie im Auto stundenlang unter dem Gedudel von Schlafliedern durch die Stadt fuhr. Maria wurde in ihrem Maxi-Cosi nur auf der laufenden Waschmaschine müde. Tim fiel nur dann in den Schlummer, wenn ihm der nackte Bauch geföhnt wurde. Nur in seltenen Einzelfällen tat es auch einmal eine Fön-App. Luisa schlief nur unter der laufenden Dunstabzugshaube in der Küche gut ein.

Interessant ist, dass alle diese gleichermaßen aufwendigen wie im Einzelfall durchaus erfolgreichen Methoden den Säugling an die Strömungsgeräusche des Blutes in der Nabelschnur im Mutterleib erinnern können. Es handelt sich also um vertraute Geräusche, die ihn in Sicherheit wiegen, eine beruhigende Wirkung entfalten und ihn damit in den von allen Beteiligten ersehnten Schlaf befördern. Im Internet gibt es eine Fülle von Audio-Dateien mit Mutterleibs-Geräuschen zum Herunterladen. Die Internet-Fan-Gemeinde schwärmt von der beruhigenden und einschlaffördernden Wirkung auf das Baby.

Kinder schlafen in der Regel am liebsten auf dem Arm eines

vertrauten Elternteils. Der Körperkontakt hat eine beruhigende Wirkung. Aus diesem Grund nehmen viele Eltern ihr Baby mit ins Elternbett. Die Kinder schlafen rasch ein, und die Eltern kommen vermeintlich zu mehr Ruhe. Beim kleinsten Seufzer des Kindes kann man sich gleich kümmern, das lästige nächtliche Aufstehen und der Gang ins Kinderzimmer entfallen. Der Schein trügt aber. Aktuelle Studien des amerikanischen Wissenschaftlers Ian Paul vom Penn State College of Medicine in Pennsylvania zum Schlaf des Babys im Elternbett oder im eigenen Bett im Elternschlafzimmer lassen aufhorchen: Wenn Babys mit im elterlichen Schlafzimmer übernachten, leidet darunter nicht nur der Schlaf der Eltern, auch die Kinder weisen eine kürzere Schlafzeit auf. In dieser Studie schliefen die Babys bereits ab einem Alter von sechs Monaten wesentlich kürzer, wenn sie weiter im Zimmer ihrer Eltern übernachteten. Im Alter von neun Lebensmonaten gingen den Kindern vierzig Minuten Schlafzeit pro Nacht verloren. Noch größer waren die Unterschiede dann bei Kindern im Alter von dreißig Monaten. Sie kamen pro Nacht auf zweieinhalb Stunden weniger Schlaf als Babys, die schon mit vier Monaten in ihrem eigenen Zimmer übernachteten.

Eine mögliche Erklärung für die verkürzte Schlafzeit der Babys im elterlichen Schlafzimmer ist nach Ansicht der Forscher eine zu rasche Reaktion der Eltern, wenn das Baby einmal aufwacht und einen kleinen Mucks tut. Sie werden von ihren Eltern wesentlich häufiger hochgenommen, was wiederum dazu führe, dass die Kinder es erwarteten, auf den Arm genommen zu werden, sobald sie wach werden. Die Wahrscheinlichkeit, dass sie einfach wieder von alleine einschlafen, geht damit deutlich zurück.

Dabei muss man wissen, dass viele Regulationsprozesse unseres Organismus einem alten Muster und Plan folgen, der unseren Vorfahren einst das Überleben in feindlicher Natur sicherte. Zu diesem Muster gehört auch, dass der Mensch, egal ob Baby oder

Erwachsener, ungefähr alle zwei Stunden wach wird, um die unmittelbare Umgebung auf Gefahren zu überprüfen. Haben sich in diesem Moment die Bedingungen im Vergleich zum Einschlafen verändert, führt dies zu einem vollständigen Erwachen. Auf die Jetztzeit übertragen heißt das: Fehlt der beim Einschlafen noch laufende Fön, sind die Kinder inzwischen in ihr eigenes Bett getragen worden, ist der Arm der Mutter nicht mehr da oder fährt das Auto nicht mehr durch die Stadt, kommt es erst zu Verunsicherung und in deren Folge zu Wachheit. Das (Wieder-)Einschlafen funktioniert aber nur in der wohltuenden Entspannung von Sicherheit und Geborgenheit. Wenn das Kind gelernt hat, dass es auf dem Arm, mit dem Fön oder im Elternbett einschläft, dann gibt ihm dieses Setting die notwendige Sicherheit zum erneuten Einschlafen. Wenn Ihr Baby also lernt, mit dem Fön, autofahrend, auf dem Arm der Mutter, im Elternbett oder unter der Dunstabzugshaube einzuschlafen, dann möchte es dies nach dem Erwachen alle zwei Stunden gerne ganz genauso wiederhaben. Alles andere wirkt verunsichernd und lässt es wach bleiben. Bekommt es das Gewohnte nicht, kann das Protestgeschrei groß und je nach Charakter des Babys auch ausdauernd sein …

Solche reduzierten Schlafzeiten, wie Ian Paul sie in seinen Studien belegen konnte, sind bei Säuglingen und Babys kritisch zu bewerten. Bei Kindern mit schlechtem Schlafvermögen steigt das Risiko, auch im Erwachsenenalter häufiger unter Schlafstörungen zu leiden. Sie haben zudem eine höhere Wahrscheinlichkeit für psychische Störungen, Fettleibigkeit und in Extremform sogar Minderwuchs, da ihnen infolge der nächtlichen Schlafstörung das Wachstumshormon nicht ausreichend zur Verfügung steht. Die alte Empfehlung, dass Kinder bis zur Vollendung des zwölften Lebensmonats am besten bei den Eltern im Schlafzimmer schlafen, gehört daher aus meiner Sicht auf den Prüfstand – zum Wohle des Kindes. Kinder sollten selbstständig schlafen lernen, so rasch wie möglich. Was Hänschen nicht lernt, lernt Hans nimmermehr, das gilt auch für den Schlaf. Die Studien haben gezeigt, dass Kinder, die lange im elterlichen Schlafzimmer schlummern, eine höhere Wahrscheinlichkeit haben, im weiteren Lebensverlauf Schlafstörungen zu entwickeln. Eltern sollten ihren Kindern also rasch die Möglichkeit geben, eigenständig im eigenen Zimmer, im eigenen Bett schlafen zu lernen. Ab einem Lebensalter von vier bis sechs Monaten sollte dieses Schlaftraining beginnen.

Wie lernt das Baby am besten schlafen?

Für viele Eltern ist es die zentrale Frage schlechthin, wie das am besten gelingen kann. Oft scheitert der Lernerfolg an inkonsequentem oder nachgiebigem Verhalten, was die Schlafprobleme auf beiden Seiten selten behebt, sondern häufig eher zu deren Aufrechterhaltung und Chronifizierung beiträgt.

Jeder, der schon mal versucht hat, einen brüllenden Wurm zu beruhigen und zum Schlafen zu bringen, weiß, dass es Nerven kostet, konsequent zu bleiben. Oft steht man ohnehin wegen anderer Dinge unter Druck und greift einfachheitshalber zum probaten Mittel, wie bisher. Um es noch einmal zu betonen: Babys sind Dickschädel, sie fordern ein, was sie gewohnt sind. Diesen Gewöhnungseffekt können Sie reduzieren, wenn Sie frühzeitig mit dem Schlaftraining beginnen.

Für strenge Verhaltenstherapeuten gilt die sogenannte Extinktion bei (Wieder-)Einschlafproblemen als die Methode der Wahl. Sie besteht darin, die Kinder zu regelmäßigen Zeiten ins Bett zu bringen, ihnen danach aber keine weitere Aufmerksamkeit zu schenken. Auch wenn die Kleinen minuten- oder stundenlang weinen, betteln oder schreien, dürfen die Eltern nicht darauf reagieren und sich den Kindern erst wieder zuwenden, wenn es Zeit zum Aufstehen ist. So würden negative Verhaltensweisen nicht weiter verstärkt und langfristig gelöscht. Außerdem würden die Kinder lernen, selbstständig ein- und weiterzuschlafen.

Die heftigen Reaktionen würden sich bereits nach drei Tagen abschwächen, und schon nach wenigen Nächten würde das Zubettgehen kein Konfliktpotenzial mehr mit sich bringen.

Auch wenn die Methode wirksam sein mag, erscheint sie mir wie vielen Eltern grausam und unerträglich. Wenn Sie sie dennoch ausprobieren wollen, dann eher in einer modifizierten Variante: Sehen Sie ab und zu nach den Kindern, verlassen das Kinderzimmer aber gleich wieder.

Alternativ, so meine Empfehlung, setzen Sie sich neben das Bett und halten dem Kind die Hand. So fühlt es sich nicht alleine gelassen und ist beruhigt. Auf Schreien und Betteln sollte nicht reagiert, das Kind sollte auch nicht auf den Arm genommen werden. Diese Methode erfordert anfänglich viel Disziplin von den Eltern, ist aber tatsächlich sehr erfolgreich und gibt dem Kind vor allem niemals das Gefühl, wirklich alleine und verlassen zu sein.

Eine weitere Methode ist, das Schlafengehen hinauszuzögern. Die Kinder werden eine Zeitlang später zu Bett gebracht als üblich. Sie sind dann müder und schlafen schneller ein. Wenn das Einschlafen reibungslos funktioniert, wird der Zeitpunkt des Zubettgehens allmählich wieder vorverlegt.

Bei Kindern, die nachts immer zur selben Zeit aufwachen und nicht mehr einschlafen, kann außerdem die Methode des gezielten Aufweckens eingesetzt werden. Dabei werden die Kleinen einige Minuten vor dem gewohnten Aufwachen geweckt und schlafen so oft rasch wieder ein. Das eigentliche regelmäßige und störende Erwachen zum späteren Zeitpunkt wird dadurch deutlich reduziert und unterbleibt schon bald ganz.

Der Schlaf im Kindergarten- und Grundschulalter

Das Gehirn hat sich in diesem Lebensalter bereits an den Hell-Dunkel-Rhythmus gewöhnt, die Kinder schlafen in aller Regel durch, und der Mittagschlaf verliert zwischen dem dritten und vierten Lebensjahr zunehmend an Bedeutung. Insbesondere bei abendlichen Einschlafschwierigkeiten kann es sinnvoll sein, den Mittagschlaf weiter zu reduzieren oder gänzlich auf ihn zu verzichten. Nach wie vor ist der Schlaf auch in diesem Altersabschnitt von elementarer Bedeutung. In einer amerikanischen Studie konnte gezeigt werden: wenn im Alter von drei bis sieben Jahren nicht ausreichend geschlafen wird, können Probleme im Denkvermögen und im Sozialverhalten auftreten. Auch das Risiko für körperliche Erkrankungen, psychische Störungen und Übergewicht bleibt erhöht.

Die US-amerikanische National Sleep Foundation ist eine anerkannte Institution, wenn es um die Vermittlung praxisnahen Wissens um den Schlaf geht. Basierend auf verschiedenen wissenschaftlichen Studienergebnissen hat sie Empfehlungen herausgegeben, wie viel in welchem Alter geschlafen werden sollte: Demnach benötigen Fünfjährige zwischen zehn und 13 Stunden Schlaf, Sechs- bis Siebenjährige noch mindestens zehn Stunden (siehe Abbildung zum Schlafbedarf des Menschen in Kapitel 2).

Obwohl die Kinder jetzt durchschlafen können, kehrt nicht in jedem Kinderzimmer nachts Ruhe ein. Dieser Lebensabschnitt ist die Hochphase der sogenannten Parasomnien. Darunter versteht man Störungen, die im Zusammenhang mit dem Schlaf auftreten: Monster und Dämonen treiben jetzt in Form von Albträumen und starken unbewussten Angstreaktionen ihr nächtliches Unwesen im Kinderzimmer und rauben Jung und Alt den Schlaf. Das Schlafwandeln (zu all diesen Störungen mehr in Teil V) treibt die Kinder wie fremdgesteuert aus Bett und Zimmer durch die Wohnung und manchmal sogar aus dem Haus. Dabei handelt es sich in aller Regel nicht um ernsthafte Erkrankungen. Das Schlafwandeln wird in diesem Alter als Ausdruck einer unterschiedlichen Reifung einzelner Gehirnareale verstanden. Allerdings können gerade beim nächtlichen Schlafwandeln Vorsichtsmaßnahmen notwendig werden. Das Verhalten, das die Schlafwandelnden zeigen, kann so komplex sein, dass sie sich verletzen und sich selbst oder auch andere anderweitig gefährden. In aller Regel ist der nächtliche Spuk mit Eintritt der Pubertät vorüber, hat sich sozusagen ausgewachsen.

Das weitaus häufigste Schlafproblem in diesem Lebensalter ist die Ein- und Durchschlafstörung. Bei Einschlafstörungen ist die Weigerung, ins Bett zu gehen, charakteristisch. Manche Kinder haben Angst davor, andere wollen die bereits erworbene erste Selbstständigkeit nicht aufgeben und sich beim Zeitpunkt des Zubettgehens nicht unterordnen. Fantasievoll und kreativ werden allerlei Gründe angeführt, die das Jetzt-aber-ab-in-die-Falle verzögern. Wichtige Anliegen werden noch einmal vorgebracht, es wird gebummelt, und Ermahnungen der Eltern werden überhört. Endlich im Bett, stehen die Kinder wiederholt auf – Hunger, Durst, ein weiterer Toilettengang, aber auch Ängste können diese Bettflucht auslösen.

Bei Durchschlafstörungen ist es typisch, dass es den Kindern in einer Wachphase nicht gelingt, sich eigenständig zu beruhigen und in den Schlaf zurückzufinden. Hier gilt es, Ängste zu nehmen, das Selbstvertrauen zu stärken und eine einfühlsame Disziplin walten zu lassen. Ein Kuscheltier, das während des Schlafes aufpasst, kann hilfreich sein. Keinesfalls sollten Eltern zu nachgiebig sein, sondern vielmehr liebevoll, aber bestimmt auf die Einhaltung von Regeln achten. Hier zahlt es sich einmal mehr aus, wenn Kinder beim Einschlafen nicht auf bestimmte Personen und Rituale wie Wiegen, Herumtragen oder Füttern angewiesen sind. Werden Kinder in solchen Situationen aus Bequemlichkeitsgründen ins Elternbett gelassen, quält man sich oft beengt durch die Nacht und raubt sich gegenseitig den Schlaf. Auf das Risiko, dass Kinder dadurch rasch die Fähigkeit der Selbstberuhigung verlieren und die Schlafstörung chronisch werden kann, habe ich bereits hingewiesen. Mit anderen Worten: auch hier brauchen Sie als Eltern hin und wieder gute Nerven und Disziplin. Trösten ja, im Zimmer vorbeischauen und das Kuscheltier wieder in die richtige Position bringen auch, aber das Setting an sich sollten Sie nicht verändern.

Wenn der Schlaf erwachsen wird

Mit Eintritt in die Pubertät beginnt für den Teenager und seinen Schlaf eine neue Lebensphase. Der Schlaftyp bildet sich aus, jetzt entscheidet sich, ob wir zur Lerche oder zur Eule werden. Das ist aber noch nicht alles. Gleichzeitig ist der Mensch in dieser Lebensphase – und zwar unabhängig vom Schlaftyp – mit seinem Schlaf-Wach-Rhythmus am weitesten nach hinten verlagert. Mit anderen Worten: er ist am »euligsten«.

In keiner anderen Lebensphase wird so spät schlafen gegangen und morgens so spät aufgestanden. Dafür sind jedoch nicht langes Ausgehen und Partys verantwortlich, sie kommen erschwerend hinzu. Es sind biologische Veränderungen, vornehmlich hormonelle Umstellungen, Verschiebungen der Körpertemperatur im Tagesverlauf und Veränderungen im Immunsystem, die den pubertierenden Jugendlichen zur Nachteule machen. Mit den ausgeprägten körperlichen Veränderungen der Pubertät geht auch ein vorübergehend höheres Schlafbedürfnis einher. Bis zu einer Stunde schlafen Teenager wieder mehr, und sogar der Mittagsschlaf wird wieder beliebter. Insgesamt können es in dieser Phase neun bis zehn Stunden Schlaf schon sein. Seine Zusammensetzung und Architektur nähert sich dem des Erwachsenen deutlich an. Allerdings ist wegen der umfangreichen körperlichen Veränderungen der Tief- und REM-Schlaf-Anteil aber noch etwas höher ausgeprägt.

Die »Euligkeit« bleibt nicht ohne Folgen. Eltern von Pubertierenden kämpfen mit den übellaunigen Sprösslingen schon am Frühstückstisch, es wird herumgemuffelt, geschwiegen oder gestritten. In der Schule sacken die Leistungen teils dramatisch ab, die ersten Stunden am frühen Morgen kann man als Mittel- und Oberstufen-Lehrer oft abhaken, die Schüler sind zu nichts zu gebrauchen. Hier wäre ein späterer Schulbeginn durchaus eine wirksame Maßnahme. Und wenn Sie sich und Ihrer Restfamilie etwas Gutes tun wollen, verzichten Sie auf die Teilnahme des »Pubertiers« am Sonntagsfrühstück.

Der Schlaf in der Mitte des Lebens

Zwischen dem 25. und dem fünfzigsten Lebensjahr verändert sich wenig an der Biologie des Schlafes. Das durchschnittliche genetische Schlafbedürfnis liegt bei sechs bis acht Stunden. Allerdings ist der Schlaf zahlreichen Zwängen und Bedrohungen ausgesetzt. Aufgrund partnerschaftlicher, familiärer und beruflicher Bedingungen, diverser Einflüsse unserer modernen 24-Stunden-non-stop-Gesellschaft und unseres Freizeitverhaltens könnte man diesen Lebensabschnitt auch als die Phase des chronischen Schlafmangels bezeichnen. Der Erwachsene in unserer modernen Zeit ist oft müde und unausgeschlafen. Gleichzeitig schätzt er den Schlaf viel zu wenig. Kann er selbst entscheiden, ob er ins Bett geht, seinen Hobbys frönt, sich mit Freunden trifft oder den Spätfilm noch anschaut, entscheidet er sich selten für den Schlummer. Schichtarbeit, Überstunden, Abendschule, Zweitjobs und Stress tun ihr Übriges. Mehr zu den Zwängen des modernen Lebens und deren Auswirkungen auf das wichtigste

Drittel unseres Lebens erfahren Sie im Kapitel »Der Schlaf in der 24-Stunden-non-stop-Gesellschaft«.

Fluch und Segen des Schlafens im Alter

Wenn Menschen älter werden, ändert sich zwar das Schlafmuster, das Schlafbedürfnis erstaunlicherweise aber nur unwesentlich. Der Traumschlaf (REM-Phase) tritt mit ungefähr 15 Prozent nur ungleich weniger ausgeprägt auf wie bei einem jüngeren Erwachsenen. Die Tiefschlafphasen bleiben bei der älteren Frau ebenfalls konstant. Nur der ältere Mann schaut in die Röhre: Sein Tiefschlafanteil nimmt ab dem fünfzigsten Lebensjahr kontinuierlich ab. Mit siebzig Jahren hat er oft gar nichts mehr oder nur noch Reste von dem nächtlichen Jungbrunnen, Regenerationsprozesse und Reparaturprogramme während des Tiefschlafs sind weniger ausgeprägt. Möglicherweise ist dies einer der Faktoren, die für die kürzere Lebenserwartung des Mannes verantwortlich gemacht werden können.

Insgesamt verliert der Schlaf beider Geschlechter im Alter an Festigkeit. Die Weckschwelle ist reduziert, und der Schlaf ist durch Geräusche oder andere Störreize leichter irritierbar. Wer jetzt Ansprüche an den Schlaf stellt, noch so wie mit Mitte dreißig schlafen zu können, der wird Nacht für Nacht bitter enttäuscht. Der nächtliche Blick an die Zimmerdecke, ein oder zwei Wachphasen mit einer Dauer von bis zu dreißig Minuten sind ab einem gewissen Lebensalter eher die Regel als die Ausnahme. Bei Vorträgen schnellen an dieser Stelle immer die Hände in die Höhe. »Ab welchem Lebensalter ist denn das genau der Fall?«, ist die drängende Frage. »Eine exakte Altersgrenze lässt sich nicht festlegen. Es hängt davon ab, wann und wo der Zellabbau im Gehirn beginnt. Irgendwo zwischen dem fünfzigsten und dem neunzigsten Lebensjahr liegt der Beginn«, so lautet meine nicht immer für die Zuhörer befriedigende Antwort. Trotzdem hat der ältere Mensch in Summe nicht weniger Schlaf. Er schläft jetzt nämlich wieder am Tag, um das nächtlich reduzierte Schlafvermögen auszugleichen. Nickerchen am Vormittag oder am Nachmittag sind an der Tagesordnung. Und abends herrschen vielfach schlafförderlichere Bedingen als früher: Die Kinder sind aus dem Haus, der berufliche Alltag – sofern man noch nicht in Rente ist – wird mit viel Routine und Erfahrung absolviert, das Haus oder die Wohnung sind abbezahlt, die Miete ist zu stemmen, die Abende sind ruhiger und entspannter. Das ändert sich natürlich, wenn Existenzsorgen, gesundheitliche oder familiäre Probleme drängen. Aber statistisch ist der Durchschnittsschläfer im Alter entspannter.

In dieser Lebensphase verändert sich auch der Chronotyp. Egal, ob wir Lerche oder Eule sind, unser Schlafbedürfnis wandert wieder etwas nach vorne. Wir werden am Abend früher müde und gehen zeitiger ins Bett. Dafür sind wir am Morgen auch wieder deutlich früher wach. Wenn man so möchte, ähnelt das Schlaf-Wach-Muster des älteren Menschen wieder etwas dem des Kleinkindes.

8
Der Schlaf der Geschlechter

Männer und Frauen sind nicht nur im wachen Zustand unterschiedlich, sondern auch, wenn es um den gesunden Schlaf geht. Frauen haben ein höheres Schlafbedürfnis als Männer. Statistisch gesehen benötigt die Frau im mittleren Lebensalter im Durchschnitt ungefähr zwanzig bis dreißig Minuten mehr pro Nacht. Darüber hinaus sind Frauen die tieferen Schläfer. Sie haben nicht nur mehr Tiefschlaf, sondern bewahren sich insbesondere in der zweiten Lebenshälfte den für die körperliche Erholung so wichtigen Tiefschlaf. Männer hingegen verlieren diesen mit der Zeit.

Vor allem in der ersten Lebenshälfte gehen Frauen etwas früher ins Bett als Männer. Dafür benötigen sie aber etwas länger, bis sie ins Reich der Träume gelangt sind. Ihre Einschlaflatenz, so der Fachbegriff für die Geschwindigkeit des Einschlafens, liegt vor allem in der zweiten Lebenshälfte deutlich höher als die der männlichen Bettgenossen.

Männer ab dreißig sind in ihrem Schlafvermögen relativ starr und behäbig. Sie können sich schwerer auf ungewohnte Schlafzeiten umstellen. Frauen hingegen zeigen den flexibleren Schlaf-Wach-Rhythmus. Ihnen gelingt es besser als Männern, früher ins Bett zu gehen, am Tage ein Nickerchen zu machen und nachts auch einmal wach zu bleiben. Männer aufgepasst! Der starre Schlaf-Wach-Rhythmus macht uns – leider, mögen manche nun seufzen – zu Spitzenkandidaten für den sonntäglichen Gang zum Bäcker. Also geben Sie sich einen Ruck und lassen Sie die Liebste noch etwas in den Kissen kuscheln, bis sie sanft vom Kaffeeduft am frisch gedeckten Frühstückstisch geweckt wird.

Für die Unterschiede im Schlafverhalten von Männern und Frauen werden neben genetischen, körperlichen und psychologischen Faktoren auch die weiblichen Sexualhormone verantwortlich gemacht. Sie sind für den weniger ausgeprägten abendlichen Abfall der Körperkerntemperatur verantwortlich, der das Einschlafen bei Frauen verlängert. Je mehr warmes Blut vom Körperinneren in die Gliedmaßen transportiert wird, umso stärker der einschlaffördernde Temperaturabfall im Körperkern. Warme Hände und Füße sind also ein untrügliches Zeichen für die Vorbereitung auf den Schlaf. Frauen haben jedoch oft kalte Hände und Füße, weil das warme Blut nicht nach außen gelangen kann: Die weiblichen Sexualhormone verhindern die dafür notwendige Weitung der Blutgefäße. Deshalb sind Bettsocken oder Wärmflaschen eher in Frauenbetten zu finden. Wenn sich die Frau abends im Bett an den Partner kuschelt, unterstützt dessen Körperwärme die Weitung ihrer Blut- und Kapillargefäße, und sie schläft schneller ein. Der Partner wird so gewissermaßen zur biologischen Schlaftablette.

Warum Frauen es schwerer haben mit dem Schlafen

Nun könnte man meinen – von den kalten Füßen einmal abgesehen –, dass Frauen es besser getroffen haben mit dem Schlaf als Männer. Wenn Frauen gut schlafen, haben sie tatsächlich einen stabileren und tieferen Schlaf als Männer. Wenn es allerdings um die Anfälligkeit des Schlafes geht, rangieren Frauen auf der Hitliste der Ein- und Durchschlafstörungen (Insomnien) deutlich vor den Männern. Sie leiden über alle Altersgruppen hinweg öfter an Insomnien, je nach Studie kommt auf zwei bis drei Frauen nur ein Mann. In einer amerikanischen Studie der National Sleep Foundation gaben 29 Prozent der Frauen an, nur in wenigen Nächten pro Monat gut zu schlafen. In einer Leipziger Studie waren es 42 Prozent, die angaben, häufiger mit einer minderen Schlafqualität zu kämpfen.

Frauen werden jetzt vermutlich sagen, dass sie den Grund dafür kennen: Da muss ich aber widersprechen, es liegt nicht nur an den Männern, die auf der anderen Seite des Bettes nachts ganze Wälder abholzen. Es gibt vielerlei Ursachen, warum Frauen im Vergleich zu Männern häufiger zu Schlafproblemen und -störungen neigen:

Von dünnem und dickem Fell

Die Psychologie macht wieder mal den Unterschied! Frauen sind die schlechteren Verdränger. Sie werden sich fragen: »Was will er denn? Ist doch für die psychische Gesundheit wichtig, dass man nichts verdrängt!« Da haben Sie recht. Für die menschliche Psyche ist es nicht gut, wenn wir all unsere Probleme aus unserem Bewusstsein verbannen und in die dunkelste Ecke des Unbewussten verschieben. Dort rumoren sie unbemerkt weiter und können sich ungewollt Raum schaffen und zu psychosomatischen Beschwerden wie Herzrasen, Magen-Darm-Erkrankungen, Kopfschmerzen und mehr führen. Auch generalisierte Ängstlichkeit und Panikstörungen sind oft Ausdruck verdrängter Probleme. Verdrängung ist nicht gut. Allerdings gilt das nur für den Tag, nicht für die Nacht. Wer meint, nachts seine Probleme mit ins Bett nehmen zu müssen, um diese dort aufzuarbeiten, der bringt sich um den Schlaf.

Leider verfahren sehr viele Menschen in unserer Gesellschaft so. Sie verhalten sich genau umgekehrt, wie es sein sollte: Am Tag werden alle Sorgen und Nöte verdrängt, man lenkt sich ab, es gibt ja noch dies und jenes zu erledigen. In der Nacht, im dunklen Kämmerlein, werden die Probleme des Tages dann eines nach dem anderen hervorgeholt und meist ohne Ergebnis von links nach rechts gewälzt. Die nächtliche Dunkelheit, der fehlende Stimmungsaufheller Serotonin und das Überangebot des Stimmungskillers Melatonin tragen ihr Übriges dazu bei und vergrößern nächtliche Sorgen überdimensional. Die Katastrophe ist perfekt!

Nächtliche Grübeleien führen selten zu Lösungen, sie rauben uns lediglich den Schlaf. Wer nachts gut abschalten und sich entpflichten kann, ist einschlaftechnisch gesehen im Vorteil. Männer sind im Vergleich zu Frauen dickhäutiger. Sie können sich von Problemen besser distanzieren und lassen diese vor der Schlafzimmertür. Aus diesem Grund haben Männer weniger Schlafprobleme. Aber egal ob Mann oder Frau, Menschen, die ihre Probleme mit ins Bett nehmen, sind die schlechteren Schläfer. Bettgenossen, die unangenehme Dinge nachts »verdrängen«, können leichter entspannen und schaffen so eine wichtige Voraussetzung für erholsamen, gesunden Schlaf.

Der weibliche Zyklus

Welche Gründe gibt es noch, warum Frauen schlechter schlafen? Es liegt unter anderem an den Hormonen. Während des weiblichen Zyklus schwankt der Hormonspiegel erheblich. Das wirkt sich auf den Schlaf aus. Vor allem die Tage vor und nach der Menstruation sind kritisch. In dieser Phase, wenn die Konzentration des follikelstimulierenden Hormons FSH besonders niedrig ist und wenig Progesteron gebildet wird, ist der Schlaf in der Regel schlechter. In der frühen Lutealphase, also in den Nächten direkt nach dem Eisprung, schläft die Frau fester und stabiler. Sie wird deutlich weniger oft wach und fühlt sich am Tage ausgeschlafener. Verantwortlich ist die steigende Progesteron-Konzentration. Progesteron gilt als Entspannungshormon und Tranquilizer, da es im Gehirn an sogenannte $GABA_A$-Rezeptoren andockt, wo auch Schlaf- und Beruhigungsmittel ihre Wirkung entfalten. Und Entspannung und innere Ruhe sind nun einmal der Königsweg zum guten Schlaf.

Schwangerschaft

Schlaftechnisch gesehen sind Schwangerschaften für Frauen ein echtes Handicap. 30 Prozent aller Schwangeren geben an, selten oder nie einen guten Schlaf zu haben. 84 Prozent beschreiben Schlafprobleme an zumindest einigen Nächten pro Woche. Erschwerend kommt hinzu, dass Frauen während der Schwangerschaft zumindest vorübergehend ernsthafte Schlafstörungen wie »Unruhige Beine« und schlafbezogene Atmungsstörungen entwickeln (dazu später mehr). Bewegungsdrang infolge unruhiger Beine und Schnarchen mit Atemstillständen sind die typischen Boten der beiden Schlaferkrankungen. Gott sei Dank verschwinden diese Schlafstörungen nach der Schwangerschaft wieder.

Im ersten Drittel ist der Progesteron-Spiegel höher, sodass ein Teil der Frauen sogar besser und länger schläft. Die anderen plagen sich tagsüber mit Müdigkeit. Tritt aber die typische Schwangerschaftsübelkeit auf, ist der schlafförderliche Progesteron-Effekt schnell verbraucht. Jetzt rauben Brechreiz, Magen- und Kopfschmerzen, Schwitzen, Zittern und Unruhe den Schlaf. Im zweiten Drittel der Schwangerschaft sind Übelkeit und Brechreiz in aller Regel verflogen, die Tagesmüdigkeit ebenso, und das Schlafbedürfnis ist auf ein Normalmaß zurückgegangen. Spätestens im letzten Drittel der Schwangerschaft ist es leider aus mit dem guten Schlaf: Rückenprobleme, vermehrter Harndrang, Muskelkrämpfe, Albträume, Herzstechen und Schnarchen werden zu nächtlichen Begleitern. Zusätzlich führen Bewegungen und Tritte des Fötus zu Schlaflosigkeit und Müdigkeit am Tag.

Kinder, Kinder

Mit der Geburt des Kindes ist die Phase der Schlaflosigkeit für viele Frauen leider nicht vorüber. Zwar sind die schwangerschaftsbedingten Ursachen der Schlafstörung verschwunden, jetzt aber raubt der neue Erdenbürger der Mutter den Schlaf. Je mehr Kinder im Haushalt leben, desto höher ist die Wahrscheinlichkeit, dass Frauen wenig Schlaf finden, so eine Studie der American Academy of Neurology. Nach dieser Untersuchung haben Mütter nicht nur weniger Schlaf, sie fühlen sich auch am Tag müde und unausgeschlafen. Der Schlaf der Väter verändert sich hingegen nicht – egal ob und wie viele Kinder mit ihnen zusammenleben.

Hat die Mutter die Schwangerschaft vielleicht noch ohne bedeutsame Schlafprobleme überstanden, beginnt spätestens mit der Geburt des ersten Kindes für viele Frauen der chronische Schlafmangel. In meiner täglichen Praxis kann ich es immer wieder erleben, wenn ich Frauen nach dem Beginn ihrer teils seit Jahren bestehenden Schlafstörungen befrage. Ab der Geburt des ersten Kindes bekommen viele einen oberflächlichen und leicht störbaren Schlaf: Sie müssen sich um den Nachwuchs kümmern, wenn dieser nachts Hunger oder Durst hat oder krank ist. Stete Wachsamkeit hält Einzug auch in der Nacht, sie sind rund um die Uhr im Dienst. Schlafen die Kinder dann irgendwann durch, kommt vielleicht das zweite, später noch das dritte Kind, und die Phase des Nachtwächter- oder Ammenschlafes setzt sich fort. Schläft das letzte Kind dann endlich durch und ist die Familienplanung abgeschlossen, fängt das erste auch schon an abends wegzugehen. Ein neuer Grund, wachsam und hellhörig zu sein: »Kommt es rechtzeitig heim? Ist auch nichts passiert?« Man lauscht auf das Drehen des Schlüssels im Schloss, hat vielleicht sogar – zum Leidwesen des Sprösslings – eine kurze Stippvisite im Elternschlafzimmer vereinbart. Und wenn dann irgendwann das erste Mofa oder das erste Auto kommt, wird man schon vom Knattern wach. Die Gründe, im Bett auf der Lauer zu liegen, reißen auch bei großen Kindern nicht ab.

Doppelbelastung

Familie, Haushalt, Beruf – viele Frauen sind Multitalente, was die Organisation und Bewältigung ihrer täglichen Aufgaben angeht. Man könnte meinen, diese Doppel- und Dreifachbelastung raube durch den damit einhergehenden Stress den Schlaf. Denkste! Berufstätige Frauen mit Kindern und Familie schlafen besser und sind zufriedener mit ihrem Schlaf. Das hat nicht zwingend damit etwas zu tun, dass sie jeden Abend völlig erschöpft ins Bett fallen. Nein, berufstätige Frauen sind im Vergleich zu ihren Geschlechtsgenossinnen zu Hause und auch im Vergleich zu alleinstehenden Single-Frauen zufriedener mit ihrem Leben. Zufriedenheit wirkt entspannend und schlaffördernd. Die Doppel- oder Dreifachbelastung von Beruf und Haushalt nebst Kindern on top beeinträchtigt entgegen der landläufigen Annahme den Schlaf nicht grundsätzlich.

Wechseljahre

Die Wechseljahre stellen für die Frau sowohl in biologischer als auch psychologischer Hinsicht eine Veränderung dar, die sich auch auf den Schlaf auswirkt. Leider nicht zum Positiven. Für den Schlaf sind besonders das Östrogen und das Progesteron von Bedeutung. Das Östrogen nimmt ab, ebenso wie das Progesteron, das wie bereits erwähnt als Beruhigungs- und Entspannungshormon gilt.

Die hormonellen Veränderungen beginnen bereits sieben bis zehn Jahre vor der letzten Menstruation. Von Menopause spricht man, wenn die letzte Regelblutung ein Jahr zurückliegt. Bereits in der Phase davor (der sogenannten peri-menopausalen Phase) klagen bis zu 42 Prozent der Frauen über verstärkte Schlafprobleme; post-menopausal sind es bis zu 60 Prozent. Dabei scheinen Hitzewallungen eine besondere Rolle zu spielen. Und tatsächlich gibt es einen eindeutigen Zusammenhang: Bis zu 80 Prozent der peri- und postmenopausalen Frauen mit Hitzewallungen haben eine ausgeprägte Ein- und Durchschlafstörung. Oft verschwinden die Hitzewallungen innerhalb eines Jahres wieder, aber bei einem Viertel der Frauen können diese bis zu fünf Jahre andauern.

Der Rückgang des Progesterons, das in der Lage ist, das Gewebe straff zu halten, begünstigt jetzt auch das nächtliche Schnarchen. Der positive Einfluss des Progesterons auf die Spannkraft der oberen Atemwege geht zurück. Diese beginnen jetzt, im Sog der eingeatmeten Luft instabil zu werden und zu vibrieren. Das für den Partner oft quälende Schnarchgeräusch entsteht. Waren es bis zu diesem Lebensabschnitt vor allem die Männer, die nachts aufgrund der geringeren Progesteron-Konzentration ein Sägewerk im Schlafzimmer errichtet haben, bekommen sie jetzt weibliche Unterstützung. Ab diesem Zeitpunkt wird nahezu paritätisch im Schlafzimmer gesägt.

Schlafprobleme treten in diesem Lebensabschnitt aber nicht nur aufgrund der hormonellen Veränderungen auf. Es müssen auch psychologische Faktoren berücksichtigt werden. Die häufig vermehrte innere Unruhe, die Grübelneigung, Gereiztheit und depressive Stimmungslage kann auch auf eine Veränderung der psychosozialen Situation zurückgeführt werden. Die Rolle der Frau in Partnerschaft und Familie verändert sich: Die Familienplanung ist abgeschlossen, zumindest die älteren Kinder sind bereits auf dem Absprung. Sie benötigen die Eltern nicht mehr im bislang gewohnten Maße. Die Frau und Mutter muss sich neu orientieren. Es erfolgt häufig der Wiedereintritt in den Beruf, oder ein bereits bestehendes berufliches Engagement wird intensiviert. Aus all diesen Faktoren können sich Konflikte entwickeln, die das verstärkt auftretende depressive Erleben von Frauen in diesem Lebensabschnitt ebenso mitbedingen und erklären können.

Liebe, Schlaf und Partnerschaft

Frauen haben ein höheres Schlafbedürfnis als Männer. Interessanterweise scheinen sie diesem in Beziehungen aber nicht nachkommen zu können. Single-Frauen schlafen mehr als ihre verheirateten oder in einer Partnerschaft lebenden Geschlechtsgenossinnen, Single-Männer hingegen weniger als Männer in Beziehungen. Irgendwie scheint es zumindest schlaftechnisch mit Mann und Frau nicht immer ganz so gut zu passen. Auch wenn es durchaus zahlreiche gute Argumente für das Leben zu zweit gibt: Verheiratete Menschen leben länger als alleinstehende, auch sind sie gesünder.

Der Mann auf Wolke sieben, die Frau an ihrem Arbeitsplatz

Sehen wir uns also einmal an, wie es in den Beziehungen so aussieht. Obwohl sich Männer und Frauen in einer Partnerschaft überwiegend ein gemeinsames Schlafzimmer wünschen, empfiehlt die objektive Wissenschaft etwas anderes. Vermessen wir den Schlaf der beiden Geschlechter im gemeinsamen Schlafzimmer, ist nur einer von beiden der Profiteur: der Mann!

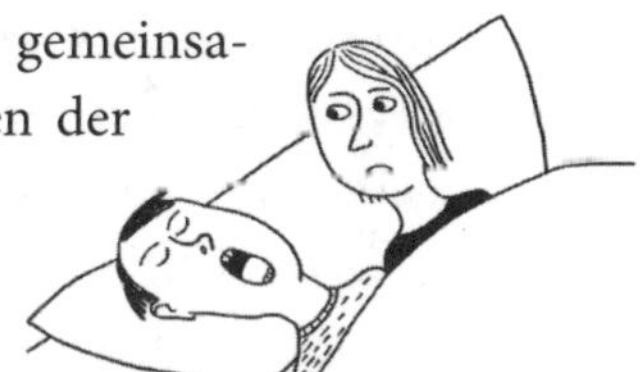

Frauen haben nach objektiven Gesichtspunkten eine bessere Schlafstruktur, wenn sie alleine schlafen. Viele Frauen werden jetzt vermutlich erneut sagen, dass sie den Grund kennen. Aber auch wenn der Mann nachts nicht neben seiner Frau sägt, sondern nur still und leise vor sich hinschnorchelt, schläft sie schlechter. Lange konnten wir uns dies wissenschaftlich nicht erklären, bis uns die Evolutionsbiologen auf die Sprünge geholfen haben. Wieder einmal soll es an der unterschiedlichen Sozialisation von Mann und Frau liegen, die sich fest in unser Genmaterial eingegraben hat: Schon in der Steinzeit hatten Mann und Frau unterschiedliche Rollen. Er hatte den größeren und kräftigeren Körperbau, weshalb er für die Sippe jagen zu gehen hatte. Dies tat er meist in einer Gruppe mit anderen Geschlechtsgenossen. Zusammen zu jagen hatte den Vorteil, dass man erfolgreichere Strategien anwenden und sich wechselseitig schützen konnte. Der Mann machte die Erfahrung, dass er in der Gruppe sicher und erfolgreich ist.

Für die weiblichen Mitglieder der Sippe, so die Evolutionsbiologen, war es opportun, den Mann schlafen zu lassen, denn ein ausgeschlafenes Männchen war auf der Jagd erfolgreicher, brachte mehr Beute nach Hause und konnte besser für die Sippe sorgen. Aus diesem Grund schlug sie sich die Nacht um die Ohren. Sie übernahm die Verantwortung für die Familie in der Höhle. Sind alle zugedeckt? Haben es alle warm? Ist jemand krank und muss gepflegt werden? Brennt das Feuer noch? Wer braucht aufgrund eines Albtraumes Trost? Um all diese Dinge kümmerte sich die Frau. Das war anstrengend und anspannend. Die Frau fühlte sich in der Gruppe in ihrer Mutter- und Beschützerrolle.

Wagen wir nun einen Sprung in die Gegenwart: Bildet sie nachts mit ihrem Mann eine »Kleingruppe« im Schlafzimmer, wird die Beschützerrolle aktiviert, die Nacht wird zur zweiten Schicht, die Frau ist angespannt, sie schläft quasi an ihrem Arbeitsplatz. Und wer schläft an seinem Arbeitsplatz schon gut? Der Mann hingegen hat eine völlig andere Gruppenerfahrung gemacht. Bildet er heute die »Kleingruppe« mit seiner Frau im gemeinsamen Bett, lösen Gefühle von Sicherheit und Geborgenheit Entspannung aus, und die ist der Königsweg zu einem tiefen und festen Schlaf. So erklärt die Evolutionsbiologie die unterschiedliche Qualität der Schlafstruktur von Mann und Frau, wenn diese gemeinsam oder alleine in den Federn liegen.

Aber einen Nachteil hat der gemeinsame Schlaf für den Mann dann doch, so der österreichische Kollege Gerhard Klösch in einer seiner Studien: Während es für die geistige Fitness der Frau am Morgen egal sei, ob sie mit oder ohne Partner schlafe, sei es für das morgendliche Denkvermögen des Mannes besser, wenn er alleine geschlafen habe. Er sei weniger schlaftrunken und rascher geistig fit.

Lerchen und Eulen in Beziehungen

Wie leben die verschiedenen Schlaftypen Lerchen und Eulen in Beziehungen zusammen, und wie erfolgreich sind deren jeweilige Partnerschaften? Gesellt sich gleich und gleich gerne? Oder gilt: Gegensätze ziehen sich an? Bei welchen Konstellationen gibt es am häufigsten Streit, und welche Kombination von Schlaftypen verspricht den größten Partnerschaftserfolg?

Lerchen und Eulen unterscheiden sich nicht nur in ihrem Schlaf-Wach-Verhalten, sondern offenbar auch in ihren persönlichen Eigenschaften. Lerchen gelten als zuverlässiger, weniger launisch und ausgeglichener als Eulen. Auch seien sie eher introvertiert, heißt es. Müssen sie eine Aufgabe erledigen, machen sie das in der Regel sofort. Eulen hingegen können stärkere Stimmungsschwankungen aufweisen und auch einmal zum depressiven Pol hin ausgelenkt sein. Sie sind die klassischen Morgenmuffel. Aufgaben schieben sie gerne auf, gelten aber allgemein als kreativer und eher extrovertierter. Sie sind tendenziell etwas geselliger als Lerchen. In manchen Studien kommt man zu dem Schluss, dass Eulen intelligenter sein könnten, wenn man sie denn nur ausschlafen ließe. Aber diese Studien könnten möglicherweise auch von Eulen geleitet worden sein …

Es liegt in ihrer Chronobiologie, dass Eulen abends noch mal munter werden, weggehen und sich mit Freunden treffen. Zu dieser Zeit schlummert die Lerche schon tief und fest in ihren Kissen. Eulen gelten in Beziehungen als weniger treu, sie haben mehr wechselnde Sexualpartner in ihrem Leben. Gelegenheit macht in diesem Fall wohl nicht Diebe, aber Liebe. Aber irgendwie erscheint es auch plausibel, dass die Lerche treuer ist. Wer abends früh ins Bett geht und brav schlummert, hat schlicht weniger Möglichkeiten.

Aber wie ist es jetzt mit dem Partnerschaftserfolg? Welche Beziehungen halten länger? Man könnte meinen, dass ein gemeinsamer Lebensrhythmus förderlicher ist für die Beziehung. Gemeinsam ins Bett gehen, aufstehen und etwas unternehmen, das schafft Verbundenheit. Doch weit gefehlt: Die Studienlage ist zwar nicht so eindeutig, es weist aber vieles darauf hin, dass eine Partnerschaft unterschiedlicher Chronotypen länger andauert. Trifft eine Lerche auf eine Eule, ist zwar sowohl am Abend als auch am Morgen Konfliktpotenzial gegeben: »Mit dir kann man nichts unternehmen. Immer bist du müde und willst ins Bett.« Am nächsten Morgen heißt es dann: »Steh doch mal auf, du verschläfst ja den ganzen Tag.« Trotzdem scheint es so zu sein, dass sich die unterschiedlichen Schlaftypen anziehen. Warum auch immer. Oder sollte es am Ende so sein, dass es für die Beziehung förderlich ist, wenn man nicht immer so viel miteinander zu tun hat?

Schlaf und Sexualität

Sex findet bei den meisten Menschen im Bett statt. Trotzdem ist er kein Konkurrent zum Schlafen. Im Gegenteil, Sex fördert Schlaf, und wer ausreichend schläft, hat wiederum mehr Lust auf Sex. Wie kann das gehen?

Wie Sie bereits wissen, ist Stress ein Schlafkiller, weil er zu Anspannung führt. Anspannung und Schlaf sind wie Feuer und Wasser. Sie passen nicht zusammen. Wer dem Schlaf den roten Teppich ausrollen möchte, der entspanne sich. Es gibt viele Wege nach Rom, sprich zur schlafförderlichen Entspannung am Abend. Einer davon ist abendlicher Sex, denn der baut schlafverhindernden Stress durch die Ausschüttung des Kuschelhormons Oxytocin ab und fördert damit den Schlaf der Glückseligen. Oxytocin hat vielerlei Wirkungen: Es festigt die Bindung zwischen Partnern, schafft Vertrauen und stellt Gefühle wie Glück und Zufriedenheit her. Darüber hinaus hat es eine beruhigende und blutdrucksenkende Wirkung. Alles Wirkungen, welche die Entspannung und damit den nächtlichen Schlummer fördern.

Aber es geht auch anders herum: Mit mehr oder weniger Schlaf nehmen wir Einfluss auf unsere sexuelle Lust. Wer unter chronischem Schlafmangel leidet, das gilt laut einer amerikanischen Studie besonders für Frauen, hat weniger Lust auf Sex. Eine extra Stunde Schlaf hingegen steigert die Lust um 14 Prozent. Aber machen Sie jetzt morgen nicht blau und stellen Wecker, Klingel und Telefon ab. Auch zu viel Schlaf scheint die Lust auf Sexualität zu hemmen. Wie so oft kommt es auf die richtige Dosis an: Laut oben genannter Studie sind es sieben bis neun Stunden Schlaf, die am nachfolgenden Tag unsere Lust auf Sexualität optimal befeuern.

9
Der Schlaf im Wechsel der Jahreszeiten

Es wäre doch eine tolle Sache: Die kalte Jahreszeit einfach verschlafen, sich vorher ein Fettpolster anfressen, um genügend Energiereserven zu haben, und dann ab ins Bett. Aufwachen ist erst wieder angesagt, wenn uns die warme Frühlingssonne auf den Pelz brennt.

So einfach ist es leider nicht. Den Winterschlaf für den Menschen gibt es nicht. Streng genommen auch nicht im Tierreich. Wir sprechen zwar von Winterschlaf bei Bären, Igeln und anderen Tieren. Es handelt sich in Wirklichkeit aber um ein viel komplexeres Phänomen als gedacht. Tatsächlich schlafen die Tiere während dieser Zeit gar nicht. Vielmehr verfallen sie in einen sogenannten Topor. Der lateinische Begriff bedeutet so viel wie Betäubung oder Erstarrung. Der Topor im Tierreich ist charakterisiert durch eine Absenkung des lebenserhaltenden Energiestoffwechsels, des Herzschlages und der Körpertemperatur. So sparen die Tiere bis zu 99 Prozent der normalerweise benötigten Energie ein und kommen problemlos über die futterknappe kalte Jahreszeit.

Dieser Energiesparmodus des Organismus ist nicht mit Schlaf zu vergleichen. Beim Menschen ist der Energieverbrauch im Schlaf fast ebenso hoch wie im Wachen: Energiespeicher werden aufgefüllt, Zellen repariert, das Immunsystem wird gestärkt und das Gedächtnis gebildet. Der Mensch ist nicht in der Lage, seinen Stoffwechsel während des Schlafes herunterzufahren, wie es für den Topor nötig wäre. Aus diesem Grund kann der Mensch keinen Winterschlaf halten.

Winterschlaf und Winterblues

Trotzdem schläft der Mensch im Winter anders als im Sommer. Dies ist in erster Linie auf den veränderten Hell-Dunkel-Rhythmus und die damit einhergehende veränderte Melatonin-Ausschüttung zurückzuführen. Das bei Dunkelheit produzierte Schlafhormon findet in der Winterzeit bessere Produktionsbedingungen vor (es wird früher dunkel) und kann länger wirken (es bleibt länger dunkel). In kurzen Sommernächten mit weniger Melatonin ist der menschliche Schlaf dagegen um etwa dreißig Minuten reduziert. Wobei sich die Zusammensetzung der Schlafphasen nicht verändert: Zu jeder Jahreszeit bekommt der Mensch genug Tief- und REM-Schlaf.

Im Winter geht die Stimmung in den Keller. Jedem fünften Deutschen schlägt die kalte Jahreszeit mit ihren langen Dunkelphasen aufs Gemüt. Wir gehen bei Dunkelheit zur Arbeit, sitzen tagsüber im dunklen Büro, um dann abends wieder im Dunkeln nach Hause zu fahren. Einige leiden sogar an einer Winterdepression. Der Fachbegriff dafür lautet »saisonal abhängige Depression«, abgekürzt »SAD«, was im Englischen »traurig« heißt. Schuld daran ist wiederum der Lichtmangel, der dem Schlaf-, aber auch Grübelhormon Melatonin beste Bedingungen bietet. In den langen winterlichen Dunkelphasen wird der Stimmungskiller im Überfluss produziert. Gleichzeitig geht dem Serotonin, einem Glücksbotenstoff in unserem Gehirn, das Licht aus. Melancholie und Depression werden Tür und Tor geöffnet. So verwundert es auch nicht, dass Depressionen vermeintlich zunehmen, je weiter wir uns den Erdpolen nähern: In Florida leiden nur wenige Prozent der Bevölkerung an dem winterlichen Stimmungstief, in Alaska fast jeder Dritte. Das beste Gegenmittel wäre, morgens aufzustehen und ins Freie zu gehen. Selbst ein bedeckter Himmel bietet noch mehrere Tausend Lux Licht, ein Büroraum dagegen weniger als 500 Lux. Überschießendes Melatonin würde eingebremst und Serotonin gefördert werden. »Licht ist das ideale Antidepressivum«, so der Schweizer Kollege Christian Cajochen. Den wenigsten von uns ist es möglich, morgens vor der Arbeit ins Freie zu gehen. Abhilfe kann eine Lichtdusche oder Tageslichtlampe verschaffen. Eine Lampe mit 10 000 Lux Leuchtstärke, auf dem Frühstückstisch oder Schreibtisch aufgestellt und für dreißig Minuten angewendet, kann stimmungstechnisch wieder Licht ins Dunkel des Alltags bringen.

Frühjahrsmüdigkeit

Endlich scheint die Sonne wieder, die ersten warmen Sonnenstrahlen fallen auf unsere Haut, die Temperaturen steigen, die Bäume schlagen aus, und die ersten Blumen blühen. Endlich wieder Frühling, raus ins Freie, alle freuen sich. Wäre da nicht diese bleierne Müdigkeit, die manche noch stärker empfinden als im Winter. Das große Gähnen beginnt oft schon am Morgen, man fühlt sich schlapp, manche sind sogar gereizter. Vor allem Ältere klagen über Kreislaufschwierigkeiten, Abgeschlagenheit und Schwindel. Es scheint sie wirklich zu geben, die Frühjahrsmüdigkeit. Sie ist vor allem ein Phänomen in Breiten, wo es zwischen Sommer und Winter bedeutsame Temperatur- und Helligkeitsunterschiede gibt. Wer im Sommer warme Abende auf der Terrasse und im Winter warme Abende vor dem Ofen genießen kann, ist prädestiniert für die Frühjahrsmüdigkeit.

Die Wissenschaft ist sich noch nicht ganz einig, was genau die Frühjahrsmüdigkeit verursacht. Möglicherweise sind es mehrere Ursachen im Wechselspiel. Im Winter, wenn es kalt und dunkel ist, fährt der Körper seine Kerntemperatur um ein paar Zehntel Grad Celsius zurück, erhöht den Blutdruck und bildet ungebremst das Schlafhormon Melatonin. Mit den ersten wärmenden Sonnenstrahlen und längeren Tagen muss sich der Körper umstellen. Das ist anstrengend und macht müde. Die Körpertemperatur steigt, die Blutgefäße weiten sich, und der Blutdruck sinkt. Der Frühling bringt oft auch wechselndes Wetter mit starken Temperaturunterschieden mit sich, die unseren Organismus belasten. Vor allem Menschen mit Herz-Kreislauf-Problemen und Rheumapatienten können darauf besonders reagieren.

Bis letztendlich auch durch die vermehrte Sonnenstrahlung das bleierne Melatonin seine müdigkeitsfördernde Wirkung zurückfährt und Serotonin die Stimmung hebt, kann noch eine gewisse Zeit vergehen. Das können wenige Wochen, aber auch schon mal ein Monat sein, bis wir die kräfteraubende Umstellung in den Frühlingsmodus vollzogen haben. Viel Bewegung im Freien, wechselwarme Duschen, Saunagänge, Kneipp-Anwendungen oder eine Bürstenmassage am Morgen und eine vitaminreiche Ernährung mit viel Obst und Gemüse können den Kreislauf und Hormonhaushalt im Kampf gegen die Frühjahrsmüdigkeit unterstützen. Übrigens: Wer bereits in der kalten Jahreszeit für viel Sport und Bewegung gesorgt und sich nicht in seine Winterhöhle zurückgezogen hat, der ist weniger empfindlich für die Frühjahrsmüdigkeit.

Teil III
Der Schlaf in der 24-Stunden-non-stop-Gesellschaft

10
Chronisch unausgeschlafen

Arbeit, Schule, Studium oder Kindergarten: Für viele Menschen, selbst die Kleinsten unter uns, endet die Nacht abrupt mit dem Schrillen des Weckers. Viele sind noch nicht ausgeschlafen, reiben sich müde die Augen und kommen nur schwer aus dem Bett. Wieder einmal haben wir unser Schlafprogramm beendet, bevor es alle seine Funktionen erfüllt hat. Besonders Jugendlichen fällt das morgendliche Aufstehen schwer, weil es ihnen abends nicht gelingt, früh einzuschlafen. Auch die Schule hat bislang wenig gelernt. Übermüdete Schüler sitzen frühmorgens in den Reihen. Zu wenig Schlaf beeinträchtigt das Lernvermögen. Über die Arbeitswoche baut sich häufig ein chronisches Schlafdefizit auf. Gott sei Dank, es ist Wochenende, heißt es dann am Samstag- und am Sonntagmorgen. Endlich ausschlafen, den versäumten Schlaf aufholen.

Über Jahrtausende war es dem Menschen möglich, im Einklang mit der Natur und seiner inneren Uhr zu leben. Keine gesellschaftlich vorgegebenen Zeiten gaben dem Menschen vor, wann er zu schlafen und wann er aufzuwachen hatte. Das ist in unserer modernen Welt mit Schichtarbeit, Internet, Smartphones, Heimarbeitsplätzen, ständiger Vernetzung und stetiger Erreichbarkeit nicht mehr möglich. Nachts stehen wir auf, um Telefon- und Videokonferenzen mit Geschäftspartnern in Übersee zu führen. Wer schläft, arbeitet nicht und ist nicht wettbewerbsfähig. Denn die Konkurrenz schläft bekanntlich auch nicht. Aus Sicht der Wirtschaft stellt der Schlaf eine menschliche Schwäche dar. Maschinen können rund um die Uhr arbeiten, der Mensch ist die Schwachstelle, denn er benötigt Pausen und Schlaf.

Wir sind inzwischen zu einer chronisch unausgeschlafenen Gesellschaft geworden. Wer zu wenig schläft, trifft falsche Entscheidungen, macht mehr Fehler, ist weniger produktiv und neigt zum falschen Zeitpunkt und am falschen Ort zum Schlaf. Auf Deutschlands Straßen sterben doppelt so viele Menschen infolge des Sekundenschlafs als durch Alkohol am Steuer. Fast jeder zweite Lkw-Fahrer (46 Prozent), so eine gemeinsame Studie des Deutschen Verkehrssicherheitsrates (DVR) und der Deutschen Gesellschaft für Schlafforschung und Schlafmedizin (DGSM), gibt an, schon einmal am Steuer seines Lkw eingeschlafen zu sein. Ohne mit der Wimper zu zucken, nehmen wir nahezu wöchentlich zur Kenntnis, dass ein übermüdeter Lkw- oder Busfahrer wieder ungebremst auf ein Stauende aufgefahren ist und Menschen tödlich verletzt hat.

Die Folgen der chronischen Übermüdung in unserer Gesellschaft sind für uns völlig normal geworden. Menschen mit Schlafstörungen fehlen mindestens doppelt so häufig am Arbeitsplatz als Schlafgesunde. Der Schaden für die Wirtschaft ist immens. Wie wir wieder eine neue Schlafkultur entwickeln können, Sie Ihren Schlaf in unserer hektischen und dynamischen Zeit mit ständiger Erreichbarkeit, Schichtarbeit, Arbeitsverdichtung, Stress und neuen Medien schützen können, erzähle ich in diesem Kapitel.

So schläft Deutschland

Nach einer Studie des Robert-Koch-Instituts (RKI) aus dem Jahr 2013 schlafen 81,6 Prozent der Deutschen zwischen sechs und acht Stunden, nur 6,1 Prozent liegen länger als neun Stunden in ihren Betten. Wenig schlafen ist hip in unserem Land, wir haben viele Kurzschläfer: 12,3 Prozent schlafen fünf Stunden oder weniger. Da können selbst die als Schlafmuffel bekannten Japaner nicht mithalten, bei ihnen sind es nur 4 Prozent, die dem Schlaf weniger als fünf Stunden frönen.

Ab einem Alter von vierzig Lebensjahren sind wir auf dem Höhepunkt unserer Schlafignoranz: Wir geben uns völlig der Mehrfachbelastung von Beruf, Familie, Kindern und Freizeitstress hin und zahlen dafür unseren Schlafzoll. Erst mit dem 55. Lebensjahr kehrt wieder Ruhe ins (Nacht-)Leben ein, wir sinken wieder früher auf unsere Kissen, sofern uns keine Existenzsorgen plagen. Menschen mit einem geringeren Sozialstatus sind auch in dieser Lebensphase deutlich schlechter dran. Sie weisen ein 3,5-fach höheres Risiko für Schlafprobleme auf als diejenigen mit einem höheren Sozialstatus. Geld scheint ein gutes Ruhekissen zu sein. Und tatsächlich geht ein höheres Haushaltsnettoeinkommen mit einer höheren Wahrscheinlichkeit für den perfekten Schlaf einher. Menschen mit geringerem Einkommen und Menschen ohne Arbeit neigen eher zu Kummer mit dem Schlummer.

Eine größere Studie meiner Kollegen Pitt Young aus Münster und Michael Feld aus Köln zeigt, wo in Deutschland die Murmeltiere leben. Im Norden wird mehr und besser geschlafen als im Süden Deutschlands: Nordlichter schlummern durchschnittlich rund 18 Minuten länger. Auch am Tage fühlen sie sich wacher. In Bayern hingegen hat man die höchste Wahrscheinlichkeit, morgens matt und unausgeschlafen aus dem Bett zu krabbeln. Süddeutsche kämpfen am Tage häufiger mit dem Schlaf und scheinen diesen auch öfter zu verlieren als Norddeutsche. Am Tag schlafen sie öfter ungewollt ein. Die Hamburger erzielen dagegen Topleistungen im Bett: Sie schlafen im Vergleich zum Bundesdurchschnitt subjektiv am besten und haben den längsten Schlaf. Vielleicht hat es auch damit etwas zu tun, dass sie den höchsten Anteil an Nacktschläfern aufweisen. Morgens am frühesten fit sind die Menschen in Rheinland-Pfalz: Hier klingelt der Wecker bereits um 6.35 Uhr. Am längsten bleiben sie in Schleswig-Holstein in den Federn. Hier wird der Tag erst um 6.58 Uhr begonnen.

In den meisten Studien wünschen sich die Deutschen mehr Zeit zum Schlafen. Egal, ob jung oder alt, Mann oder Frau, alle würden sie gerne länger liegen bleiben. Tatsächlich scheinen wir in Deutschland immer weniger Zeit im Bett zu verbringen und liegen damit voll im Trend: In einer aktuellen Schweizer Studie gaben unsere Nachbarn an, im Vergleich zu vor 28 Jahren durchschnittlich 38 Minuten weniger pro Nacht zu schlafen. Kein Wunder, dass im benachbarten Alpenland ein Viertel der Bewohner mit ihrem Schlaf unzufrieden sind.

Ein englisches Marktforschungsinstitut hat bereits im Jahr 2008 im Rahmen einer weltweiten Befragung in 24 Ländern ermittelt, dass die Menschen zunehmend weniger schlafen. 36 Prozent gaben an, weniger zu schlafen als vor fünf Jahren. Viele anerkannte Experten schätzen das kollektive Schlafdefizit der Moderne sogar noch höher ein. Viele sind der Ansicht, dass der Mensch im Vergleich zu Zeiten vor der Industrialisierung bis zu zwei Stunden nachts weniger schläft. Der Beleg für derartige Aussagen ist nicht leicht zu erbringen, gab es doch vor zwei-, dreihundert Jahren keine vergleichbaren modernen wissenschaftlichen Methoden wie heute. Oft sind wir Experten auch auf kulturhistorische Analysen angewiesen, was zu einer gewissen Unschärfe der Aussagen führt. Eindrücklich und anschaulich ist aber das folgende Experiment, das vor einigen Jahren durchgeführt wurde. Es gibt Hinweise, wie viel Schlaf die moderne Arbeitswelt und vor allem die zunehmende Nutzung der neuen Medien rauben:

In einer Fallstudie verbrachten fünf Erwachsene zwei Monate unter »Steinzeitbedingungen« in historischen Pfahlbauten am Bodensee. Kein Strom, keine Uhren, kein fließendes Wasser. Als Beleuchtung dienten Feuer und Kerzen. Die Teilnehmer gingen, vermutlich aufgrund des fehlenden Lichtes und fehlender Unterhaltung durch Fernsehen oder Internet, abends etwa zwei Stunden früher ins Bett und schliefen 1,5 Stunden länger als in ihrem normalen Alltagsleben. In Summe kamen sie auf 7,2 Stunden Schlaf. Das war nicht viel, aber das Entscheidende waren die 1,5 Stunden mehr Schlaf im Vergleich zu ihrem normalen Leben in unserer 24-Stunden-Gesellschaft.

Was aber ist es genau, was uns immer weniger schlafen lässt? Sind es die Arbeitswelt mit ihren Anforderungen, die ständige Erreichbarkeit durch Chefs oder Kollegen oder der Anstieg von Arbeitsverdichtungsprozessen in allen Unternehmen und Branchen, die Stress und Burn-out begünstigen? Welche Rolle spielen die neuen Medien? Internet, Smartphone, Spielkonsolen und Computer, die uns im ständigen Kontakt mit Freunden, Eltern, Kollegen und sogar Unbekannten sein lassen? Die uns automatisch ständig neue Meldungen und Informationen liefern, ob wir diese wollen oder nicht? Nur nicht abschalten, man könnte ja etwas verpassen. Oder ist es der Takt unserer Gesellschaft? Stimmen Arbeits- und Schulzeiten nicht mit unserem biologischen Rhythmus überein? Möglicherweise schätzen wir den Schlaf auch einfach zu wenig, betrachten ihn als notwendiges Übel, das uns daran hindert, unseren Freizeitaktivitäten, Hobbys und unserer Arbeit nachzugehen.

Ausgerechnet Amazon-Gründer Jeff Bezos macht vor, wie es richtig sein sollte: Er wird mit dem Spruch zitiert, es sei gut für seine Aktionäre, wenn er seinen Acht-Stunden-Schlaf bekomme. Manch andere Manager haben den Schlaf eher als unliebsame Unterbrechung von Produktion und Kaufkraft gesehen. Hat der nimmermüde Manager also endlich bald ausgedient? Es wäre wünschenswert. Aber noch immer brüsten sich viele Führungskräfte ihres geringen Schlafbedarfs. Daran muss sich dringend etwas ändern. Viele Faktoren tragen zur gesunkenen Schlafzeit bei, aber eines ist schon jetzt sicher: Wir benötigen eine neue Schlafkultur. Schlaf sollte das neue Statussymbol werden.

Schlaf und Arbeitsleben

Schlaf ist ein scheinbar unproduktiver Zustand. Wir liegen unnütz in unserem Bett, während die Welt gerettet werden will. Wer schläft, arbeitet nicht, so die gängige Vorstellung. Besonders ausgeprägt ist diese Haltung bei Workaholics und sehr karriereorientierten Menschen, die deutlich mehr arbeiten als der Durchschnitt. Der deutsche Forscher Mathias Basner konnte in einer amerikanischen Studie einen klaren Zusammenhang zwischen der täglichen Arbeitszeit und der nächtlichen Schlafmenge herstellen. Wer wenig schläft, arbeitet mehr und umgekehrt: Kurzschläfer mit maximal 4,5 Stunden Schlaf arbeiteten im Mittel an jedem Wochentag 93 Minuten und am Wochenende sogar 118 Minuten mehr als der Durchschnitt. Langschläfer mit mehr als elf Stunden Schlaf arbeiteten an Wochentagen dagegen 143 Minuten und am Wochenende 73 Minuten weniger als der Durchschnitt. Wenig zu schlafen scheint ein positiver Karrierefaktor zu sein. Wer hingegen viel schläft, gilt als träge und faul, verpennt eben.

Das Wirtschaftsmagazin »Capital« beauftragte im Jahr 2011 ein Meinungsforschungsinstitut damit, eine repräsentative Studie zur Schlafmenge an Spitzenpolitikern, Unternehmenschefs und Behördenleitern durchzuführen. Die Befragten räumten ein, sich nicht ausreichend Schlaf zu gönnen. Eigentlich würden sie im Schnitt pro Nacht vierzig Minuten mehr benötigen. 61 Prozent der Politiker gaben an, sich häufig unausgeschlafen zu fühlen, bei den Top-Managern gab dies fast jeder Zweite zu Protokoll. Dies habe, so 57 Prozent der Befragten, schon einmal zu entscheidenden Konsequenzen wie müdigkeitsbedingten Zugeständnissen geführt. 18 Prozent der befragten Führungskräfte aus der Wirtschaft und 31 Prozent der Spitzenpolitiker schlafen der Umfrage zufolge weniger als fünf Stunden. Allerdings sahen die Chefs Positives in dem karrierebedingten Schlafmangel. So glaubte jeder Zweite aus Politik und Wirtschaft, dass er als Normal- oder Vielschläfer keine Chance auf einen Spitzenjob gehabt hätte.

Das Bundesland Sachsen-Anhalt ließ bemerkenswerte Werbeplakate an seinen Autobahnen installieren: In dicken Lettern war dort vor dem Hintergrund einer frühmorgendlichen Landschaft zu lesen: »Wir stehen früher auf«. Was sollte die Botschaft sein? Wir sind das Land der Frühaufsteher. Wirtschaft, Industrie, siedelt euch in unserem Bundesland an, denn wir haben Menschen, die tüchtig und fleißig sind, weil sie früh aufstehen. Hier könnt ihr als Unternehmen eine hohe Produktivität erwarten. Nebenbei bemerkt, in der entsprechenden Studie, auf die sich das Land Sachsen-Anhalt bezog, standen die Menschen statistisch gesehen um 6.39 Uhr werktags auf, neun Minuten früher als der durchschnittliche Bundesbürger und nur eine Minute früher als die Menschen in Baden-Württemberg. Der wahre Grund für das frühe Aufstehen des Sachsen-Anhaltiners wurde allerdings darin gesehen, dass es wenige Arbeitsplätze im eigenen Land gab und deswegen 8 Prozent der Sachsen-Anhaltiner weite Arbeitswege in die Nachbarbundesländer hatten. Baden-Württemberg griff diese Kampagne übrigens auf, um mit dem Slogan »In Sachsen-Anhalt steht man früher auf. Bei uns bleibt dafür keiner sitzen« für sich zu werben. Tatsächlich sind ausgeschlafenere Schüler die besseren Schüler, wie wir noch erfahren werden.

Fängt also tatsächlich der frühe Vogel den Wurm? Ein entschiedenes Nein! Denn für viele ist der Wurm drin, wenn sie früh aufstehen müssen. Warum? Ganz einfach, für drei Viertel unserer Gesellschaft sind Aufstehzeiten zwischen sechs und sieben Uhr viel zu früh. Morgens früh raus führt zu einem kollektiven Schlafdefizit. Da verwundert es auch nicht, dass in all denjenigen Berufen, bei denen frühes Aufstehen »dazugehört«, am wenigsten geschlafen wird: Postbedienstete, Zusteller, Bäcker und Konditoren. Im Handwerk sind es weniger berufliche Zwänge als vielmehr preußische Tugenden, die den Menschen den morgendlichen Schlaf vergällen. Interessant, dass sich am gegenüberliegenden Pol mit viel Schlaf all diejenigen Berufe finden, bei denen ein selbstbestimmtes Arbeiten und Schlafen möglich ist oder man traditionell am Morgen nicht so früh beginnt. Dazu zählen Hochschullehrer, Journalisten und Verkäufer in der Schuh- oder Kleiderbranche. Nur bei 15 Prozent der Deutschen entsprechen Aufstehzeiten zwischen sechs und sieben Uhr deren genetisch bedingtem Schlaf-Wach-Rhythmus. Drei Viertel der Deutschen, die Früh-, Normal- und Spättypen, so eine Studie des Chronobiologen Till Roenneberg, würden am liebsten zwischen 23 Uhr und 2 Uhr ins Bett gehen und morgens zwischen 7 Uhr und 10 Uhr aufstehen. Das würde deren natürlichem Schlaf-Wach-Rhythmus entsprechen.

Wie sich Lerchen und Eulen in unserer Gesellschaft verteilen

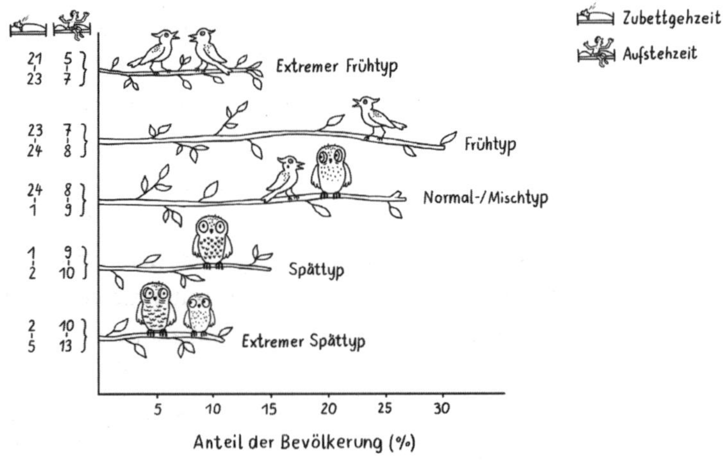

Wie Sie bereits aus dem Kapitel über Lerchen und Eulen wissen, beschreibt Roenneberg die Diskrepanz zwischen innerer Uhr des Menschen und gesellschaftlich vorgegebenen Zeiten für Schlafen und Wachen als »sozialen Jetlag«. Den daraus resultierenden

Schlafmangel macht er für mancherlei Malaise in unserer Gesellschaft verantwortlich. So sei infolge des zu frühen Aufstehens und dem daraus resultierenden Schlafmangel ein ungesünderer Lebenswandel mit gesteigertem Koffein- und Nikotinkonsum zu verzeichnen. Wer stets zu früh aus dem Schlaf gerissen werde, der würde unausgeglichen durch den Tag gehen, neige zu Gereiztheit und depressiven Verstimmungen. Der chronische Schlafmangel führe auch zu Leistungseinschränkungen in der Schule, am Arbeitsplatz und erhöhte das Unfallrisiko im Straßenverkehr.

Deutschland wird, was die Schlafenszeiten angeht, von einer Minderheit von Lerchen regiert. Sie drängen den Rest der Deutschen zu früh am Morgen in die Schule und an den Arbeitsplatz, obwohl deren Biologie noch im Schlafmodus ist. Dabei hätte jeder Arbeitgeber Anrecht auf ausgeschlafene und damit leistungsfähige Mitarbeiter. Dafür müsste er nur von seinem starren preußischen Arbeitszeitsystem mit frühem Arbeitsbeginn abweichen. Die Mitarbeiter würden es mit besserer Gesundheit, mehr Kreativität, weniger Fehlern und höherer Produktivität danken. Schlaf ist nämlich kein unproduktiver, sondern ein leistungssteigernder Zustand.

Besonders deutlich werden die Auswirkungen von Schlafmangel und Schlafstörungen am Beispiel einer aktuellen Untersuchung: Laut RAND Europe, einem Ableger der kalifornischen Denkfabrik RAND, die fünf OECD-Länder untersuchte, gehen in Deutschland jährlich fast 210 000 Arbeitstage durch kollektiven Schlafmangel verloren. Die Produktivitätseinbußen am Arbeitsplatz in Höhe von 60 Milliarden Euro, was knapp 1,6 Prozent des Bruttosozialproduktes entspricht, seien Folge »von Absentismus sowie Präsentismus«, so die Studienautoren. Will heißen: der übermüdete Arbeitnehmer ist entweder gar nicht präsent, oder er ist zwar anwesend, arbeitet jedoch ineffizient und macht Fehler. Ausreichender und gesunder Schlaf also ist ein nicht zu unterschätzender Wirtschaftsfaktor.

Mittagsschlaf: ein karrierefördernder Zustand

Treffen sich zwei Beamte auf dem Flur. Fragt der eine den anderen: »Kannst du auch nicht schlafen?« Aus schlafmedizinischer Sicht ist es zu bedauern, dass es sich um einen Witz und keine Alltagsrealität handelt. Ja, Sie haben richtig gelesen. Schlaf im Büro ist zu empfehlen, Ihnen und Ihrem Arbeitgeber.

Sie wissen es schon, der menschliche Biorhythmus zeigt ein Mittagstief; bei Lerchen etwas früher, bei Eulen etwas später. Deswegen kennen alle das Gefühl, wenn am frühen Nachmittag die Augenlider schwer werden und Schreibtischplatte oder Werkbank wie ein Magnet auf uns wirken. Schlaf am Arbeitsplatz ist Doping für das Gehirn: Wer sich zur Mittagszeit einen Power-Nap gönnt, macht danach weniger Fehler, fördert sein Reaktionsvermögen, seine Gedächtnisleistung, ist kreativer und produktiver. Aber damit nicht genug: Wie Sie bereits wissen, führt der Schlaf am Mittag auch zu besserer Laune, fördert dadurch das Betriebsklima und macht Ihren Chef erträglicher.

Also: ab aufs Sofa! Bereits Churchill war ein Verfechter des Mittagsschlafs. Er pflegte nach dem Mittagessen in seinen Pyjama zu steigen und bei völliger Dunkelheit ein Nickerchen über zwei volle Stunden zu halten. »Zwischen Mittagessen und Abendessen muss man schlafen, und zwar keine halben Sachen. Ziehen Sie Ihre Kleider aus und legen Sie sich ins Bett.« So seine Parole.

Aber sollen oder müssen es gleich zwei Stunden sein, dazu noch im Pyjama und bei Dunkelheit? Auf keinen Fall! Sie wissen bereits, dass für etwa zwei Drittel von uns ein zu langer Mittagsschlaf direkt in die Depression führen kann. Man fühlt sich müde und antriebslos, die Stimmung ist im Keller, man ist bedrückt oder gereizt. Die Kollegen gehen einem ausnahmslos auf den Wecker, egal was sie sagen. Der Tag ist gelaufen.

In den Pyjama schlüpfen und den Raum abdunkeln wie Churchill müssen wir für einen guten Mittagschlaf auch nicht.

Bei geschlossenen Augen ist es ausreichend dunkel. Ein ruhiger Raum und eine angenehme Körperhaltung sind allerdings hilfreich. Dabei gilt, dass es nicht zwingend die liegende Position sein muss. Mancher lehnt sich in seinem Bürostuhl zurück und legt die Füße hoch, andere legen Kopf und Arme auf die Schreibtischplatte oder strecken sich einfach auf dem Boden aus. Erlaubt ist, was gefällt beziehungsweise was körperlich und geistig entspannt und damit in den Schlaf führt.

Da man nicht zwingend seine Einschlafzeit kennt, kann es schwierig sein, den Wecker so zu stellen, dass die optimale Zwanzig-Minuten-Grenze nicht überschritten wird. In diesen Fällen kann ich Ihnen einen Schlüsselbund empfehlen, der, in der Hand gehalten oder zwischen die Knie gedrückt, eine wirksame Alternative sein kann. Entspannt sich die Muskulatur nach wenigen Minuten im Schlafstadium N2, fällt der Schlüssel mit einem lauten Geräusch auf den Boden. Zeit zum Wachwerden! Es war genügend Schlaf, um sich für die zweite Tageshälfte frisch und erholt zu fühlen. Für einen Turbo-Mittagschlaf empfiehlt es sich übrigens, vor dem Einschlafen eine Tasse koffeinhaltigen Kaffee zu trinken. Er hilft beim Aufwachen und verstärkt die wachmachende Wirkung des Nickerchens.

Weil viele Vorgesetzte leider noch der These anhängen, dass der Arbeitsplatzschläfer als weniger dynamisch und eher faul gilt, flüchten sich neuerdings viele Angestellte in der Mittagspause in sogenannte Nap-Bars, Orte für ein schnelles Schläfchen. In Paris gibt es die »ZZZen Bar à Sieste«, und auch in London, Brüssel oder New York finden sich zahlreiche Nap-Stations für den stressgeplagten Manager. In Tokio finden sich in Ballungszentren schon lange Nap-Cafés. Japaner benötigen allerdings keinen besonderen Ort zum »Nappen«. In der U-Bahn, an der Bushaltestelle oder am Schreibtisch, ein schnelles Nickerchen ist immer drin. Schlaf am Tag gehört zur japanischen Kultur.

Egal, wie wir den Mittagschlaf nennen, ob Xiu-Xi, Inemuri,

Siesta oder Power-Napping: er gehört in Amerika und in vielen südeuropäischen Ländern, aber vor allem in Asien zum Berufsalltag. In Südeuropa findet er seine Begründung in der ausgeprägten Mittagshitze, die zumindest eine Arbeit im Freien nahezu unmöglich macht. Allerdings sägt auch dort die Wirtschaft am Bettgestell der Siestakultur. Im Zuge der zunehmenden Industrialisierung und dem Ausbau der Dienstleistungsgesellschaft werden beispielsweise in Spanien inzwischen die meisten Tätigkeiten in klimatisierten (Büro-)Räumen verrichtet. Es wird argumentiert, dass die mehrere Stunden dauernde Siesta der südeuropäischen Wirtschaft einen Standortnachteil verschaffe. Schließlich hielten Angestellte und Manager gerade zu dem Zeitpunkt Siesta, wenn die internationale Wirtschaft brummt. Sie würden im wahrsten Sinne des Wortes ihr Business verschlafen.

Dieser nachvollziehbare »Standortnachteil« sollte aber nicht gegen einen kurzen Mittagschlaf am Arbeitsplatz sprechen. Manche erfolgreichen internationalen Unternehmen, darunter auch Google, haben für ihre Mitarbeiter Schlafräume eingerichtet. Ein Nickerchen während der Arbeitszeit ist nicht nur erlaubt, sondern sogar erwünscht. Vielleicht kommt ja auch in Deutschland irgendwann die Zeit, dass man über den Witz mit den zwei Beamten auf dem Flur nicht mehr lachen kann, weil auch bei uns der Schlaf am Arbeitsplatz Normalität wurde.

Rund um die Uhr: Schichtarbeit

Arbeiten, wenn andere schlafen oder frei haben: Frühschicht, Spätschicht, Nachtschicht und dann auch noch Arbeit am Wochenende. Das war 2016 für 17,4 Prozent der Arbeitnehmer zwischen 15 und 64 Jahren in Deutschland Realität. Ungefähr jeder elfte Arbeitnehmer in Deutschland arbeitet nachts. Männer deutlich häufiger als Frauen. Schichtarbeit ist auf dem Vormarsch, und das verdanken wir unter anderem Edison: Nachdem der Strom, die Glühbirne und Maschinen erfunden worden waren, die weder Pausen noch Schlaf brauchten und rund um die Uhr arbeiten konnten, erkannte man eine menschliche Schwäche, die den Produktionsprozess unnötig hemmte: Müdigkeit. Zur effektiven Auslastung der Produktions- und Industrieanlagen wurde die Schichtarbeit eingeführt. Es war gleichzeitig der Übergang von der Agrar- zur Industriegesellschaft.

In vielen Sparten ist der Verzicht auf Schichtarbeit unvorstellbar: In der Industrie werden nachts Autos gebaut, um die Auslastung der Maschinen hoch zu halten. Polizei und Feuerwehr sorgen rund um die Uhr für Sicherheit. Im Gesundheitssystem wird nachts zum Wohle der Menschen behandelt und gepflegt. Was wäre, wenn Ärzte, Pfleger, Polizisten und Feuerwehr sich kollektiv abends von 17 Uhr bis zum nächsten Morgen um 7 Uhr in den Feierabend verabschieden würden? Unvorstellbar! Auch das Dienstleistungsgewerbe arbeitet vermehrt »all around the clock«. Flug- und Bahnverkehr, Callcenter, Supermärkte, Fitnessstudios, alle sind sie online und auf Achse. Im Zuge der voranschreitenden Digitalisierung und Vernetzung wachsen die internationalen Märkte und mit ihnen die Anforderungen an die Beschäftigten. Immer öfter wird jetzt auch auf Führungsebene und im Management nachts aufgestanden und per Video- oder Telefonkonferenz mit Businesspartnern in anderen Zeitzonen verhandelt. Die innere Uhr des Menschen und sein Schlafbedürfnis geraten in den Hintergrund. In Großstädten gibt es vermehrt 24-Stunden-Kitas, selbst Betriebe bieten diese Rundumbetreuung an, denn sie machen Arbeitsplätze und Standorte im Wettbewerb um qualifizierte Arbeitskräfte attraktiver. Aber nicht jede Sparte müsste ihre Angebote rund um die Uhr feilbieten. Müssen wir rund um die Uhr ins Fitnessstudio gehen oder nachts shoppen können? Ein dosierter Umgang mit Schichtarbeit, nur dort wo notwendig, wäre wünschenswert.

Schichtarbeit ist für den Wohlstand und die Sicherheit unserer Gesellschaft segensreich, nicht jedoch für die Gesundheit derjenigen, die in Schicht arbeiten. Eine höhere Wahrscheinlichkeit für Schlafstörungen, Magen-Darm- und Stoffwechselerkrankungen, psychische Störungen sowie ein erhöhtes Herz-Kreislauf-Risiko werden als Begleiterscheinungen der Schichtarbeit gesehen. Wissenschaftlich kontrovers wird diskutiert, inwieweit Schichtarbeit Demenzen begünstigen kann. Und so manche Studie deutet auf ein erhöhtes Krebsrisiko hin. Das Risiko, dem alle Schichtarbeitenden ausgesetzt sind, ist ein erhöhtes Unfallrisiko durch Müdigkeit: sei es am Arbeitsplatz, im Straßen-, Bahn- oder Luftverkehr.

Schichtarbeit und Schlafstörungen

Sie wissen es bereits, der Mensch ist ein Rhythmustier. Viele seiner biologischen Funktionen und Rhythmen sind an den Hell-Dunkel- und den Schlaf-Wach-Rhythmus gekoppelt. Seit hunderttausenden von Jahren hat der Mensch nachts geschlafen und war am Tag wach. Und dass die meisten Körperfunktionen dem tagesperiodischen Wechsel von 24 Stunden unterliegen, ist fest in den menschlichen Genen verankert. Demzufolge sind Störungen im Schlafvermögen bei Schichtarbeit wenig verwunderlich. Sie sind vielmehr ein typisches Symptom bei Arbeitnehmern, die entgegen den genetisch verankerten biologischen Rhythmen arbeiten und leben.

In Unternehmen, die im Dreischichtbetrieb – also rund um die Uhr – arbeiten, klagt jeder Zweite über Ein- und Durchschlafstörungen. Je länger die Beschäftigung im Dreischichtbetrieb andauert, desto wahrscheinlicher sind Schlafstörungen. Ältere Schichtarbeiter haben mehr Schlafstörungen als jüngere. Übrigens auch an schichtfreien Tagen und im Urlaub, wie wir in einer eigenen Studie mit Krankenhausangestellten zeigen konnten.

In vielen Unternehmen bemüht man sich, die Schichtbedingungen aktuellen arbeitsmedizinischen Erkenntnissen anzupassen. Unternehmen, Betriebsärzte und Betriebsräte versuchen gemeinsam mit Gewerkschaften, Bedingungen zu schaffen, die sich an aktuellem wissenschaftlichen Know-how orientieren. In der Gastronomie und in manchen öffentlichen Einrichtungen ist dies jedoch leider nicht immer der Fall. Hier finden sich zahlreiche Schichtsysteme, die weit von optimalen Bedingungen für den Mitarbeiter und die jeweilige Organisation entfernt sind.

Auch in Krankenhäusern werden moderne arbeitsmedizinische Erkenntnisse oft vernachlässigt. Ärzte und Pflegekräfte haben noch immer Schichten, die über die empfohlenen acht Stunden hinausgehen. Und das, obwohl bereits in den 1980er-Jahren zahlreiche arbeitsmedizinische Studien belegen konnten, dass nach einer Arbeitszeit von mehr als acht Stunden die Fehlerrate steigt. Im Gesundheitswesen sind Pausenzeiten von weniger als elf Stunden zwischen den Schichten leider keine Seltenheit. Oft wird die Schwester am Ende der Spätschicht gefragt, ob sie nicht gleich morgen früh nochmal einspringen könnte. Gerade im Gesundheitssystem und der Gastronomie werden die Empfehlungen zur vorwärtsrotierenden Schichtreihenfolge (Früh-, Spät-, Nachtschicht folgen nacheinander) oft nicht beachtet: auf eine Spätschicht folgt häufig direkt eine Frühschicht. Die gesetzlichen Ruhezeiten zwischen den Schichten werden in Zeiten des Personalmangels rasch außer Acht gelassen.

Übermüdung kann im Krankenhaus besonders fatal sein. Bei mehr als fünf 24-Stunden-Bereitschaftsdiensten pro Monat, so eine amerikanische Studie, nehmen schläfrigkeitsbedingte Fehler im ärztlichen Handeln bereits um das Siebenfache zu. Das Schichtmodell in Krankenhäusern kann die Gesundheit von Patienten und Bediensteten gefährden.

Die Polizei hat ein Schichtmodell, wie es widersinniger nicht sein könnte. Aufmerksam wurde ich darauf, als wir auf einer

Bundesautobahn Messungen zur Fahrerschläfrigkeit gemacht hatten. Mittels einer Infrarotvideokamera erfassten wir die Schwankungen des Pupillendurchmessers im Dunkeln. Diese erlauben Rückschlüsse darauf, wie wach oder schläfrig ein Autofahrer ist. Das gesamte Experiment wurde von einem Fernsehteam und zwei Autobahnpolizisten begleitet. Es war ein großes Hallo, als wir für die beiden Polizisten die höchsten Schläfrigkeitswerte aller untersuchten Autofahrer ermittelten. Sie waren am Ende ihrer Schicht so übermüdet, dass sie eigentlich nicht mehr fahrtüchtig waren.

Das Schichtmodell bei der Polizei ist der »Dreisprung«: Es folgen rückwärtsrotierend drei Schichten in so enger zeitlicher Abfolge innerhalb von zwei Tagen aufeinander, dass dazwischen kein ausreichender Schlaf möglich ist: Der Dienst beginnt grundsätzlich mit einer Spätschicht (13 bis 19 Uhr), am nächsten Tag folgt die Frühschicht (7 bis 13 Uhr), auf die später noch eine Nachtschicht folgt (19 bis 7 Uhr). Danach haben die Beamten zwei Tage frei, dann beginnt der Zyklus wieder von neuem. Vom Dienstbeginn der ersten Schicht (Spätschicht) bis zum Ende der letzten (Nachtschicht) kamen auf 42 Stunden 24 Stunden Arbeitszeit. Dazwischen bleibt den Beamten kaum Zeit für ausreichend Schlaf. Attraktiv ist das Modell, weil ein Polizist exakt so viel frei hat, wie er auch arbeitet. Das gibt es in keiner anderen Branche. So ist es auch nicht verwunderlich, dass Polizeibeamte nach zehn, spätestens aber nach zwanzig Jahren Schichttätigkeit eine hohe Wahrscheinlichkeit für Einschränkungen der Dienstfähigkeit aufweisen und oft früher in Ruhestand gehen. Sie dürften sich nicht allein mit den hohen Anforderungen des Polizeiberufs erklären lassen, sondern haben vielmehr auch mit dem krankmachenden Schichtsystem zu tun. Aktuell sind die Innenministerien als oberste Polizeibehörden der jeweiligen Bundesländer aufgewacht. Es ergeben sich erste Anzeichen, dass das gesundheitsschädliche und erschöpfende Schichtsystem modifiziert werden könnte.

Jede Schicht hat ihr besonderes Problem

Jede Schicht stellt besondere Anforderungen an das Schlafvermögen. Dabei sind die Herausforderungen an das Schlafvermögen bei Früh- und Nachtschichten am ausgeprägtesten. Der Schlaf am Tag nach einer *Nachtschicht* ist kurz und in seiner Struktur verändert: Tiefschlaf wird reduziert, Weckreaktionen und Wachphasen treten vermehrt auf, und der Schlaf ist insgesamt oberflächlicher und weniger erholsam. Es wirkt sich aus, wenn zu einem Zeitpunkt geschlafen wird, zu dem die inneren Uhren auf Wachen und Aktivität ausgerichtet sind. Nach einer Nachtschicht geht man ins Bett, wenn sich der Rest der Familie auf den Weg zur Schule oder zur Arbeit macht. Sind noch Kleinkinder im Haus, kann es aufgrund der Geräuschkulisse besonders schwierig werden mit dem Schlaf. Einmal in Morpheus' Armen, dringen immer wieder Alltagsgeräusche ins Bewusstsein. Für viele ist der Schlaf am Tag viel zu kurz, oft hat es sich nach bereits wenigen Stunden ausgeträumt.

Nachts am Arbeitsplatz hingegen führt man einen verzweifelten Kampf. Die Müdigkeit ist übermächtig, insbesondere in den frühen Morgenstunden zwischen 4 und 6 Uhr, die Gefahr eines Sekundenschlafs steigt. Im Vergleich aller Schichten sind Arbeitsfehler bei Nacht am häufigsten. Eulen kommen deutlich besser mit Nachtschichten zurecht als Lerchen. Sie neigen aufgrund ihrer inneren Uhr zum späten Zubettgehen, müssen quasi nur noch einige Stunden länger wach bleiben. Lerchen hingegen können sich bei Nachtschichten oft nur schwer auf den Beinen halten. Für sie beginnt die Nachtschicht zu einem Zeitpunkt, zu dem ihre innere Uhr auf Schlafen programmiert ist. Doch leider heißt es jetzt nicht »ab ins Bett«, sondern »los, los, die Arbeit ruft«. Lerchen quälen sich durch die Nachtschicht, sie können sich oft nur schwer wach halten und machen mehr Fehler als Eulen, insbesondere dann, wenn sie langweilige und monotone Aufgaben zu erledigen haben. Hinzu kommt das bereits erwähnte Unfallrisiko: Nach langen Nachtschichten ist es bis auf das Zwölffache erhöht.

Der Schlaf vor der *Frühschicht* ist in aller Regel zu kurz. Der Wecker klingelt zu nachtschlafender Zeit, und das Einschlafen am Abend fällt schwer. Wer aufstehen muss, bevor der erste Hahn kräht, bei dem heißt es am Abend frühzeitig: Ab ins Bett! Für die meisten, selbst für Lerchen, kommt dieser Zeitpunkt zu früh. Die innere Uhr sieht solch frühe Schlafzeiten, die eigentlich erforderlich wären, nicht vor. Es liegt am fehlenden schlafförderlichen Schlafdruck, wir sind noch nicht müde, schließlich sind wir ja noch nicht so lange wach gewesen. Die Adenosin-Konzentration im Zellzwischenraum unseres basalen Vorderhirns ist noch nicht ausreichend hoch, unser Akku noch nicht ganz leer. Und der Ihnen bereits bekannte fast 25-stündige Schlaf-Wach-Rhythmus macht das frühe Einschlafen zusätzlich schwierig. Für das Einschlafen ist ein Aufbleiben bis in die Puppen besser als ein zu frühes In-die-Falle-Steigen. Oft wälzen sich die Arbeitnehmer am Abend vor einer Frühschicht von links nach rechts, kämpfen gegen den Wecker an und setzen sich unter Druck, rasch einschlafen zu müssen. Im Sommer kommt die abendliche Helligkeit erschwerend hinzu. Die anderen sitzen noch im Garten, treiben Sport und genießen das Leben. Nur der Schichtarbeiter wurde bereits ins Bett strafversetzt. Aufgrund der Helligkeit kann das menschliche Gehirn auch noch keine bedeutsame Konzentration des Schlafbotenstoffes Melatonin bilden – ein weiterer Faktor, der das frühere Einschlafen erschwert. Ist man endlich eingeschlummert, bleibt auch im Schlaf der innere Blick immer auf den Wecker gerichtet. Ich habe schichtarbeitende Patienten, die sich aus Angst, den Beginn der Frühschicht zu verschlafen, drei Wecker stellen. Die Angst, nicht einschlafen zu können, und die Sorge, zu verschlafen, führt bei vielen zu einer erhöhten Anspannung und Unruhe. Der ohnehin zu kurze Schlaf wird dadurch zusätzlich noch weniger erholsam.

Lerchen kommen naturgemäß mit Frühschichten besser zurecht als Eulen. Ihr Schlaf-Wach-Rhythmus kommt dieser Schicht am nächsten: Früh ins Bett und früh raus. Eulen hingegen leiden. Sie quälen sich abends viel zu früh – für einen ausreichenden Schlaf aber doch zu spät – ins Bett. Eulen hadern abends mit dem Einschlafen und morgens mit dem Aufstehen. Schlafmangel und Müdigkeit sind ihre Begleiter bei Tag. Interessanterweise ist die Frühschicht aber bei beiden Schlaftypen nicht unbeliebt. Viele bewerten die Freizeit nach einem zeitigen Arbeitsende wertvoller als einen ausreichenden Schlaf.

Spätschichten stellen aus schlaftechnischer Sicht das geringste Problem dar. Man war lange genug wach, Adenosin ist im Überfluss vorhanden. Es war auch bereits ausreichend lange dunkel, sodass auch das Melatonin sein Werk verrichten konnte. Vor allem die innere Uhr von Eulen steht in geringer Diskrepanz zu den Arbeitszeiten bei Spätschicht. Aber der große Vorteil sowohl für Eulen als auch für Lerchen: Man benötigt keinen Wecker. Bei einer Spätschicht entsteht kein Druck, schlafen zu müssen. Es ist ein klein wenig wie am Wochenende oder im Urlaub.

Obwohl die Spätschicht schlaftechnisch so viele Vorteile mit sich bringt, ist sie bei beiden Schlaftypen gleichermaßen unbeliebt. Man ist dann in der Arbeit, wenn man sich mit der Familie oder Freunden zusammensetzen oder seinen Hobbys nachgehen könnte. Einmal mehr ist die Freizeit für viele das höhere Gut als der gesunde Schlaf.

Wenn Abschalten nicht mehr geht

Aus vielen Einzelgesprächen mit Schichtarbeitern gelangte ich zu der Vermutung, dass bei ihnen weitere psychologische Faktoren die Schlafstörungen mitbedingen könnten. Dass es nicht nur an den ungünstigen chronobiologischen Schlafbedingungen liegt. Viele der Schichtarbeiter mit ausgeprägten Schlafstörungen beschäftigten sich verständlicherweise sehr intensiv mit ihren

Schlafproblemen. Ihre Gedanken kreisten oft schon am Tag um die Frage, wie es wohl in der kommenden Nacht werden würde und was sie tun könnten, um endlich einmal besser zu schlafen. Im Bett war der Wunsch nach Schlaf verständlicherweise sehr ausgeprägt, schließlich mussten sie am nächsten Tage ja wieder frisch und ausgeschlafen auf der Arbeit erscheinen. Gelang das Einschlafen nicht in der gewünschten Zeit, kam das Gedankenkarussell in Gang. Neben allgemeinen Sorgen und Ängsten waren Befürchtungen typisch, ob sie mit so wenig Schlaf am nächsten Morgen nicht verschlafen würden und ob sie ihre Aufgaben überhaupt erledigen könnten. Die nächtliche Beschäftigung mit der vergangenen oder bevorstehenden Schicht, mit Nichtigkeiten oder auch ernsthaften Problemen führt aber zu Anspannung, und Anspannung ist der Feind des Schlafes. Die von uns durchgeführten Studien bestätigten unseren klinischen Eindruck: Schichtarbeiter mit Schlafstörungen grübeln im Vergleich zu Kollegen mit Normalschicht im Bett dreimal so häufig und unternehmen viermal so häufig schlafverhindernde Anstrengungen, um einzuschlafen. Darüber hinaus zeigen sie Verhaltensweisen, die das Auftreten von Schlafstörungen begünstigten oder verstärkten. Wer zum Beispiel nach einer Nachtschicht mit dem Fahrrad nach Hause fährt, abends vor der Frühschicht spät zu Abend isst, nach der Spätschicht sofort ins Bett hüpft und schlafen möchte, nach einer Frühschicht nachmittags oder am Ende einer Nachtschichtphase viele Stunden schläft, der wird seine Schlafstörungen verstärken.

Diese wissenschaftlichen Erkenntnisse lieferten zusammen mit unseren klinischen Erfahrungen wichtige Ansatzpunkte, wie Schichtarbeitern geholfen werden kann. Wir konzipierten speziell zugeschnittene Programme und hielten Seminare zu schichtbedingten Schlafstörungen ab. Diese Seminare haben sich als sehr erfolgreich erwiesen. Wir konnten belegen, dass die Seminare nicht nur kurzfristig, sondern auch langfristig Schichtmitarbeitern zu einem erholsameren Schlaf verhelfen. Teilnehmer, die zuvor über erhebliche Schlafstörungen und Leistungseinschränkungen am Arbeitsplatz und im Privatleben klagten, fühlten sich wieder ausgeschlafen und fit und gingen auch wieder gerne zur Arbeit. Viele, die zuvor sogar noch auf Schlafmittel angewiesen waren, konnten diese wieder erfolgreich absetzen. Viele Unternehmen haben zwischenzeitlich erkannt, dass ausgeschlafene Mitarbeiter weniger Fehler machen.

Gibt es das optimale Schichtsystem?

In vielen Expertenrunden haben wir uns – wie so manch andere auch – den Kopf über das optimale Schichtsystem zerbrochen und die wissenschaftliche Literatur der letzten Jahrzehnte gesichtet. Leider müssen wir konstatieren, dass es das optimale Schichtsystem nicht gibt. Alle Systeme haben Vor- und Nachteile. Dies bedeutet jedoch nicht, dass wir uns resigniert zurücklehnen sollten. Bei vielen Schichtsystemen in der Industrie, im Dienstleistungsgewerbe und im öffentlichen Dienst gibt es zum Teil noch erhebliches Verbesserungspotenzial. Unter Berücksichtigung der nachfolgenden Kriterien scheint es mir möglich, die Lasten der Schichtarbeit zu minimieren:

Grundsätzlich sollte bei der Gestaltung von Schichtsystemen beachtet werden, dass der Mensch ein tagaktives Lebewesen ist. Aus diesem Grund sind Zweischichtsysteme den Dreischichtsystemen mit Nachtarbeit vorzuziehen. Nachtarbeit gilt als besonders belastend. Sie sollte nicht länger als drei Nächte aufeinanderfolgen, so die einhellige Meinung der Experten. Ältere und kranke Arbeitnehmer sind besonders durch Nachtschichten belastet. Deswegen sollten für diesen Mitarbeiterkreis Nachtschichten grundsätzlich freiwillig sein, zumindest ab dem fünfzigsten Lebensjahr.

Lerchen kommen besser mit Frühschichten, Eulen besser mit Spät- und Nachtschichten zurecht. Flexible Schichtsysteme, die den Schlaftyp des einzelnen Mitarbeiters berücksichtigen, können Schlafprobleme reduzieren helfen. Um der Frühschicht den Schrecken zu nehmen und um auch insbesondere Eulen zu entlasten, sollte die Frühschicht so spät wie möglich beginnen. Im Zweischichtsystem ist der Frühschichtbeginn leichter zu verändern als im Dreischichtsystem: Ein später Frühschichtbeginn steht im Widerspruch zu einem frühen Nachtschichtende. Aber auch dafür gäbe es Lösungen: Flexible Schichtwechsel von der Nacht- auf die Frühschicht sind das Motto! Würde es einen gleitenden Übergang zwischen 5 und 7 Uhr in der Früh geben, könnten Lerchen, die morgens gut früh rauskommen, den Nachtdienst früher ablösen. Ähnlich könnte man auch am Abend verfahren.

Es ist grundsätzlich einfacher, später als früher ins Bett zu gehen, da die innere Uhr des Menschen, wie Sie bereits wissen, langsamer als 24 Stunden tickt. Dies ist einer der Gründe, warum vorwärts rotierende Schichtsysteme einen Vorteil haben. Darüber hinaus sind rückwärtsrotierende Schichtsysteme arbeitsverdichtend. Das heißt, zwischen den jeweiligen Schichten ist weniger Zeit für Erholung und Schlaf. Dies wird besonders anschaulich, wenn wir uns bei einem rückwärtsrotierenden System den Übergang von einer Spätschicht zur Frühschicht veranschaulichen. Selbst wenn die gesetzlich vorgeschriebenen elf Stunden Freizeit zwischen beiden Schichten eingehalten werden, was vor allem in Krankenhäusern und der Gastronomie nicht immer der Fall ist, muss in dieser Zeitspanne allerhand erledigt werden: Angenommen das Dienstende ist um 21 Uhr. Es muss danach der Arbeitsweg nach Hause zurückgelegt werden, Abendessen, Zeit für Familie, abschalten, schnell schlafen, duschen, frühstücken und der erneute Weg zur Arbeit können schlafstörungserzeugenden Stress verursachen. Vor allem dann, wenn noch lange Arbeitswege zurückgelegt werden müssen. Besonders für Frauen kann dies belastend sein, wenn sie dem traditionellen Rollenverständnis entsprechend zusätzlich auch Mahlzeiten zubereiten oder die Kinder noch in dieser knappen Zeitspanne zu versorgen haben.

Kurz rotierende Schichten sind geeigneter als Schichten über fünf oder sieben Tage: zwei Tage Früh-, zwei Tage Spät- und zwei Tage Nachtschicht und danach eine Freiphase. So stellt sich der Körper nicht um und erfährt weniger Stress. Lange Wochen-Schichten erzeugen dagegen körperlichen Stress. Es ist so, wie wenn Sie eine Woche in Tokio, dann eine Woche in Berlin und zuletzt eine Woche in Denver leben, bevor es dann wieder von vorne mit Tokio losgeht. Der Aufenthalt in Tokio würde für unsere innere Uhr der Frühschicht entsprechen, Berlin der Spätschicht und Denver der Nachtschicht. Es wird Ihnen sicher rasch deutlich, dass ein derartiges Leben mit den unterschiedlichen Außenzeiten eine Belastung für den Einzelnen darstellen würde. Wir wären im Dauer-Jetlag. Unser Körper müsste sich kontinuierlich umstellen. Das würde körperlichen Stress und Krankheiten fördern.

Schule: Lasst sie doch noch etwas liegen

Egal ob Lerche oder Eule – mit Eintritt der Pubertät bis etwa zum 25. Lebensjahr sind wir generell spät dran. Das heißt, wir kommen abends schwer ins Bett und morgens schwer raus. Mit der Konsequenz, dass mit dem Schulbeginn das große Gähnen eingeläutet wird. Viele befinden sich morgens um 8 Uhr subjektiv noch mitten in der Nacht und sitzen mit hängenden Lidern in der Schulbank. Und in diesem Zustand sollen dann Mathematikaufgaben gelöst werden … Man muss sich nur mal an seine eigene Schulzeit zurückerinnern, wie schrecklich es morgens in den Ohren geklungen hat, wenn der Wecker um 6 Uhr schrillte. Tonnenschwere Bleigewichte an Armen und Beinen machten das Aufstehen nahezu unmöglich.

Morgens Jugendliche zu früh aus den Federn zu holen, darüber herrscht unter Bildungsexperten, Entwicklungspsychologen und Schlafforschern Konsens, kann der schulischen Leistung schaden. Im deutschen Teil der PISA-Studie wurde der Zusammenhang zwischen Lernerfolg und ausreichendem Schlaf belegt. In einer Schweizer Studie aus dem Jahr 2013 untersuchte der Psychologe Sakari Lemola 2716 Jugendliche nach ihren Schlafgewohnheiten. Jene, die weniger als acht Stunden schliefen, zeigten in der Schule schlechtere Leistungen, äußerten eine negativere Lebenseinstellung und litten tagsüber vermehrt unter Müdigkeit. Und in einer aktuellen deutschen Untersuchung konnten sich diejenigen Schüler am schlechtesten konzentrieren, die den weitesten Schulweg hatten, also am frühesten aufstehen mussten.

Denken wir also über eine Bildungsoffensive nach, dann sollte der frühe Schulbeginn in Deutschland auch auf der Agenda stehen. Der renommierte Chronobiologe Dr. Kantermann aus Groningen verglich die Leistungen von eher eulenhaften Schülern mit jenen von eher lerchenhaften Schülern. Dabei zeigte sich, dass die Eulen umso schlechter abschnitten, je früher am Morgen die Klausuren geschrieben wurden. Erst bei Klausurterminen um die Mittagszeit hatte der Chronotyp eines Schülers keinen Einfluss mehr auf das Ergebnis.

In Großbritannien sind Schüler zum Schulbeginn am Morgen meist ausgeschlafener. Kein Wunder, die staatliche Gesamtschule fängt dort um 8.50 Uhr an und dauert für alle Schüler im Alter von elf bis 17 Jahren bis 15.30 Uhr. Es stimmt also nicht, wie die Gegner des späteren Schulbeginns ins Feld führen, dass die Jugendlichen das späte Weckerklingeln ausnutzen, später ins Bett und daher auch nicht zu mehr Schlaf kommen würden. Denn dann wären sie unausgeschlafen, missgelaunt und leistungsschwächer – so, wie die schulischen Frühaufsteher eben.

In den USA forderten Kinderärzte schon 2014, den Unterricht keinesfalls vor 8.30 Uhr beginnen zu lassen. Eine Studie der

RAND Corporation zielt in die gleiche Richtung und geht noch ein Stück weiter: Ausgeschlafene Schüler würden bessere Leistungen bringen, mehr lernen und somit von größerem Nutzen für die Volkswirtschaft sein. Einsparungen im US-Staatshaushalt von 8,6 Milliarden Dollar seien innerhalb von zwei Jahren möglich, nach 15 Jahren sogar von 9,3 Milliarden Dollar pro Jahr. Nicht berücksichtigt sei in dieser Berechnung, dass ausgeschlafenere Schüler auch in anderen Bereichen weniger Kosten verursachten: Sie seien weniger übergewichtig, litten seltener an Depressionen und würden auf dem Weg zur Schule weniger müdigkeitsbedingte Unfälle verursachen, so die Verfasser der Studie.

Wir leben leider in einer Lerchengesellschaft, die sofort den moralischen Zeigefinger hebt: Wer länger schlafen möchte, wird rasch als Faulenzer abgestempelt. In Deutschland beginnen Arbeit und Schule meist kurz vor acht Uhr, Mittagspause ist um 12 Uhr, Abendessen gibt es um 18 Uhr und um 20 Uhr sitzt man vor der Tagesschau – diese preußische Taktung scheint in Stein gemeißelt, ob sinnhaft oder nicht. Gerade den Konservativen unter uns ist es schwer zu vermitteln, dass ein späteres Aufstehen geradezu leistungsfördernd sein kann und nichts mit Faulheit zu tun hat. »Wir sollten unsere Kinder nicht verzärteln«, »Kinder müssen früh auf den Arbeitsalltag vorbereitet werden«, »am Abend werden die Faulen fleißig« oder »so werden wir sie nur zu Faulenzern und Hartz-IV-Empfängern erziehen« sind typische Argumente der Gegner des späteren Schulbeginns.

Viele Politiker, wie der Grüne Cem Özdemir, der ehemalige baden-württembergische Ministerpräsident Günther Oettinger und die ehemaligen Familienministerinnen Kristina Schröder (CDU) und Manuela Schwesig (SPD), fordern, den Unterricht erst um 9 Uhr beginnen zu lassen. Zumindest in Zeiten des Sommerlochs oder vor Wahlen ist das ein beliebtes Thema. Aber ob sich an der preußischen Taktung unserer Gesellschaft je etwas ändern wird?

Schlafkiller neue Medien: wie uns Smartphones, Tablets & Co um den Schlaf bringen

Früher ging man als Kind mit dem Kuscheltier ins Bett und las mit der Taschenlampe noch heimlich etwas unter der Bettdecke. Diese Zeiten sind vorbei. Heute kann man sich vom Smartphone oder Tablet nicht mehr trennen. Nicht in der Schule, nicht beim Essen, auf der Toilette oder im Bett. Es wird nicht mehr gelesen, sondern auf dem Display getippt, nicht mehr entspannt, sondern aufgeputscht. Abschalten, im doppelten Wortsinne, geht gar nicht, auch nicht nachts. Man könnte ja etwas verpassen. Da wird bis tief in die Nacht hinein mit Freunden noch gedaddelt, ein Film gestreamt oder im Internet gesurft. Es wird nicht geschlafen, sondern gechattet, permanent wird geprüft, ob neue Meldungen eingegangen sind. Dafür stellen sich manche nachts sogar den Wecker.

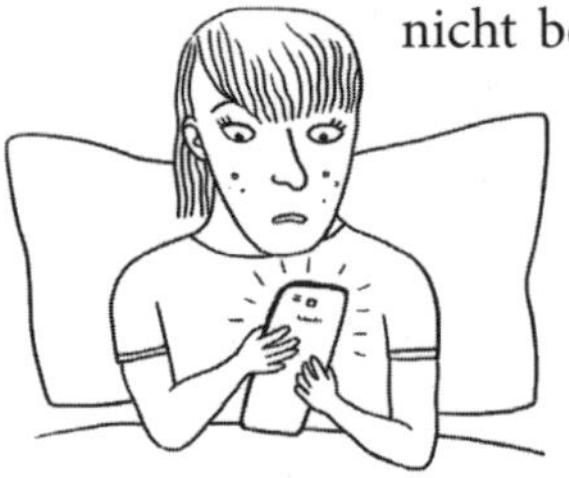

Dieses Verhalten hat Auswirkungen auf den Schlaf und die Gesundheit. Nach einer norwegischen Studie steigt das Risiko für zu kurzen und gestörten Schlaf um fast 50 Prozent an, wenn Jugendliche mehr als vier Stunden vor Fernseher, Computer, Spielkonsole oder Smartphone sitzen. Bereits eine Internetnutzung von zwei Stunden verdreifacht das Risiko, dass Jugendliche weniger als fünf Stunden schlafen. In diesem Alter sollten sie eigentlich acht bis neun Stunden in der Falle sein. In einer eigenen Untersuchung gaben 69 Prozent der Befragten zwischen 14 und zwanzig Jahren an, sich in den letzten zehn Minuten vor dem Schlafen noch mit dem Smartphone zu beschäftigen. 49 Prozent schauten auch noch nach dem Lichtlöschen, also während der Nacht, auf ihr Smartphone bzw. ließen sich von Mitteilungen wecken. In der Folge standen Übermüdung und Schläfrigkeit am nächsten Tag auf dem Stundenplan. Es verwundert nicht, dass diejenigen, die direkt vor dem Zubettgehen und nachts ihre Geräte nicht ausschalten können, schlechtere Schulleistungen aufweisen. Aber auch das psychische Befinden scheint zu leiden. Depressive Störungen werden häufiger von Viel- als von Wenig-Nutzern digitaler Medien berichtet. Übrigens: Wenn ich an dieser Stelle nur von Jugendlichen gesprochen habe, liegt es vor allem daran, dass es bislang keine Studien zur Handynutzung von Erwachsenen und deren negativen Auswirkungen auf den Schlaf gibt. Eltern dürfen sich aber durchaus auch an die eigene Nase fassen. Viele sind in Sachen Handy-Nutzung für ihre Kinder kein gutes Vorbild.

Die abendlichen Tätigkeiten vor den diversen Bildschirmen regen an, sie können das Lichtlöschen hinauszögern und den Schlaf vermindern. Aber auch die rein physikalischen Eigenschaften der Bildschirme, die mit LED-Technik (LED = Light Emitting Diodes) ausgestattet sind, stehen im Verdacht, den Schlaf zu stören. Sie senden Blaulicht aus, wie es auch im Sonnenlicht enthalten ist. Dieses blaue Licht im Frequenzbereich von 446 bis 477 Nanometern ist geeignet, unserem Gehirn Tag und Helligkeit vorzugaukeln. Es kann die Bildung des Schlafhormons Melatonin reduzieren und hinauszögern. Was ist die Folge? Wir werden später müde und schlafen etwas schlechter ein. Gerade für Jugendliche, die während und nach der Pubertät genetisch bedingt spät müde werden, verschiebt sich deren Schlaf-Wach-Rhythmus durch die »Überbelichtung« zusätzlich in die Nacht.

Eine besondere Form der Überbelichtung lässt sich in Großstädten beobachten. Hier wird es nachts nicht mehr richtig dunkel, weshalb man auch den Sternenhimmel nicht mehr sehen kann. Es war schon bemerkenswert, als während eines Stromausfalls in Los Angeles 1994 die Polizei vermehrt Anrufe erhielt: Die Bewohner sorgten sich über eine »riesige, silberne Wolke« am Himmel. Viele sahen vermutlich erstmals in ihrem Leben die

Milchstraße, die normalerweise von der Beleuchtung der Stadt überstrahlt wird.

Das künstliche Licht im Freien ist zusätzlich zu den neuen Medien geeignet, den Schlaf in die tiefe Nacht zu verschieben. Laternen, Gebäude- und Leuchtreklamen lassen auch außerhalb unserer Wohnungen und Häuser die Nacht zum Tag werden. Um der Frage des Einflusses der Beleuchtung auf das Schlafverhalten nachzugehen, untersuchte man in einer afrikanischen Studie das Schlafverhalten von Bewohnern zweier benachbarter Dörfer. Eines war elektrifiziert, das andere nicht. Das eine lebte quasi in der vorindustriellen Zeit, das andere in der industriellen Zeit mit dem kleinen Unterschied, dass die morgendlichen Aufstehbedingungen noch der der Agrargesellschaft entsprachen. Diejenigen, die über künstliches Licht verfügten, gingen durchschnittlich ungefähr eine Stunde später in ihre Betten als diejenigen, die am Abend weiter im Dunkeln saßen. Da keine der beiden Gruppen morgens zu einer festen Zeit am Arbeitsplatz erscheinen musste oder anderweitige fixe Verpflichtungen hatte, schliefen beide Dörfer mit durchschnittlich 7,5 Stunden gleich viel. Dramatisch würde es werden, wenn das elektrifizierte Dorf typische preußische Aufstehzeiten hätte, wie es in unserem Lande der Fall ist. Deutsche Verhältnisse würden sich ergeben: Das morgendliche Aufstehen würde schwerfallen, chronischer Schlafmangel und Müdigkeit am Tage wären die natürliche Folge.

Trotzdem sollten wir die Bedeutung des Lichtes nicht zu stark in den Vordergrund stellen. Vielmehr ist es die Auflösung der Tag-Nacht-Struktur und das im doppelten Wortsinn »fehlende abendliche Abschalten«, das den Schlaf raubt.

Gefährlicher Schlaf: Sekundenschlaf im Straßenverkehr

Frühmorgens um 5.45 Uhr knallt in einem kleinen Ort im Saarland ein Pkw ungebremst in eine Hauswand. Das Fahrzeug ist Schrott, Totalschaden. Der 37-jährige Fahrer ist am Steuer eingeschlafen, so seine Aussage. Er sei erst beim Aufprall wieder wach geworden.

Nicht immer enden Sekundenschlafunfälle glimpflich. Voll beladen und ungebremst kracht ein Lastwagen in einer Nacht im Juli 2015 frontal von hinten in ein Polizeiauto, das sofort Feuer fängt. Zwei Polizisten werden getötet. Der 34-jährige Familienvater gibt an, eingeschlafen zu sein. Weil er aufrichtige Reue zeigt, wird er »nur« zu zwei Jahren Haft auf Bewährung verurteilt. Angeklagt war er wegen fahrlässiger Tötung.

Für manchen war der Sekundenschlaf das letzte Einschlafen: Häufig sind die dadurch verursachten Unfälle sehr schwer, da der Fahrer unmittelbar vor dem Crash nicht lenkt oder bremst. Die Schläfrigkeit schleicht sich oft auf leisen Sohlen an: Schrittchen für Schrittchen verlieren wir unsere Frische und werden unkonzentrierter. Wir können uns nicht mehr an die zuletzt zurückgelegte Fahrstrecke erinnern, übersehen Verkehrszeichen oder folgen apathisch einem vorausfahrenden Fahrzeug. Manche von uns haben körperliche Symptome, blinzeln oder gähnen vermehrt, haben brennende Augen. In einem fortgeschrittenen Stadium fällt einem dann auch schon mal der Kopf nach vorne. Wir schrecken hoch, öffnen das Fenster, zwingen uns zu Konzentration. Doch dann schnappt er plötzlich zu, heimtückisch und hinterhältig, ohne Rücksicht auf Verluste: der Sekundenschlaf. Bei Tempo 100 entspricht ein Sekundenschlaf von drei Sekunden einem Blindflug von 83 Metern! Das ist mehr als gefährlich.

Viele Autofahrer unterschätzen die Gefahren des Sekundenschlafes. In einer aktuellen Umfrage gaben 17 Prozent an, trotz

Müdigkeit weiterzufahren. Streichhölzer unter die Augenlider und ab durch die Mitte. »Müde fahre ich immer noch besser als meine Frau wach«, sagte uns ein übermüdeter Autofahrer im Rahmen einer Feldstudie zur Häufigkeit von Sekundenschlaf auf deutschen Autobahnen. Wir hatten ihn gebeten, aufgrund seiner hochgefährlichen Schläfrigkeitswerte doch seine Frau weiterfahren zu lassen. Manchmal kommt zur Unvorsichtigkeit auch noch chauvinistische Selbstüberschätzung.

Sekundenschlaf-Unfälle werden nicht nur in ihrer Gefährlichkeit, sondern auch in ihrer Häufigkeit unterschätzt: Auf deutschen Straßen sterben doppelt so viele Menschen an den Folgen von Sekundenschlaf als durch Alkohol am Steuer. In den USA ist bei jedem sechsten tödlichen Unfall und bei jedem achten Crash mit einem Schwerverletzten ein schläfriger Autofahrer beteiligt. Nach einer Studie des Deutschen Luft- und Raumfahrtzentrums (DLR) sind 18,5 Prozent aller Unfälle müdigkeitsbedingt. Im Transportgewerbe schätzt man, dass zwischen 20 und 40 Prozent aller Unfälle durch Müdigkeit am Steuer verursacht werden. In der Nacht sind es sogar 42 Prozent.

Wer einen schläfrigkeitsbedingten Unfall verursacht, begeht eine Straftat. Nach Paragraph 315c Strafgesetzbuch müssen wir vor Fahrtantritt prüfen, ob wir geistig und körperlich in der Lage sind, ein Fahrzeug zu führen. Sind wir das nicht – dazu zählt auch Schläfrigkeit –, treten trotzdem die Fahrt an und gefährden »dadurch Leib und Leben eines anderen Menschen oder fremde Sachen von bedeutendem Wert«, wird das mit einer Freiheitsstrafe von bis zu fünf Jahren oder mit einer Geldstrafe belegt.

Einer unserer Patienten teilte nach der Verursachung eines Verkehrsunfalls mit Blechschaden dem unfallaufnehmenden Polizisten als Entschuldigung mit, er sei eingeschlafen und könne nichts für das Geschehen. Das Erstaunen war groß, als er daraufhin ein Fahrverbot und Punkte in Flensburg bekam. Noch schlimmer traf es einen Patienten, der infolge erheblichen Schlafmangels einen tödlichen Unfall auf der Autobahn verursachte. Seine Versicherung konnte ihm den Schlafmangel und den Sekundenschlaf nachweisen und trat von allen Leistungen zurück.

Was am Steuer müde macht

In einer europaweiten Studie in 19 Ländern gingen wir den Ursachen schläfrigkeitsbedingter Unfälle nach. Mehr als 12 700 Personen, die einen entsprechenden Unfall verursacht hatten, wurden befragt. 42,5 Prozent gaben an, in der vorausgegangenen Nacht schlecht geschlafen zu haben. Weitere 34 Prozent berichteten von chronisch schlechtem Schlaf. 15 Prozent der Befragten mit einem schläfrigkeitsbedingten Unfall waren Schichtarbeiter. 13 Prozent hatten den Unfall zu einem Zeitpunkt verursacht, zu dem sie normalerweise im Bett lagen und zu träumen pflegten.

Schlafmangel und Schlafstörungen sind also offenbar eine der Hauptursachen von schläfrigkeitsbedingten Unfällen. Zur Erinnerung: Wer 17 Stunden wach ist, hat ein Reaktionsvermögen, das einem Blutalkoholspiegel von 0,5 Promille entspricht. Wer nur drei Stunden weniger Schlaf hat als üblich, erhöht sein Unfallrisiko um das Dreifache, wer mehr als vier Stunden weniger schläft als gewohnt, so wie es bei Urlaubsreisen oft der Fall ist, um das Zehnfache. Dazu passt, dass jahreszeitlich gesehen die meisten Unfälle nicht im Winter passieren, wenn es Schnee und Glatteis auf den Straßen gibt. Die höchste Unfallneigung besteht im Sommer, im Monat August, wenn im Urlaubsreiseverkehr der Schlafmangel oft maximal ist. Experten empfehlen, alle zwei Stunden eine Pause zu machen.

Aber es gibt noch weitere Ursachen für die hohe Zahl an Unfallopfern auf unseren Straßen. Rund 15 bis 20 Prozent der Medikamente auf dem deutschen Markt können nach Angaben der Hersteller die Fahrtüchtigkeit beeinträchtigen. Dazu zählten neben Schlafmitteln und Psychopharmaka auch eher unverdächtige Präparate, wie Schmerzmittel. In einer Untersuchung in den

USA fanden sich bei 13 Prozent der Unfallverursacher Benzodiazepine im Blut. Diese Medikamente, die als Schlaf- und Beruhigungsmittel eingenommen werden, sind in Deutschland ebenfalls weit verbreitet. Darüber hinaus haben auch Antihistaminika zur Behandlung von Allergien und Schlafstörungen eine schläfrigkeitsfördernde Wirkung. Sie sind hierzulande ohne Rezept in Apotheken erhältlich. Ihnen wird neben Psychopharmaka zur Behandlung von Depressionen das größte Gefährdungspotenzial im Straßenverkehr zugeschrieben. Kritisch sind insbesondere die ersten Tage der Anwendung oder Dosissteigerungen im Behandlungsverlauf. In diesen Situationen kann Schläfrigkeit besonders ausgeprägt auftreten.

Statistisch gesehen finden von Freitag auf Samstag die meisten Unfälle statt. Viele Pendler sind auf dem Heimweg von einer anstrengenden Arbeitswoche. Jugendliche fahren freitagnachts mit einem über die Woche aufgetürmten Schlafdefizit übermüdet von der Disco nach Hause. Hier dürften aber auch Alkohol und eine überhöhte Geschwindigkeit eine Rolle spielen. Bemerkenswert finde ich auch, dass in einigen Studien das männliche Geschlecht einen Risikofaktor für Unfälle darstellt: Sie bauen doppelt so viele schläfrigkeitsbedingte Unfälle wie Frauen. Bevor Sie nun einwerfen, dass Autofahren nach wie vor eher männlich dominiert ist und Männer die größeren Wegstrecken zurücklegen – das wurde bereits aus der Statistik herausgerechnet. Möglicherweise sind Frauen die aufmerksameren und damit angespannteren Fahrerinnen. Sie wissen schon: Anspannung macht wach! Wer cool und gelassen hinterm Steuer sitzt, verfällt eher in einen Entspannungsmodus, und der fördert bekanntlich Schlaf.

Schlaf macht wach am Steuer

Die Automobilindustrie hat das hohe Gefährdungspotenzial durch Sekundenschlaf erkannt. Mit technischen Lösungen zur Müdigkeitserkennung, insbesondere bei Fahrzeugen der Oberklasse, bietet sie dem Fahrer sozusagen serienmäßig Beruhigung an, nahenden Sekundenschlaf rechtzeitig für ihn zu entdecken. Das kann aber fatale Folgen haben. Die Autohersteller wiegen uns in falscher Sicherheit. Die einen messen die Blinzelfrequenz der Augenlider oder den Pupillendurchmesser, die anderen registrieren Korrekturen der Lenkbewegungen. Bei festgestellter Müdigkeit ertönt ein Summton oder ein Kaffeetassensymbol ploppt zur Warnung auf. Allen Systemen gemeinsam ist, dass sie Müdigkeit nicht zuverlässig erkennen. Manche Systeme warnen schon, wenn man nach kurvenreicher Fahrt mit wechselnden Geschwindigkeiten auf der Autobahn mit konstanter Geschwindigkeit und wenig Kurven seine Fahrt fortsetzt, andere erst, wenn die Augenlider bereits fest zugefallen sind.

Auf keinen Fall hilft gegen Müdigkeit lautes Radiohören, das Öffnen des Fensters, Kaugummikauen oder eine Tasse Kaffee, wie manche fälschlicherweise annehmen. Gegen Müdigkeit hilft nur eines: Schlaf! Man sollte rechts ranfahren oder einen Parkplatz ansteuern und dem gefährlichen Sekundenschlaf am Steuer mit einem Nickerchen vorbeugen. Zuvor noch eine Tasse Kaffee, dann können zehn Minuten Schlaf Wunder bewirken und für eine sichere Weiterfahrt sorgen. Wer nicht schlafen kann, sollte sich sportlich betätigen: Kniebeugen oder einfach ein paar Runden um das Auto joggen können über eine Aktivierung des Herz-Kreislauf-Systems zu Wachheit führen. Allerdings nicht so gut wie das Nickerchen am Straßenrand.

Der Deutsche Verkehrssicherheitsrat (DVR), unterstützt durch das Bundesministerium für Verkehr und digitale Infrastruktur (BMVI) und die Deutsche Gesetzliche Unfallversicherung (DGUV), hat die Kampagne »Vorsicht Sekundenschlaf« gestartet. Ziel ist es, auf die Risiken des Sekundenschlafs und seine Vermeidung hinzuweisen. Die Kampagne wird durch unsere Fachgesellschaft, die Deutsche Gesellschaft für Schlafforschung und Schlafmedizin (DGSM), tatkräftig unterstützt. Leider war die finanzielle Förderung der Kampagne nicht so, dass wir eine aus meiner Sicht ausreichende Öffentlichkeit für das Problem schaffen konnten. Insbesondere Logistik- und Transportunternehmen als auch die Unfallversicherer, so meine Meinung, hätten noch deutlich mehr Sensibilisierung benötigt. Gerade Lkw-Fahrer sind einer hohen Stressbelastung durch Termindruck ausgesetzt. Sie arbeiten in Schichten, müssen tags wie nachts unter schlechtesten Bedingungen am Straßenrand schlafen. Trotz Autobahnlärm, im Sommer bei Hitze und im Winter bei Kälte, sollen sie tief und fest schlafen, um anschließend ihre Vierzigtonner wach und sicher über die Straßen zu führen. Es liegt auf der Hand, dass es auch weiterhin viele Unfälle mit Lkw- oder Busbeteiligung geben wird, sollten sich diese Bedingungen nicht ändern.

Jetlag

In unserer modernen Gesellschaft sind wir es gewohnt, innerhalb von kürzesten Zeiten an jeden Ort der Welt zu jetten. Rein in den Flieger, und ab geht die Post. Innerhalb weniger Stunden sind wir auf einem entfernten Kontinent, in einer anderen Welt und einer anderen Zeitzone. Unsere innere Uhr ist aber leider nicht so flink mit dem Verreisen. Am Urlaubsort angekommen, herrschen von jetzt auf gleich andere Zeiten, als sie unsere innere Uhr gewöhnt ist. Wir sind erst einmal müde, können nicht einschlafen, sind den Tag über tranig, haben trotz des tollen Hotelbuffets keinen Appetit, wachen dafür aber mitten in der Nacht mit einem Bärenhunger auf. Unsere innere Uhr ist noch im Heimatmodus und verdirbt uns anfänglich den Urlaubsspaß. Sie und die neue Ortszeit sind asynchron. Wären wir langsamer gereist, mit dem Auto, dem Zug oder dem Schiff, hätte unsere innere Uhr ausreichend Zeit gehabt, sich anzupassen. Sie ist für die schnellen Reisen unserer modernen Welt nicht gemacht. Nur langsam passt sie sich an die neue Zeitzone an. Als Faustregel gilt: Für eine Stunde Zeitverschiebung benötigt unsere innere Uhr mindestens einen Tag, um sich anzupassen. Wenn wir also nach New York fliegen, dauert es aufgrund der sechsstündigen Zeitverschiebung wenigstens sechs Tage, bis sich die innere Uhr an die äußere Zeit in New York angepasst hat. Ältere Menschen, Frauen und Lerchen tun sich bei der Eingewöhnung in aller Regel etwas schwerer.

Bei Zeitverschiebungen passen sich die an den Tagesrhythmus gebundenen Körperfunktionen wie die Verdauung, die Temperaturregelung oder die Hormonausschüttung unterschiedlich schnell an die neue Zeitzone an. Dem Schlaf-Wach-Rhythmus gelingt es flotter, der Hormonhaushalt hingegen ist träge: Kortisol, das Stress- und Aktivitätshormon des Tages, benötigt mehr Zeit für die Anpassung. Auch Leptin und Ghrelin, unsere Hunger- und Sättigungshormone, machen bei schnellen Zeitzonenwechseln schlapp. So erklärt es sich, dass man am neuen Ort schon wieder ganz gut nachts schlafen kann, aber überraschenderweise mitten in der Nacht mit Heißhunger aufwacht.

Reisen nach Osten fallen schwerer als Trips nach Westen. Das hat zwei Gründe: Dort angekommen, muss man früher als gewohnt zu Bett gehen. Unser Adenosin-Akku ist noch nicht ganz leer, und wir sind noch gar nicht richtig müde, wenn es dort bereits ins Bett geht. Weil außerdem unser Schlaf-Wach-Rhythmus mit knapp 25 Stunden verlangsamt ist, klappt ein späteres Zubettgehen besser als ein früheres. Wer nach Osten reist, lässt also am besten eine Nacht ausfallen, dann kommt man mit der neuen Umwelt schneller in Takt. Wenn man zudem am Zielort morgens noch viel Sonne tankt und abends rechtzeitig für Dunkelheit sorgt, passt sich die Melatonin-Produktion schneller an den neuen Hell-Dunkel-Rhythmus an.

Bei Flügen nach Westen muss man länger wach bleiben, was unserem 25-Stunden-Schlaf-Wach-Rhythmus viel leichterfällt.

Oft wacht man aber in den ersten Tagen morgens früher auf, auch mit Durchschlafproblemen muss man rechnen. Vor Ort ist Helligkeit von mehr als 2500 Lux am Abend wichtig. Sie unterstützt das längere Wachbleiben, man wird nicht so schnell müde. Melatonin, nicht in Deutschland, aber in vielen Ländern auf der Welt in Tablettenform frei verkäuflich, kann die Umstellung an die neue Tagesstruktur zusätzlich unterstützen.

Wer nur kurze Zeit auf einer Geschäftsreise ist, verstellt seine innere Uhr am besten erst gar nicht. So erspart er sich körperlichen Anpassungsstress, Schlafstörungen und Tagesmüdigkeit. Es ist von Vorteil, wenn man den Schlaf-Wach-Rhythmus aus der Heimat so gut es geht beibehält.

Wer hat an der Uhr gedreht?

Alle Jahre wieder dieselbe Prozedur. Die halbjährliche Umstellung der Uhren wurde in Deutschland bereits 1980 eingeführt, um Energie zu sparen. Es sollte eine Stunde mehr Tageslicht für Menschen und Produktionsanlagen gewonnen werden. Im Frühjahr wird uns eine Stunde geklaut, und erst im Spätherbst wieder zurückgegeben. Jedes Jahr fragen wir uns im Frühjahr und im Herbst aufs Neue: »Wird die Uhr jetzt vor- oder zurückgestellt?« Man kann es sich wie folgt merken: Im Frühjahr stellen die Straßencafés mit den ersten Sonnenstrahlen die Stühle »vor« das Lokal und im Herbst, wenn es kalt wird, stellen sie diese wieder »zurück«. Genauso verhält es sich mit der Umstellung der Uhr.

Die Zeitverschiebung beschert uns zweimal pro Jahr einen Mini-Jetlag. Die äußere Uhr wird umgestellt, und die innere hinkt bei vielen noch ein paar Tage hinterher. Die körperliche Umstellung ist für Gesunde in der Regel keine bedeutsame Belastung, kann bei Einzelnen aber zwischen zwei und zehn Tagen andauern. Vor allem Kinder, Senioren und Menschen mit Schlafproblemen tun sich schwer. Viele meiner Patienten mit Schlafstörungen »zittern« regelrecht vor der alljährlichen Zeitverschiebung. Viele reagieren mit Müdigkeit, Antriebsschwäche, Schlafstörungen, Kopfschmerzen oder gar depressiven Verstimmungen auf das unnatürliche Drehen an der Uhr.

Wenn im Frühjahr die Uhr vorgestellt wird, bedeutet dies, dass wir für einen Zeitraum von drei Wochen morgens nochmals in den Wintermodus verfallen. So lange dauert es, bis es wieder zur selben Zeit hell ist wie vor der Umstellung. Aber damit nicht genug. Wir müssen auch eine Stunde früher aufstehen und eine Stunde früher ins Bett, obwohl es abends doch länger hell ist. Früher in die Kissen fällt schwerer, und Einschlafprobleme verbunden mit Schlafmangel sind in den ersten Tagen für viele eher die Regel als die Ausnahme. Gerade die Umstellung im Frühjahr ist keine Bagatelle, sie hinterlässt ihre Spuren. Der für viele nicht unerhebliche körperliche Stress drückt sich nicht nur durch Schlafprobleme mit erhöhtem Schlafmittelkonsum und vermehrten Arztbesuchen aus, sondern auch durch eine erhöhte Anzahl an Krankenhauseinweisungen mit Verdacht auf Herzinfarkt. Der Schlafmangel fordert ebenfalls seinen Tribut: Am Montag nach der Zeitumstellung erhöht sich die Häufigkeit von Verkehrsunfällen. Wildunfälle nehmen ebenfalls zu, weil sich das Tierreich nicht an die neue Zeitordnung halten mag und dann zu falschen Zeiten die Straßen quert. Auch Landwirte klagen über Anpassungsschwierigkeiten von Milchkühen.

Eulen und Spätaufsteher tun sich weniger schwer mit der Umstellung im Frühjahr. Die morgendlich längere Dunkelphase verschlafen sie einfach und freuen sich, dass es abends nach der Arbeit noch länger hell ist. Die Lerche allerdings hadert mit der Zeitumstellung. Sie wird nach der langen Dunkelphase im Winter in ihrem Streben nach morgendlicher Erleuchtung um drei Wochen zurückgeworfen und tapst erstmal wieder im Dunkeln aus dem Bett.

Die Umstellung im Herbst ist für alle angenehmer, denn es gibt eine Gratisrunde Schlaf: Um drei Uhr in der Nacht wird die Uhr um eine Stunde zurückgestellt, und wir können diese Stunde Schlaf unbekümmert ein zweites Mal erleben und wiederholen. Die Lerchen und Frühaufsteher freuen sich, denn sie bekommen eine Verlängerung der sommerlichen Helligkeit am Morgen, was die Eulen und Spätaufsteher nicht weiter tangiert, da sie um diese Zeit eh noch im Reich der Träume verweilen. Aber abends werden alle aus den Träumen vom goldenen Herbst gerissen. Spätestens jetzt heißt es, sich auf die düstere und kalte Winterzeit einzustellen.

Es gibt Hoffnung für all diejenigen, die mit der Zeitumstellung hadern. Das Europäische Parlament hat 2018 eine Kommission eingesetzt, welche die Sinnhaftigkeit der Zeitumstellung prüfen soll. Ihren ursprünglichen Zweck hat sie längst verwirkt. Studien zeigen, dass die einst anvisierte Energieeinsparung Schall und Rauch ist. Möglicherweise ergibt sich sogar ein höherer Energieverbrauch aufgrund vermehrter Heizperioden am Morgen. Hinzu kommen die für viele Menschen aufgeführten gesundheitlichen Belastungen und die erhöhten Risiken für Unfälle. Es gibt nur ein Argument, das aus meiner Sicht gegen die Sommerzeit spricht: Es fällt schwer, auf lange, helle Sommerabende im Garten bei einem Glas Riesling-Schorle zu verzichten …

Teil IV
Das 1 x 1 des Schlafens

11
Mythen und Volksweisheiten zum Schlaf

In den folgenden Kapiteln geht es um das für den Schlaf richtige Verhalten sowohl am Tag als auch in der Nacht. Was sind die Bedingungen für optimalen Schlaf, und wie können Sie dazu beitragen, die Nacht der Nächte jeden Abend aufs Neue zu erleben? Denn für den Schlaf ist nicht nur das Verhalten während der Nacht von Bedeutung, auch die Gestaltung der Tages- und Abendstruktur hat Einfluss auf einen erholsamen Schlaf. Es geht darum, wie wir mit Belastungen umgehen, und um den Einfluss von Bewegung, Sport und Ernährung auf das menschliche Schlafvermögen. Wir werden der Frage nachgehen, wie das Drehbuch für den Abend aussehen sollte, damit ein tiefer und erholsamer Schlaf möglich ist. Und wir werden uns damit beschäftigen, wie das Schlafzimmer und unser Bett gestaltet sein sollten, ob wir besser alleine oder zu zweit schlafen sollten und wie uns guter Schlaf auch unter ungewohnten Bedingungen gelingen kann.

Schlafmythen auf dem Prüfstand

Um keine falschen und unrealistischen Erwartungen an die perfekte Nacht und die Zeit davor zu stellen, wollen wir zunächst bekannte Schlafmythen auf den Prüfstand stellen und deren Wahrheitsgehalt auf den Grund gehen. Denn wenn es um das Thema Schlaf geht, gibt es zahlreiche Weisheiten, die von Generation zu Generation weitergegeben werden, aber auch viele Irrtümer. Was stimmt davon und was gehört ins Reich der Träume?

Vollmond

Etwa alle 29,5 Tage gibt es Vollmond. Mond, Erde und Sonne liegen auf einer Linie, die Erde nimmt die Sandwich-Position in der Mitte ein. Mond und Sonne ziehen von zwei Seiten an unserem blauen Planeten und verformen diesen sogar etwas. Die Kräfte, die da wirken, sind enorm. Das Hochwasser der Gezeiten läuft dann einige Zentimeter höher auf als normal, sogar Kontinente heben sich um einige Zentimeter an. Wenn so viel Kraft und Naturgewalt wirken, dann könnte das doch auch Einfluss auf den Menschen haben, oder nicht?

»Bei Vollmond schlafe ich schlechter«, behaupten denn auch viele oder haben entsprechende Aussagen schon von Menschen in ihrem Umfeld gehört. Tatsächlich konnte eine Übersichtsarbeit aus den 1990er-Jahren zum Einfluss des Mondes auf den Schlaf, die verschiedene Studien auswertete, keine negativen Auswirkungen feststellen. Auch eine über sechs Jahre laufende und 2003 publizierte Studie aus Österreich fand keinen Zusammenhang zwischen der Mondphase und dem Schlaf. Eine Schweizer Studie an insgesamt 33 Freiwilligen stellte 2013 dagegen einen leichten Einfluss des Mondes auf den Schlaf des Menschen fest. Durchschnittlich schliefen die Probanden in einer Vollmondnacht insgesamt 20 Minuten weniger und benötigten 5 Minuten länger zum Einschlafen. Nur ein Jahr später wurde in der Studie einer Münchner Forschergruppe an über tausend Probanden kein negativer Einfluss des Mondes festgestellt. 2015 wiederum kam eine Studie aus Budapest zu einem anderen Ergebnis: es gebe doch einen leichten Effekt. Ja, was stimmt denn nun?

Insgesamt überwiegen die Studien, die keinen störenden Einfluss des Vollmondes auf unseren Schlaf finden konnten. Die wenigen Arbeiten, die einen Zusammenhang sehen, beschreiben nur leichte Veränderungen des Schlafes. In keiner der Studien hat der Mond komplett schlaflose Nächte verursacht oder medizinisch relevante Einschlafstörungen hervorgerufen. Bleiben Sie

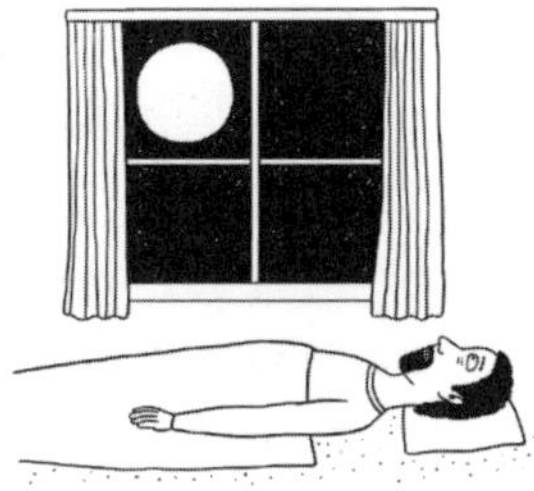

also gelassen, wenn die nächste Vollmondphase ansteht. Und wenn Sie sich dann doch unruhig hin- und herwälzen und nicht in den Schlaf finden, könnte es weniger mit dem Mond als mit einer selbsterfüllenden Prophezeiung zu tun haben. Eine selektive Wahrnehmung, die über Schlaferwartungsängste und Anspannung Menschen in Vollmondnächten den Schlaf raubt.

Die Nacht ist zum Schlafen da

Wie Sie bereits wissen, funktionieren die menschlichen Sinnessysteme im Vergleich zu denen unserer Fressfeinde nachts viel zu schlecht. Wir sind bei Dunkelheit fast blind, unser Hörvermögen und Tastsinn können das nicht ausgleichen, mit unserem Geruchs- und Geschmackssinn können wir auch keinen großen Staat machen. Es ist also ganz gut, dass wir uns nachts still und leise zurückziehen und nicht viel Tam-Tam machen, um uns möglichst wenig Gefahren auszusetzen. Evolutionsbiologisch macht es Sinn, dass wir am Tag aktiv sind und nachts schlafen. Dieses Schlaf-Wach-Verhalten hat sich tief und fest in unseren Genen eingegraben, dagegen kommen wir nicht an. Insofern haben Ermahnungen wie: »Man soll die Nacht nicht zum Tag machen«, die Generationen von partywütigen jungen Leuten von Eltern und Großeltern zu hören bekommen haben, einen tieferen Sinn. Und wer Schicht arbeiten muss, weiß, wie unerholsam der Schlaf am Tag sein kann. Mit anderen Worten: Die Nacht ist tatsächlich zum Schlafen da!

Schlaf vor Mitternacht

Jedem Anfang wohnt ein Zauber inne, so ist es auch mit unserem Schlaf: Der Beginn jeder nächtlichen Schlafphase ist von besonderer Bedeutung für die körperliche Erholung. Wie Sie bereits wissen, finden direkt nach Schlafbeginn mit der Ausschüttung des Wachstumshormons wichtige Reparatur- und Regenerationsprozesse in unserem Organismus statt, und das Immunsystem wird gestärkt. Und zwar völlig unabhängig davon, ob Sie schon früh am Abend am Kissen horchen oder noch bis in die Puppen wach sind. Wichtig ist, dass Sie Zubettgeh- und Aufstehzeiten haben, die Ihrem Schlaftyp – Lerche oder Eule – entsprechen. Der Schlaf vor Mitternacht ist deshalb nicht automatisch der bessere, diese Weisheit kann ins Reich der Mythen verwiesen werden. Von Bedeutung ist allerdings, dass wir nachts bei Dunkelheit und nicht tagsüber bei Helligkeit schlafen, denn das ist die deutlich schlechtere Alternative.

Schlafen wie ein Stein?

Unter evolutionsbiologischen Gesichtspunkten ist das nächtliche Wachwerden für das Überleben der Spezies Mensch von besonderer Bedeutung. Schließlich müssen wir Gefahren rechtzeitig erkennen, um uns zu schützen oder rechtzeitig flüchten zu können. Bis zur Industrialisierung hat der Mensch in unseren Breitengraden (in manchen Kulturen hat sich daran bis heute nichts geändert) nachts sogar in zwei Etappen geschlafen. Dazwischen lag eine längere Wachphase, in der man nach dem Feuer oder nach dem Vieh sehen musste. Das, was wir heute als Durchschlafstörung betrachten, gehörte früher eher zum normalen Ablauf einer Nacht.

Das nächtliche Wachwerden hat sich gehalten, auch wenn unsere Lebensumstände ganz andere sind als die unserer Vorfahren. Selbst wenn wir morgens das Gefühl haben, durchgeschlafen zu haben, waren wir nachts doch häufig wach. Kleinste Weckreaktionen von wenigen Sekunden, sogenannte Mikroarousals, haben wir je nach Alter zwischen 15 und 25 pro Stunde Schlaf. Zwischen den Schlafzyklen, am Ende einer REM-Schlaf-Phase, wachen wir bevorzugt etwas länger auf. Ob wir uns an nächtliche Wachphasen erinnern können, hängt, wie wir bereits wissen, von ihrer Dauer ab, die irgendwo zwischen einer und drei Minuten liegt.

Ältere Menschen haben natürlicherweise eine geringere Schlaffestigkeit. Wachwerden gehört für Senioren sozusagen zur Nachtordnung. Ab dem fünfzigsten Lebensjahr wird es irgendwann normal, einmal oder sogar zweimal für bis zu dreißig Minuten wach zu liegen. Aber dafür dürfen sie ja zum Ausgleich gerne am Tage einmal ein Nickerchen machen.

Gut schlafen kann man nur, wenn es dunkel und absolut ruhig ist

Der Mensch ist ein tagaktives Lebewesen. Zahlreiche biologische Prozesse haben sich an dieses Schlaf-Wach-Verhalten mit den dazugehörigen Hell-Dunkel-Phasen angepasst. Bereits mit Eintritt der abendlichen Dämmerung beginnt die schlaffördernde Melatoninproduktion. Wie Sie bereits wissen, wird die abendliche Ermüdung etwas gehemmt, wenn man sich dem melatoninunterdrückenden Blaulicht aussetzt, wie es nicht nur im Sonnenlicht, sondern auch in LED-Bildschirmen, Neonröhren und einigen Energiesparlampen enthalten ist. Man wird einen Tick langsamer müde und benötigt etwas länger zum Einschlafen. Ist man einmal eingeschlafen, ist es völlig egal, ob da noch ein Standby-Licht eines elektrischen Gerätes brennt oder ein offener Rollladen noch etwas Straßenlicht oder Mondschein ins Schlafzimmer lässt. Auch die frühe Morgendämmerung im Sommer ist nicht ausreichend, um den Schlaf über eine reduzierte Melatoninausschüttung zu stören. Schließlich ist es automatisch dunkel, wenn die Augen während des Schlafes geschlossen sind.

Wenn wir ins Bett gehen, schwinden uns die Sinne. Verantwortlich dafür ist der Thalamus, eine Gehirnregion, die Forscher aufgrund ihrer Funktion als das »Tor zum Bewusstsein« beschreiben. In ihm münden all jene Nervenstränge, die von der Außenwelt und unserem Körper Informationen in das Gehirn leiten. Damit wir diese bewusst wahrnehmen, muss der Thalamus diese aktiv an die Großhirnrinde weiterleiten. Hören, Sehen, Riechen, Schmecken und Spüren – alle Informationen unserer Sinnessysteme müssen da durch. Quittiert der Thalamus seinen Dienst und geht schlafen, leitet er die Informationen nicht mehr weiter. So schützt er unser Bewusstsein vor den Störsignalen des Alltags. Lärmende Nachbarn, röhrende Autos, Berührungen des Partners und der Duft schlechter Luft bleiben alle außen vor. Nur besonders starke, unbekannte oder für uns individuell wichtige Signale, die auf eine mögliche Bedrohung hinweisen, werden noch weitergeleitet und wecken uns. Allerdings entscheiden wir durch unsere individuelle Bewertung, was wichtig und gefährlich ist: So erklärt es sich, dass die junge Mutter das leiseste Geräusch ihres Babys hört. Menschen mit Schlafstörungen bewerten ganz normale Nachtgeräusche als unnormal, sie hören jeden Mucks und werden wach. Für sie ist absolute Ruhe eine entscheidende Voraussetzung für guten Schlaf. Für alle gilt die Faustregel: Versuchen Sie, die Geräuschwelt der Nacht zu akzeptieren und nicht weiter zu beachten. Erst, wenn Sie sich auf die Geräusche konzentrieren, werden diese zum nächtlichen Störenfried und Schlafräuber.

Acht Stunden Schlaf müssen es sein

Hier gilt: Jeder nach seiner Façon. Das menschliche Schlafbedürfnis ist genetisch bedingt. Die einen benötigen mehr, andere weniger von dem kostbaren Gut. Entscheidend ist, wie wir uns am Tag fühlen. Sind wir wach, leistungsfähig und emotional ausgeglichen, hatten wir nachts ausreichend Schlaf. Egal, ob es vier, fünf oder auch neun oder gar zehn Stunden Schlaf waren.

Muss man jede Nacht schlafen?

Ein klares Jein! In den vorausgegangenen Kapiteln haben wir erfahren, wie wichtig der Schlaf für unsere Gesundheit und unser

Leistungsvermögen am Tag ist. Der Mensch ist allerdings ein sehr anpassungsfähiges Lebewesen. Im Laufe der Evolution, als wir noch den Bedrohungen der Wildnis ausgesetzt waren und der Überlebensdruck höher war, da war es für den menschlichen Organismus notwendig, sich nachts flexibel zu zeigen. Es steckt in unseren Genen, dass wir auch mal auf eine Nacht mit Schlaf verzichten oder nur mit einer Mütze voll Schlaf auskommen können. Erst der chronische Schlafmangel bedroht unsere Gesundheit. Allerdings ist nach einer Nacht ohne Schlaf trotzdem Vorsicht geboten, gerade im Straßenverkehr oder am Arbeitsplatz.

Kann man vorschlafen oder Schlaf nachholen?

Schlaf lässt sich leider nicht im Vorratsschrank bunkern und bei Bedarf aus dem Regal nehmen. Wer weiß, dass er in der kommenden Nacht weniger Schlaf bekommt, weil er auf Nachtschicht geht oder auf eine Party, der kommt etwas besser durch die Nacht, wenn er am Tag oder besser noch am frühen Abend, bevor es losgeht, ein Nickerchen macht. Allerdings fällt uns dieses Schlafen bei hoher Körpertemperatur gar nicht so leicht. Vielen gelingt es daher auch nicht, direkt vor der Schicht oder der Party vorzuschlafen. Schlafprofis wissen, dass der Schlummer am frühen Nachmittag am ehesten gelingt. Im chronobiologischen Mittagstief giert unsere innere Uhr sowieso nach Schlaf. Das lässt sich ausnutzen.

Wie aber sieht es nach der Partynacht aus? Oder unter der Woche, wenn man wegen Arbeit und Schule zu wenig Schlaf abbekommt? Nach der bereits genannten Studie des Deutschen Instituts für Wirtschaftsforschung schliefen die Deutschen am Wochenende mit 7,88 Stunden fast eine Stunde mehr als werktags. Spitzenreiter waren hier junge Singles, die am Wochenende auf durchschnittlich 8,49 Stunden Schlaf kamen. Schlaf am Wochenende nachholen, das klappt also tatsächlich. Durch verlängerten Schlaf und damit auch vermehrten Tiefschlaf lässt sich das wöchentliche Defizit ausgleichen und die bleierne Müdigkeit der Arbeitswoche abbauen. Allerdings lassen sich die direkten Folgen des Schlafmangels nicht mehr rückgängig machen: Müdigkeitsbedingte Risiken und fehlendes Leistungsvermögen während der Woche sind nicht reversibel, ebenso die unmittelbaren körperlichen und psychischen Folgen, wie zum Beispiel die Schwächung des Immunsystems oder vermehrte Stimmungsschwankungen und Gereiztheit.

Der vermehrte Schlaf am Wochenende birgt aber auch Risiken: Von Sonntag auf Montag schlafen die meisten Menschen am schlechtesten. Und das nicht ohne Grund: Denn wenn am Sonntag ausgeschlafen und verlorener Schlaf nachgeholt wurde, steht man später auf. Abends geht man aber pflichtbewusst vor der anstehenden Arbeitswoche zeitig ins Bett. Die für die meisten notwendige Wachphase von 16 Stunden, bevor sie wieder gut schlafen können, hat nicht stattgefunden. Der Schlafdruck ist zu gering, das Einschlafen fällt schwer. Der zweite Grund ist, dass viele Menschen nicht am Montagmorgen an der Werkbank oder dem Schreibtisch die Arbeitswoche beginnen, sondern als engagierte und pflichtbewusste Mitarbeiter sonntagabends im Bett schon einmal die Arbeitswoche durchplanen: »Was wird mir die Woche bringen, werde ich alles bewältigen können? Wie organisiere ich mich?« sind typische Fragen, die über ihre anspannungserhöhende Wirkung den Schlaf vertreiben und wach halten. Unter den Auswirkungen des nächtlichen Schlafmangels fällt es uns dann besonders schwer, in die Arbeitswoche zu starten und unsere gewohnte Leistung zu bringen. Das »Montagsauto« gibt es also wirklich.

Elektrosmog und Wasseradern stören den Schlaf

An der Wirkung von Elektrosmog auf die Gesundheit und den Schlaf scheiden sich die Geister. Tatsächlich können elektrische Geräte Einfluss auf die Aktivität unseres Gehirns nehmen. Wissenschaftler haben zahlreiche Experimente an Mensch und Tier durchgeführt, konnten allerdings keine Effekte auf den menschlichen Schlaf feststellen.

Viele Menschen sind auch der festen Überzeugung, dass Wasseradern Schlafstörungen, Depressionen und sogar Krebs hervorrufen können. In wissenschaftlichen Untersuchungen gelang es bislang nicht, die von Wünschelrutengängern gefundenen Wasseradern mit Messinstrumenten zu verifizieren. Grundsätzlich scheint sich das Grundwasser in Deutschland gar nicht in Wasseradern, also unterirdischen Fluss- oder Bachläufen zu bewegen, sondern vielmehr flächig aufzutreten. Möglicherweise sind die Geräte nicht empfindlich genug. Aber selbst, wenn man verschiedene Wünschelrutengänger auf dasselbe Stück Wiese schickt, kommen diese weder zu identischen Störquellen, noch können sie ihre eigenen Ergebnisse nach einigen Monaten reproduzieren.

Es ist durchaus möglich, dass die Wissenschaft nicht alle Phänomene erfassen und messen kann. Ich habe allerdings die Erfahrung gemacht, dass bei vielen meiner Patienten bereits im Vorfeld Wünschelrutengänger Wasseradern und Elektrosensible elektrische Geräte als Störquellen für den Schlaf dingfest gemacht und den Patienten Lösungsvorschläge unterbreitet hatten. In den meisten dieser Fälle fand ich andere Ursachen für deren Schlafstörungen, die aus schlafmedizinischer Sicht gut behandelbar waren.

Nachts wiegen Probleme schwerer

Tatsächlich verfallen wir alle nachts in eine Art Mini-Depression. Schuld daran ist der Schlafbotenstoff Melatonin, der uns nicht nur den süßen Schlummer, sondern auch schwere und düstere Gedanken als Nebenwirkung bringt. Er erhält tatkräftige Unterstützung durch Serotonin, unser Glückshormon, welches sich zu dieser Zeit vom Acker macht und dem schwermütigen Melatonin das Feld des Wirkens überlässt. Gut, dass wir diese negative

Stimmungslage verschlafen. Aber wehe dem, der nachts aufwacht und in Grübeleien verfällt. Am nächsten Morgen, bei Tageslicht und unter dem fehlenden Einfluss von Melatonin besehen, kann sich mancher die nächtliche Gefühls-Katastrophe gar nicht mehr erklären. Es wäre also gut, wenn wir uns nachts nicht so ernst nehmen würden.

Geld ist ein gutes Ruhekissen

Angus Deaton, der 2015 mit dem Wirtschaftsnobelpreis ausgezeichnet wurde, will mithilfe von Daten aus 450 000 Interviews herausgefunden haben, dass es einen Zusammenhang zwischen der Höhe des Gehalts und dem Glück gibt. Demnach sollten wir für ein glückliches Leben 61 000 Euro im Jahr verdienen. Wer mehr verdiene, werde nicht glücklicher, wer weniger auf dem Gehaltskonto habe, aber tendenziell unglücklicher.

Es liegt auf der Hand: Wer glücklich und zufrieden ist, dürfte entspannter durch den Tag gehen. Und wer sich keine existenziellen Sorgen machen muss, dem fällt das Leben leichter, der hat mehr Möglichkeiten. Entspannung, das haben wir gelernt, ist der Königsweg in den Schlaf, und so liegt die Vermutung nahe, dass es auch zwischen der Höhe unseres Gehaltsschecks und dem Schlafvermögen einen Zusammenhang gibt. Tatsächlich scheint Geld ein gutes Ruhekissen zu sein. Menschen mit einem Monatseinkommen von unter 1400 Euro und Arbeitslose neigen häufiger zu Schlafstörungen als diejenigen mit einem hohen Monatseinkommen. Wer mit seiner Bezahlung am Arbeitsplatz unzufrieden ist und sich schlecht entlohnt fühlt, hat ebenfalls häufiger Schlafstörungen.

Aber, und auch das weiß der Volksmund: »Geld allein macht nicht glücklich.« Für unser Glückserleben ist der schnöde Mammon nicht die einzige Voraussetzung. Eine gute Partnerschaft und viele Sozialkontakte sind für ein glückliches und langes Leben bedeutsamer als ein gefülltes Geldsäckel.

12
Der Tag macht die Nacht

Der Mensch lebt im Wechsel von Wachen und Schlafen, er ist ein »Rhythmustier«. Wir haben bereits erfahren, dass zahlreiche Rhythmen des Menschen an den Schlaf-Wach-Rhythmus gekoppelt sind. Wenn wir im Gleichklang mit unseren inneren Rhythmen und denen der Umwelt leben, stabilisiert sich unser Schlaf-Wach-Rhythmus, was den guten Schlaf befördert. Regelmäßigkeiten und Routinen im Tagesverlauf sind die Zauberwörter für einen erholsamen Schlaf in der Nacht. So nimmt bereits das Verhalten am Tag und insbesondere am Abend Einfluss auf das Schlafvermögen in der Nacht: Feste Zeiten für Schlaf, Arbeit, Pausen, Bewegung und Sport, Essen und Trinken können die biologischen Rhythmen und damit den Schlaf stärken.

Den eigenen Schlaftypus und die Leistungskurve berücksichtigen

Es ist von zentraler Bedeutung, dass wir bei der Tages- und Nachtgestaltung den individuellen Rhythmus für Schlafen und Wachen berücksichtigen. Wir wissen, dass die Lerchen unter uns Frühaufsteher sind und die Eulen im Gegensatz zu ihnen morgens nur schwer aus dem Bett kommen, dafür aber abends noch zu Höchstleistungen fähig sind. Für den guten Schlaf ist es nicht von Bedeutung, ob Sie nun eine Lerche oder eine Eule sind. Wichtig ist, dass Sie nach Ihrer Biologie leben und herausfinden, welcher Schlaftyp Sie sind. Als weitere Faustregel können Sie sich merken, dass die körperlichen und geistigen Aktivitäten zeitlich weit genug vor dem Zubettgehen liegen sollten. Ideal zum Herunterkommen und Entspannen sind zwei Stunden, sonst nehmen Sie die »Ausläufer« der vorherigen Beschäftigung mit ins Bett.

Egal ob Lerche oder Eule, wenn Sie für einen regelmäßigen Rhythmus von Schlafen und Wachen sorgen, schaffen Sie eine wichtige Voraussetzung für gesunden Schlaf. Ihr Sandmännchen weiß dann, wann es zu kommen hat, und Sie werden schon ohne weiteres Zutun müde. Wenn Sie zu regelmäßigen Zeiten aufstehen und ins Bett gehen, kann Ihre innere Uhr Sie optimal unterstützen.

Wichtig ist, dass Sie auch nach einer schlechten Nacht am Morgen zur gewohnten Zeit aufstehen. Viele meiner Patienten machen den Fehler, dass sie dann morgens länger liegen bleiben, um versäumten Schlaf nachzuholen. Doch das kann sich fatal auswirken. Wenn wir morgens bis in den Vormittag hinein schlafen, bildet sich für die folgende Nacht nicht genügend Schlafdruck aus. Einschlafprobleme in der Folgenacht sind dadurch vorprogrammiert, und ein negativer Kreislauf bis zu einer gravierenden chronischen Schlafstörung kann in Gang kommen. Also raus aus den Federn, egal wie Sie geschlafen haben. Ihr gesunder Schlaf wird es Ihnen danken.

Finden Sie heraus, wann Sie während des Tages Ihre Leistungshochs und Leistungstiefs haben. Arbeiten Sie nach Möglichkeit in den Hochphasen und machen Sie Pausen in den Tiefs. Insbesondere nach dem Mittagessen kann ein kleines Schläfchen von nur wenigen Minuten erquickend sein und Sie für den zweiten Teil des Tages wieder wach, leistungsfähig und kreativ machen. Wie Sie aus den Kapiteln 3 und 10 bereits wissen, sollte das kurze Nickerchen nicht zu lange dauern, sonst kann sich seine Wirkung ins Gegenteil umkehren. Aber Vorsicht: Ein Schläfchen nach 15 Uhr kann den Schlafdruck abbauen und das Einschlafen am Abend erschweren. Deshalb sollten Menschen mit Schlafstörungen den Mittagschlaf komplett meiden, um sich genügend Müdigkeit für das Einschlafen am Abend zu bewahren.

Mit Belastungen richtig umgehen

Stress und Belastungen gehören zum Leben dazu und sind nicht vermeidbar. Trotzdem kann Stress ein Schlafkiller sein. Anderseits kann gesunder Schlaf auch ein gutes Anti-Stress-Programm sein. Positiven Stress bezeichnen wir als *Eustress*: Ein Besuch im Fußballstadion, die Organisation unserer Geburtstagsfeier oder die Planung des nächsten Urlaubs können trotz der damit verbundenen Anstrengung ein angenehmes Empfinden, einen positiven Stress hervorrufen. Das Lernen auf die nächste Matheprüfung, die Auseinandersetzung mit dem Vorgesetzten oder eine ausbleibende Gehaltserhöhung erzeugen dagegen ein unangenehmes Empfinden, das wir als belastend erleben. Diese Art von negativem Stress wird als *Distress* bezeichnet.

Obwohl sich Stress im Leben nicht völlig vermeiden lässt, sollte es unser Ziel sein, vor allem negativen Stress auf ein Minimum zu reduzieren. Warum? Lassen Sie uns für ein besseres Verständnis in die Anfänge der Menschheit zurückgehen. Die Stressreaktion ist ein uraltes Überlebensprogramm, um gut auf Kampf und Flucht vorbereitet zu sein. »Schnell auf den Baum, der Tiger kommt!«, hieß die Devise für unsere Vorfahren. Unser Körper tut daher alles, um uns möglichst erfolgreich auf den Baum zu kriegen. Stress aktiviert unser Herz-Kreislauf-System, um alle Organe und Muskeln gut mit Energie und Sauerstoff zu versorgen. Herzschlag, Blutdruck und Atemfrequenz werden gesteigert, die Muskulatur wird angespannt. Damit mögliche Verletzungen, die wir uns im Kampf oder auf der Flucht zuziehen, nicht so bedrohlich werden, wird die Blutgerinnung erhöht, so verschließen sich potenzielle Wunden schneller. Weil die Verdauung unnötig Energie ziehen würde, wird sie eingestellt. Der Körper schaltet für die Zeit der Stressreaktion den Turbo ein, er läuft an seiner Belastungsgrenze. Um nicht heiß zu laufen, ist nach der Stressphase dringend Entspannung und Regeneration gefragt.

In unserer hektischen Zeit treten Stressoren wie der Tiger, der uns auf den Baum scheucht, nicht mehr nur punktuell auf, wir sind oft im Dauerstress. Belastung folgt auf Belastung, es gibt keine Ruhe und Entspannung zwischen den einzelnen Anforderungen. Oft agieren wir in Zeitnot, müssen mehrere Dinge gleichzeitig tun, haben hohe Ansprüche und stehen unter Erfolgsdruck. Nicht selten geraten wir in Gefahr, die Kontrolle zu verlieren, werden konfus und gereizt. In dieser Situation laufen unsere Organe dann chronisch auf Hochtouren und nehmen Schaden. So wie ein Motor im Dauerbetrieb an der Drehzahlgrenze. Unserem Auto würden wir diese Belastung nicht über einen längeren Zeitraum zumuten. Unserem Körper gegenüber sind wir weniger rücksichtsvoll: Wir geben Herz, Lunge, Magen, Muskeln und unserer Psyche keine Zeit, sich zu erholen. Wir fahren Vollgas ohne Pause und geraten auch aus unserem seelischen Gleichgewicht. Die Folgen sind Bluthochdruck, Herzinfarkt und Magengeschwüre. Stellt sich dazu eine Depression ein, nennen wir das heute Burn-out, das passt besser zu unserer Leistungsgesellschaft: Seht, wie fleißig ich war, was ich mir alles zugemutet habe!

Unter dieser chronischen Belastung geraten nicht nur Körper und Seele aus dem Tritt, auch Schlafstörungen sind eine fast schon logische Konsequenz. Zumal der Stress selbst im Bett gar nicht mehr aufhören will. Wir können nicht abschalten: »Habe ich heute alles erledigt? Schaffe ich morgen mein Arbeitspensum? Was darf ich nicht vergessen?« Wir sind zwar körperlich im Bett anwesend, bleiben aber mit unseren Gedanken und Gefühlen im Alltag. Das Gedankenkarussell dreht und dreht sich. Wir können es nicht mehr stoppen, wir werden unsere Anspannung einfach nicht mehr los. Und genau diese Anspannung ist der Feind des Schlafs.

Wir können nur dann die für den Schlaf notwendige Entspannung herbeiführen, wenn wir uns am Tag nicht im Dauerstress befinden. Aus diesem Grund ist es wichtig, dass wir unsere täglichen Belastungen auf den Prüfstand stellen, sie nach Möglichkeit reduzieren und vor allem für ausreichend Pausen sorgen. So gelingt es uns, am Abend besser abzuschalten und die für den Schlaf notwendige Entspannung herbeizuführen.

Sport und Bewegung fördern Schlaf

Nicht nur die gedankliche und gefühlsmäßige Entspannung sind für den Schlaf wichtig. Zu einem erholsamen Schlaf trägt auch eine ausreichende körperliche Müdigkeit bei. Dafür ist Bewegung am Tag hilfreich. Wie viel der Einzelne benötigt, kann sehr unterschiedlich sein und hängt unter anderem vom Alter, Geschlecht, Beruf und dem Trainingszustand ab. Wer übrigens meint, aufgrund seiner beruflichen Tätigkeit nicht ausreichend Gelegenheit für Bewegung zu haben, der irrt in der Regel: Man kann beim Telefonieren aufstehen und umhergehen, den Kollegen direkt besuchen und nicht anrufen, anstatt des Fahrstuhls die Treppe benutzen und möglicherweise auch zur Arbeit laufen oder mit dem Fahrrad fahren.

Ausreichend Bewegung fördert den Tiefschlaf, der ja für unsere körperliche Erholung am besten ist. Darüber hinaus macht Bewegung über eine Aktivierung des Herz-Kreislauf-Systems wach und leistungsfähig. Ein Verdauungsspaziergang kann das Mittagstief nach dem Essen genauso erfolgreich vertreiben wie ein Nickerchen. Bewegung signalisiert Wachheit und unterstützt unsere innere Uhr. So lernt diese wieder besser Wach- von Schlafphasen zu unterscheiden, und wir laufen nicht mehr tranig durch den Alltag.

Aber das ist noch nicht alles: Durch die körperliche Anspannung bauen wir auch seelische Spannungen ab. Sport am Abend kann dazu beitragen, dass wir besser vom Arbeitsalltag abschalten. Dazu muss man sich nicht im Fitnessstudio schinden, schon ein abendlicher Spaziergang kann müde machen. Wenn man ihn mit Partner oder Partnerin absolviert, kann man sich zusätzlich die Belastungen des Alltags von der Seele reden. In einer durchschnittlichen deutschen Beziehung redet man nur wenige Minuten am Tag über Persönliches. Mit einem gemeinsamen Gang um den Block fördern Sie also nicht nur Ihren Schlaf, sondern auch noch Ihre Partnerschaft.

Bewegung macht also wach und entspannt. Aber halten Sie es hierbei bitte nicht wie zwei meiner Patienten: Der eine stieg bei Schlaflosigkeit nachts auf sein Fahrradergometer, um sich müde zu strampeln. Er war sich nicht bewusst, dass Bewegung Schlaf vertreibt, oder sind Sie schon einmal beim Sport eingeschlafen? Die andere, Teilnehmerin an einer Schlaftherapiegruppe, hatte das Bewegungsdogma ebenfalls zu ernst genommen: Sie war der festen Überzeugung, ohne drei Stunden Bewegung am Tag würde sie abends nicht einschlafen können. Deshalb hatte sie auch ihre Ganztagsstelle zugunsten einer Halbtagsstelle aufgegeben, um ausreichend Zeit für ihr Bewegungsprogramm zu haben. Tatsächlich schlief sie an Tagen mit weniger als drei Stunden Bewegung schlechter, aber nicht wegen mangelnder körperlicher Ertüchtigung, sondern aufgrund der erhöhten inneren Anspannung, die aus der Überzeugung resultierte, ohne die gewohnte Bewegung in der Nacht nicht schlafen zu können.

Bewegung kann also für einen guten Schlaf hilfreich sein, ist aber keine zwingend notwendige Voraussetzung: Lassen Sie die Kirche im Dorf und achten Sie darauf, vor dem Zubettgehen eine

Aktivitätspause einzulegen. Sonst sorgt Bewegung nicht für Müdigkeit, sondern macht Sie wieder wach.

Ernährung und Schlaf

Frühstück, Mittag- und Abendessen sind wichtige Taktgeber für unsere körpereigenen Rhythmen. Mit dem richtigen Ernährungsverhalten können wir Einfluss auf unser Schlafvermögen und unsere Schlafqualität nehmen. Es gelingt jedoch nicht, mittels Ernährung aus einem schlafgestörten Menschen einen Schlafgesunden zu machen.

Wer generell bei der Auswahl seiner Speisen darauf achtet, dass er sich ausgewogen und gesund ernährt, kann auch in Bezug auf den Schlaf wenig falsch machen. Es gibt aber doch einige Regeln, um ein optimales Schlafdinner zu kreieren: Je nach Art der aufgenommenen Nahrungsmittel benötigt die Verdauung unterschiedlich lange. Bekömmliche Speisen sind bereits nach ein bis zwei Stunden im Dünndarm angekommen, andere benötigen länger, wobei selten vier Stunden überschritten werden. Deshalb empfiehlt es sich, zwischen dem Abendessen und dem Zubettgehen nach Möglichkeit zwei bis vier Stunden vergehen zu lassen. Insbesondere bei älteren Patienten konnte ich die Erfahrung machen, dass zu späte Mahlzeiten als belastend für den Schlaf erlebt werden.

Tendenziell wird in industrialisierten Ländern zu viel Fett und zu viel Süßes gegessen, zudem wird oft zu viel Gewürz verwendet. Wer abends stark gewürzte Speisen zu sich nimmt, regt seinen Kreislauf an und kann darüber den Einschlafprozess ungünstig beeinflussen. Auch Durstgefühle können entstehen, die uns nachts wecken und in die Küche treiben. Hinzu kommt, dass viele Menschen gerade am Abend viel und ausgiebig essen. Das ist ungünstig, da ein voller Bauch nicht nur ungern studiert, sondern auch schlecht schläft. Wer nach einem hektischen Arbeitstag nicht abschaltet und sein Essen rasch verschlingt, isst oft mehr als notwendig. Wer sich hingegen zum Essen Zeit nimmt, wird mit weniger satt und führt auch weniger Kalorien zu. In unserer Gesellschaft fällt die tägliche Energiebilanz für viele Menschen negativ aus: Es wird weniger Energie verbraucht, als mit der Nahrung aufgenommen wurde. Übergewicht wurde zur bedrohlichen Volkskrankheit, vor allem weil sich daraus Herz-Kreislauf- und Stoffwechselerkrankungen ergeben.

Als Faustregel können Sie sich merken: je später Sie am Abend essen, umso leichter sollte die Mahlzeit ausfallen. Es ist ungünstig für den Schlaf, wenn Magen und Darm Höchstleistungen vollbringen, während der Rest des Organismus schlafen soll. Nach einer üppigen und schweren Mahlzeit am Abend findet man im Bett keine Ruhe und wälzt sich von links nach rechts. Ein feister Braten mit Spätzle und dicker Soße unmittelbar vor dem Zubettgehen genossen ist kein guter Schlafratgeber. Für das perfekte Schlummermenü am Abend sollten Sie auf allzu fetthaltige Nahrung verzichten. Fette und geräucherte Wurstwaren, Mayonnaise, frische Backwaren, grobe Vollkornbrote, Sahne und Cremetorten sowie Milchprodukte mit einem Fettanteil von über 45 Prozent sind nicht zu empfehlen. Außerdem sollten Sie bei der Zubereitung auf Anbraten, Rösten und Frittieren verzichten. Kochen, Dünsten und Garen führt häufig zu einer besseren Verträglichkeit der Speisen. Zucker, etwa in Form von Fruchtsäften, Softdrinks, Schokolade usw. kann in Kombination mit anderen Nahrungsmitteln, wie zum Beispiel Rohkost, Gärprozesse im Magen-Darm-Trakt begünstigen und schlafstörende Blähungen und Völlegefühle hervorrufen. »Vor dem Schlafen nichts Grünes« ist tatsächlich eine sinnvolle Volksweisheit. Ausnehmen möchte ich grünen Blattsalat, der als leicht verdaulich gilt, insbesondere in Kombination mit Öl und Nüssen. Rohkost hingegen ist schwer verdaulich, und vor allem die blähenden Sorten, wie Lauch,

Zwiebeln, Rettich, Hülsenfrüchte und die verschiedenen Kohlsorten, sind aus diesem Grunde zu meiden.

Gerade in der jüngeren Vergangenheit sind Ernährungsmethoden propagiert worden, die morgens kohlenhydratreiche Speisen und abends eiweißreiche Kost empfehlen. Es wird vermutet, dass Eiweiß am Abend, nicht wie Kohlenhydrate, die Insulinproduktion und damit die Fetteinlagerung unterstützt. Eiweiße in Kombination mit Kohlenhydraten wirken sich allerdings positiv auf den Schlaf aus: Eiweiß enthält Tryptophan, eine Vorstufe von Serotonin und dem Schlafbotenstoff Melatonin. Tryptophan überwindet die Blut-Hirn-Schranke am besten unterstützt von Kohlenhydraten. Deshalb können eiweißhaltige Mahlzeiten am Abend, zum Beispiel mageres Fleisch oder Fisch in Kombination mit Nudeln oder etwas Süßem als Nachspeise, den Schlaf positiv beeinflussen. Auch das legendäre Betthupferl »Heiße Milch mit Honig« mag seine vermeintlich schlafförderliche Wirkung auf diese Weise mit entfalten. Trotzdem ist auch das ernährungswissenschaftliche Argument, dass Kohlenhydrate am Abend Fetteinlagerungen und Übergewicht begünstigen, nicht zu vernachlässigen. Es gilt, das individuelle Maß zu finden.

Wie also sollte sich das perfekte Schlafdinner zusammensetzen? Es sollte vor allem bekömmlich und leicht verdaubar sein. Fisch und mageres Fleisch enthalten Eiweiße mit Tryptophan. Komplexe Kohlenhydrate wie Nudeln, Kartoffeln und Reis gelten als einschlaf- und tiefschlaffördernd, da sie Tryptophan ins Gehirn befördern, um dort über Serotonin den Schlafbotenstoff Melatonin herzustellen. Gegartes Gemüse kann ebenfalls empfohlen werden, da es im Magen-Darm-Trakt schnell verdaut wird und im Bett nicht schwer im Magen liegt. Fetthaltiges Essen am Abend sollte vermieden werden. Optimal ist es, wenn Sie früh am Abend essen und das Mahl zu einem Puffer zwischen Alltag und entspanntem Restabend wird. Wenn Sie versuchen, hier eine Regelmäßigkeit zu schaffen, wird sich Ihr Unbewusstes schon bald daran orientieren und ohne Ihr bewusstes Zutun die für den Schlaf notwendigen abendlichen Abschaltprozesse unterstützen.

Sollten Sie kurz vor dem Schlafengehen nochmals Hunger bekommen, kann ein kleines Betthupferl, aber auch der direkte Gang ins Bett helfen – wir sprachen bereits darüber. Denn während des Schlafs wird das Sättigungshormon Leptin ausgeschüttet, welches das Hungergefühl auflöst und durch ein Sättigungsgefühl ersetzt. Schlafen ist gegen Hunger also so gut wie Essen.

13
Die richtige Abendroutine

Die Zeit am Abend ist für viele die schönste des Tages. Hier versuchen wir, zu entspannen, gehen Aktivitäten nach oder dem Müßiggang, um einen Ausgleich zum Alltagsstress zu finden. Eine wichtige Voraussetzung für tiefen und erholsamen Schlaf. Doch manchmal haben wir auch noch am Abend Pflichten, müssen etwas Dringendes erledigen. Hier gilt es, trotzdem rechtzeitig vor dem Zubettgehen Feierabend zu machen, abzuschalten, sich zu entpflichten. Schluss mit anspannender Arbeit und Sorgen, die das Müdewerden verhindern. Ab jetzt gilt es, schlafstörendes Verhalten zu vermeiden, sonst droht Ungemach. Die richtige Schlafhygiene ist gefragt, und damit meine ich nicht, dass Sie frisch geduscht ins Bett gehen sollen … Was Sie tun können, um die wichtige Entspannung zu fördern, möchte ich Ihnen auf den nächsten Seiten erläutern.

Beleuchtung am Abend

Licht ist für Schlafen und Wachen ein wichtiger Zeitgeber, wir sprachen bereits ausführlich darüber. Die wissenschaftlichen Erkenntnisse lassen sich gut für unsere perfekte schlafförderliche Abendgestaltung nutzen. Melatonin, der Schlafbotenstoff, ist ein lichtscheuer Geselle. Nur bei Dunkelheit wird er von unserer Zirbeldrüse hergestellt. Aber bereits mit Eintritt der Dämmerung beginnt die Melatoninproduktion, um dann Stunden später eine ausreichend müde machende Konzentration zu erreichen. Setzen wir uns am Abend Lichtquellen aus, die dem Sonnenlicht ähnlich sind, gaukeln wir unserem Gehirn vor, es wäre noch Tag und es bräuchte noch kein Melatonin zu produzieren. Wir bleiben wach und werden nicht müde. Licht hat also auch eine dunkle Seite.

Wir haben bereits erfahren, dass all diejenigen Lichtquellen, die einen hohen Blaulichtanteil im Frequenzbereich von 446 bis 477 Nanometern haben, dem Sonnenlicht ähnlich sind und unserem Gehirn »Tag« vorgaukeln. Das blaue Licht steckt vor allem in LCD, LED, Neonröhren und manchen Energiesparlampen. Wollen Sie die abendliche Ermüdung unterstützen, kann es hilfreich sein, diese Lichtquellen zu meiden oder zu reduzieren. In Studien konnte gezeigt werden, dass der Wegfall des abendlichen Kunstlichtes geeignet sein kann, das Müdewerden und das Einschlafen etwas nach vorne zu verlagern. Camper, die sich tagsüber im Freien mit viel natürlichem Licht aufhalten und abends kein Kunstlicht haben, werden früher müde und gehen einen Tick eher schlafen.

Für erholsamen Schlaf müssen Sie jetzt aber nicht zu Campern werden oder abends im Dunkeln sitzen oder bei Kerzenschein lesen. Bleiben Sie gelassen, Licht alleine hat noch keine Schlafstörung verursacht, und durch einen alleinigen Beleuchtungswechsel haben wir auch noch keine Schlafstörungen geheilt. Nichtsdestotrotz kann ein Glühbirnenwechsel sinnvoll sein, auch lassen sich viele Lichtquellen dimmen, wodurch die »Blaulichtdosis« reduziert werden kann. Für Computerbildschirme gibt es inzwischen Zusatzprogramme, die am Abend den Blaulichtanteil des LED-Bildschirms herausfiltern. Smartphones und Tablets dürften aufgrund ihrer geringen Strahlungsfläche die Melatoninproduktion nicht so bedeutsam beeinflussen. Sie dennoch aus dem Schlafzimmer zu verbannen kann aus anderen Gründen hilfreich sein. Denn sie sind nicht zuletzt wichtige Instrumente unserer permanenten Erreichbarkeit. Und wer dauernd in Lauerstellung ist, der kann nun einmal nicht abschalten.

Einschlafkiller Fernsehschlaf

Ganz Deutschland schläft vor dem Fernseher am besten. Obwohl es da hell und laut ist. Geräusche und Helligkeit, die viele bekennende Fernsehschläfer später im Schlafzimmer die Wand hochgehen lassen, stören sie paradoxerweise vor der Glotze nicht. Trotz flimmerndem Bildschirm, Krach und Getöse gleiten sie ins Reich der Träume. Einmal aber im Bett, muss es mucksmäuschenstill und dunkel sein. Sonst kann man ja nicht schlafen! Nicht einmal der Partner darf einen Mucks machen. Er stört schon, wenn er einfach nur lebt, atmet und sich gelegentlich bewegt. Jetzt stört selbst das kleinste brennende Standby-Lichtlein. Eigentlich sieht man es gar nicht, weiß nur, dass es heimlich vor sich hin funzelt. Das Wissen darüber kann manche so aus der Ruhe bringen, dass an Schlaf nicht zu denken ist. Erst wenn sie sich nochmal aus dem Bett geschält und den Stecker gezogen haben, kann schlafförderliche innere Ruhe einkehren.

Wer im Wohnzimmer vor dem Fernseher einschläft, kann keine organische Ursache für seine Schlafstörung haben. Oder kennen Sie eine Erkrankung, die nur im Schlafzimmer auftritt, nicht aber im Wohnzimmer, wenn Sie auf der Couch sitzen? Manche meiner Patienten, die sehr auf eine organische Ursache ihrer Schlafstörung fixiert sind, sehen mich bei dieser Frage immer mit großen Augen an. Man kann ihn beinahe fallen hören, den Groschen, wenn ihnen bewusst wird, dass sie rein körperlich nichts am Schlafen hindert. Alles nur Kopfsache!

Ich finde es immer wieder faszinierend, unter welchen Bedingungen Menschen – auch diejenigen mit Schlafstörungen – schlummern können, wenn sie nur ausreichend entspannt sind und das Gedankenkarussell Pause macht. Für viele ist der Fernseher wie eine Schlaftablette: Man schaltet das Gerät an und sich selber ab. Sitzt vor der Mattscheibe und lässt sich berieseln. Die eigenen anspannenden Gedanken geraten dabei in den Hintergrund, werden überlagert von anderen Eindrücken. Eigentlich eine perfekte Entspannungsmethode, oder etwa nicht? Viele stellen sich aus diesem Grund einen Fernseher ins Schlafzimmer. Die Kiste läuft die ganze Nacht, oder es ist ein ständiges Hin und Her zwischen An- und Abschalten. Diese Art von Schlaf ist nicht erholsam! Mal laut, mal leise, Motoren heulen auf, es wird geschossen, geweint und gebrüllt. Der Geräuschpegel wechselt ständig und verursacht kleinste Weckreaktionen, die erholsame Schlafstadien verhindern.

Mit anderen Worten: Der Fernseher ist kein gutes Schlafmittel. Wer im Wohnzimmer vor dem Fernseher schläft, baut schon vor dem Zubettgehen erheblichen Schlafdruck auf der Couch ab. Darüber hinaus signalisiert das anschließende Aufstehen und Verrichten der Abendtoilette dem Körper wieder Aktivität. Wer dann im Bett nicht wieder einschlafen kann, braucht sich nicht zu wundern. Schlaf vor dem Fernseher ist der Einschlafkiller Nummer eins! Vielen gelingt es aber nicht, sich vor dem Fernseher auf der Couch wach zu halten. Hier ein Tipp: Sobald Sie merken, dass Müdigkeit aufkommt, stehen Sie auf und machen dreißig Kniebeugen. Falls Sie Treppen in Ihrer Wohnung/im Haus haben, können Sie alternativ ein- bis zweimal die Stufen hoch und runter laufen.

Der richtige Schlummertrunk

Der Mensch muss ausreichend trinken. Wasser und Tees sind die geeigneten Flüssigkeitslieferanten. Fruchtsäfte enthalten Vitamine, hier ist aber der hohe Zuckergehalt zu berücksichtigen, gerade um Gärprozesse im Magen nicht zu begünstigen. Wer abends noch viel Flüssigkeit zu sich nimmt, muss nachts häufiger auf die Toilette. Deswegen sollte man am Tag ausreichend trinken und am Abend eher etwas zurückhaltender sein.

Kaffee steigert die Wachheit und fördert so den Schlaf-Wach-Rhythmus. Koffein zum Frühstück und nach dem Mittagessen stimuliert das Herz-Kreislauf-System, fördert die Durchblutung des Gehirns und steigert die Flüssigkeitsausscheidung über die Nieren. Darüber hinaus blockiert es in unserem Gehirn Adenosinrezeptoren, die für Müdigkeitsgefühle verantwortlich sind. Koffein kann bis zu elf Stunden wirken, deswegen sollten koffeinsensible Menschen nach dem Mittagessen keine weitere Tasse Kaffee trinken. Vielen ist nicht bewusst, dass schwarzer und grüner Tee ebenfalls stimulierend und wachmachend wirken und genauso vorsichtig gehandhabt werden sollten wie Kaffee. Früchte- und Kräutertees können aber direkt bis vor dem Schlafengehen getrunken werden.

In unserer Non-stop-Gesellschaft halten sich viele mit Energy-Drinks wach, um ihre Leistung zu steigern. Die Wirkung dieser Wachmacher ist mit dem abendlichen Zubettgehen nicht auf Knopfdruck abzustellen, und so leiden viele an Schlafstörungen. Ein Grund, sich am nächsten Tag erneut aufzuputschen. Für manche kommt so ein Teufelskreis in Gang.

Eine heiße Milch mit Honig gilt als das Schlummergetränk schlechthin. Die Aminosäure Tryptophan, die sowohl in der Milch, aber auch in Bananen, Hafer, Schokolade, Rind- und Geflügelfleisch enthalten ist, wird mit den Kohlenhydraten des süßen Honigs direkt ins Gehirn befördert, um dort den Schlafstoff Melatonin zu bilden. Aber auch ohne heiße Milch mit Honig dürfte die für den Schlaf notwendige Menge Melatonin ausreichend gebildet werden.

Überschätzen Sie auch bitte nicht die Wirkung von Beruhigungstees, die Baldrian, Melisse, Hopfen, Lavendel, Johanniskraut und andere entspannende Substanzen zur Schlafförderung enthalten. Wenn Sie die Zubereitung der heißen Milch mit Honig oder des Schlaftees zelebrieren, sich etwas Gutes tun und entspannen, kann die Kombination aus »Schlummergetränk« und ritualisierter entspannender Haltung allerdings kleine Schlafwunder bewirken.

Viele trinken abends Alkohol, da er ihnen vermeintlich beim Schlafen hilft. Der bekannte Nachrichtensprecher Karl-Heinz Köpcke etwa schwor auf einen Schoppen Spätburgunder am Abend für seligen Schlummer. Aber nach heutigem Sprachterminus könnte man sagen, dass es sich dabei um »fake-news« handelt. Nicht die Tatsache, dass Köpcke regelmäßig einen Schoppen nahm, wohl aber die Verknüpfung des Schoppens mit seligem Schlummer.

Alkohol hat die Wirkung eines Tranquilizers, er macht uns ruhig und gelassen, unterstützt das Abschalten und macht müde.

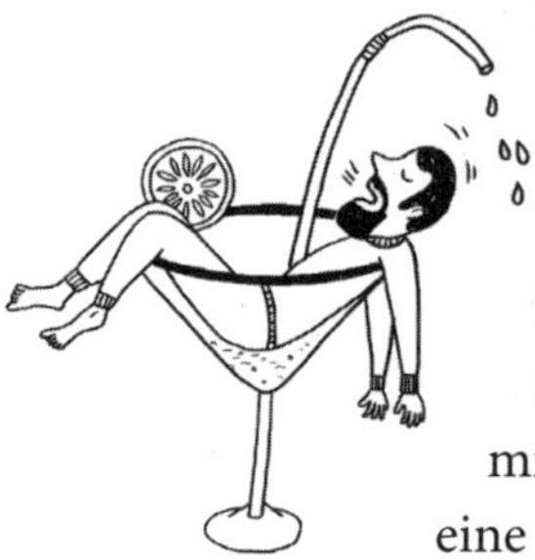

Rotwein wird durch die in ihm enthaltenen Tannine und Phenole, neben der alkoholisch beruhigenden Wirkung, noch ein zusätzlicher entspannender Effekt zugeschrieben. Vordergründig könnte Alkohol also eine gute »Schlaftablette« sein. Tatsächlich ist er aber ein schlechtes Schlafmittel, denn er hat bereits in relativ geringen Dosen eine negative Wirkung auf die Schlafqualität: Alkohol unterdrückt den Tiefschlaf. In der zweiten Schlafhälfte fördert er Unruhe, Weckreaktionen, Schwitzen, Albträume und längere Wachphasen. Er macht den Schlaf insgesamt unruhig und wenig erholsam. Und in größeren Mengen genossen ist er schon gar kein guter Ratgeber in Sachen Schlaf: Wer sich ins Koma säuft, schläft zwar vermeintlich durch, fühlt sich aber am nächsten Tag schlechter als vor dem Zubettgehen.

Greifen Sie also statt des Schoppens am Abend lieber zu einem anderen Schlummertrunk, am besten zu einem, den Sie in ein festes abendliches Abschalt-Ritual einbinden.

Das Zubettgeh-Ritual

Ich weiß, ich weiß, das Abschalten nach einem proppenvollen und anstrengenden Tag ist gar nicht so einfach! Entscheidend ist, dass Sie sich am Abend rechtzeitig zurückziehen und den Tag abschließen. Beenden Sie die Hausarbeit, schalten Sie den Fernseher aus, und auch die Arbeit im Homeoffice sollte einige Zeit vor dem Zubettgehen bis zum nächsten Tag ruhen. Schaffen Sie einen Puffer zwischen dem Alltag und der Schlafenszeit, der mit positiven und entspannenden Gefühlen verbunden ist. Dabei helfen ein gutes Buch, Musik, Hörspiele, Entspannungsverfahren, Tagebuchschreiben oder andere Dinge, die Ihnen persönlich guttun. Seien Sie bei der Auswahl geeigneter Tätigkeiten kreativ, erlaubt ist, was Ihnen gute Gefühle bereitet und beim Runterkommen hilft. Die Devise für einen guten Schlaf lautet Abschalten und Wohlfühlen.

Egal, wofür Sie sich entscheiden, wichtig ist, dass Sie mit dem Zubettgeh-Ritual den Tag bewusst abschließen. Lassen Sie die zurückliegenden Stunden noch einmal Revue passieren und fragen: Was war heute gut? Was ist erledigt? Was ist übrig geblieben und muss morgen angepackt werden? Wenn es hilft, schreiben Sie sich alles Belastende und Unerledigte des Tages von der Seele, auf ein Blatt Papier oder in ein Tagebuch. So gelingt es manchmal besser, innerlich Feierabend zu machen.

Bei den Entspannungsverfahren gibt es nicht die eine Methode, die bei allen wirkt. Das beste Verfahren ist nicht das vom Experten empfohlene, sondern das, welches Ihnen persönlich liegt, Sie beim Abschalten unterstützt und Ihnen ein Gefühl von Unbekümmertheit, Sicherheit und Geborgenheit vermittelt. Ob Ihnen das mit autogenem Training, progressiver Muskelentspannung, Yoga, Achtsamkeitsübungen oder einer anderen Technik gelingt, das ist völlig zweitrangig. Wer siegt, hat recht!

Viele Menschen können bei Musik gut abschalten. Ausnahmen bestätigen die Regel, aber wahrscheinlich sind es die leiseren Töne und langsameren Schläge, die Sie am besten entspannen lassen. Wissenschaftlich gesehen sind Rhythmen hilfreich, die etwas langsamer als der eigene Herzschlag sind. Aber auch Naturklänge wie Meeresrauschen oder Vogelgezwitscher können dabei helfen, in den Schlaf zu segeln.

Eine entspannende Lektüre kann ebenso hilfreich sein. Dabei sollte es sich nicht zwingend um den neuesten Thriller handeln. Nehmen Sie doch einmal ein altes Märchenbuch zur Hand. Wenn es nicht gerade ein grausames Märchen der Gebrüder Grimm ist, entstehen häufig Geborgenheits- und Sicherheitsgefühle, wie man sie als Kind beim Vorlesen durch Mutter oder Vater erfahren hat.

Einige meiner Patienten greifen abends wieder zu den Hörspielkassetten aus der Kindheit: »Hanni und Nanni«, »Die drei ???« und Benjamin-Blümchen-Kassetten scheinen derzeit der Renner zu sein.

Wissenschaftlich belegt ist die tiefschlaffördernde Wirkung eines warmen Bades kurz vor dem Schlafen. Eine meiner Patientinnen hat noch frische Rosenblätter aus dem Garten hinzugefügt, Kerzen aufgestellt und ihre Lieblingsmusik mit ins Badezimmer genommen. Perfekt, oder? Wenn Sie im Bett dann noch warme Bettsocken tragen, auch wenn es unsexy ist, Sie unterstützen zusätzlich den Einschlafvorgang.

Kuscheln und Sex sind »der« Stresslöser schlechthin. Sex entspannt und macht den Weg für ein wohliges Müdigkeitsgefühl frei. Tiefem und erholsamem Schlaf sind Tür und Tor geöffnet. Übrigens, Sexualität gilt als eine der wenigen »Tätigkeiten«, welche aufgrund ihrer anspannungslösenden Wirkung auch im Bett erlaubt sind.

Es mit der Abendroutine nicht übertreiben

Eine Lehrerin hatte sich folgendes Zubettgeh- und Einschlafritual angeeignet: Abendessen Punkt sechs Uhr am Abend. Schließlich soll ausreichend Zeit zwischen Abendessen und Zubettgehen liegen, leichte Kost versteht sich von selbst. Es soll ja alles rechtzeitig verdaut sein. Abends kein Fernsehen und keine belastendenden Gespräche mehr mit der Familie oder auch Telefonate. Nach dem abendlichen Gang ins Bad bereits um halb acht Entspannungsübungen im Schlafanzug zur Vorbereitung auf das abendliche Zubettgehen. Ab diesem Zeitpunkt wurde die Familie gebeten auf die Schlafstörung der Mutter und Ehefrau Rücksicht zu nehmen und sich für den Rest des Abends leise zu verhalten. Bitte auch kein lautes Fernsehen oder Musikhören, auch keine Anrufe mehr. Bettzeit Punkt acht Uhr. Es durfte und sollte zum Abschalten dort noch eine Stunde gelesen werden. Um neun Uhr letzter abendlicher Gang zur Toilette mit anschließendem Lichtlöschen. Neun Uhr sei nämlich ihre beste Zeit zum Einschlafen, ihr persönliches Schlaffenster. Dieses hatte sie anhand ihres zuvor über vier Wochen geführten Schlaftagebuchs ermittelt. War das Einschlafen bis Viertel vor zehn am Abend nicht erfolgt, wurde es eine schlechte Nacht. Das stand fest. Bereits zu diesem Zeitpunkt. Das zeigte die Erfahrung und das Schlaftagebuch. Schon jetzt konnte man die Nacht abhaken, an Schlaf war nicht mehr zu denken. Ausgehen am Abend, Kinobesuche oder Treffen mit Freunden waren schon lange nicht mehr möglich, da die abendliche Bettroutine dadurch verhindert wurde. Aus diesem Grunde hatten zum Leidwesen aller anderen Familienmitglieder schon seit Jahren keine Urlaube mehr stattfinden können.

Dies ist sicher kein alltägliches, aber auch kein seltenes Beispiel für einen angespannten Umgang mit dem Schlaf. Anleitungen zum guten Schlaf, das erlebe ich in meiner beruflichen Praxis tagtäglich, können für Menschen mit Schlafstörungen zur schlafraubenden Falle werden. Sie studieren Bücher, saugen jede Meldung in Zeitschriften in sich ein und durchforsten das Internet nach den goldenen Regeln, welche ihnen wieder tiefen und festen Schlaf versprechen. Keine Mühe und keine Anstrengung sind ihnen zu groß. Zwanghaft wird versucht, das optimale Zubettgeh-Ritual zu entwickeln. Und genau darin liegt die Crux: Sie bemühen sich angestrengt und verkrampft um einen für den Schlaf perfekten Abendablauf. In dem steten Bemühen zu entspannen bleiben die Patienten angespannt und schlaflos. Sie wissen schon, was ich jetzt sagen werde: Anspannung ist der Feind des Schlafes und Entspannung der Königsweg in den Schlaf. Wer schlafen will, bleibt wach!

14
Die perfekte Nacht

In diesem Kapitel erzähle ich Ihnen, wie Sie Ihr Bett und Schlafzimmer gestalten sollten und welchen Dresscode Sie für eine erfolgreiche Nacht am besten wählen. Es geht um den Schlaf außer Haus, am Wochenende, hitzige Sommer- und kalte Winternächte. Wir sprechen über die Vor- und Nachteile des Familienbettes und darüber, ob es ratsam ist, für sich alleine zu schlafen. Vor allem geht es aber darum, welche Verhaltensweisen und innere Haltungen den Schlaf befördern, so dass Sie jede Nacht auf Wolke sieben schweben. Tief und fest schlummern. Was tun, wenn das Einschlafen schwerfällt und wir nachts einmal wachliegen? Wir sprechen auch darüber, wie ein erfolgreicher Start in den Tag aussehen kann. Wie trennen wir uns am Morgen am leichtesten von unserer warmen und gemütlichen »Höhle«?

Wir arbeiten uns langsam vor, vom Einfachen zum Schweren: Zuerst geht es um die Gestaltung der Schlafumgebung. Die schwierigsten, aber auch entscheidendsten Themen behalten wir uns für den Schluss auf: Welche nächtlichen Verhaltensweisen, aber vor allem auch inneren Haltungen sind für das Ein- und Durchschlafen unabdingbar notwendige Voraussetzungen?

Die Schlafzimmergestaltung

Ein junger Mann, beruflich engagiert und aufstrebend, hatte in seinem Schlafzimmer einen zweiten Schreibtisch und auf seinem Nachttisch stets alle aktuellen Geschäftsunterlagen. Vor dem Lichtlöschen blätterte er noch in seinen Unterlagen, der Laptop und weiterführende Fachliteratur waren ebenfalls stets greifbar. Nachts wach, griff er erneut zu den Akten, um die wache Zeit dann wenigstens produktiv zu nutzen. Wirklich abschalten kann man so nicht. Der Mensch sollte nachts nicht an den Alltag erinnert werden. Es liegt auf der Hand, dass Schreibtisch, Laptop und Geschäftsunterlagen über ihre Erinnerung an den stressigen Alltag dem erholsamen Schlummer im Weg stehen können. Deswegen sollten sie aus dem Schlafzimmer verbannt werden. Wenn das Schlafzimmer zur Wellnessoase wird, stellt es optimale Voraussetzungen für entspanntes Wohlbefinden und guten Schlaf dar.

Ein Fernseher im Schlafzimmer ist nicht optimal, aber das wissen Sie ja bereits. Handy, Tablet und Telefon sind dort ebenfalls tabu, da sie einen nächtlichen Bereitschaftsmodus auslösen können. Auf einem CD-Spieler oder MP3-Player lassen sich Fantasiereisen, Hörbücher und entspannende Musik abspielen. Aus diesem Grunde sind sie im Schlafzimmer erlaubt.

Förderlich für die Schlafqualität und das Leistungsvermögen am nächsten Tag ist eine gute Belüftung des Schlafzimmers während der Nacht. Bei geschlossenen Fenstern und Türen reichert sich CO_2 an, was die Erholung stört.

Wer es beim Schlaf gerne dunkel hat, sollte für Rollos oder lichtdichte Vorhänge sorgen. Unbedenklich ist sanftes Mondlicht oder der schwache Schein einer Straßenlaterne. Sobald Sie im Bett die Augen schließen, ist es eh dunkel. Problematisch wird es nur, wenn Sie bei offenen Rollos morgens direkt vom Sonnenlicht angestrahlt werden. Dieses Licht kann auch durch die geschlossenen Lider wahrgenommen werden und früher wach machen. Ebenso können Scheinwerfer vorbeifahrender Autos Weckreize setzen.

Die fernöstliche Harmonielehre hat konkrete Einrichtungstipps, wie das Schlafzimmer zum idealen Wohlfühlort wird. Warme, erdige Farben an der Wand, das Bett mit dem Kopfende an einer geschützten Wand gegenüber der Zimmertüre und das Bett optimalerweise aus Naturmaterialien ohne Schrauben, Beschläge oder andere Metallteile. Führen diese Einrichtungstipps bei Ihnen zu Wohlbefinden, sind sie schlafförderlich. Achten Sie aber nicht zu sehr auf Einrichtungstipps von Experten. Sollten Sie Ihr Schlafzimmer neu gestalten wollen, wählen Sie diejenigen Farben und Einrichtungsgegenstände aus, die auf Sie persönlich angenehm und beruhigend wirken, das fördert Ihren individuellen Schlaf am besten.

Wecker raus aus dem Schlafzimmer

Ein Patient, der an einer unserer zweitägigen Schlaftherapiegruppen teilnahm, berichtete: »Nachts schaue ich immer wieder auf den Wecker, oft bin ich dann verzweifelt, wenn ich feststelle, wie früh ich schon wieder wach wurde, oder mir im Verlauf der Nacht ausrechne, wie wenig Zeit mir zum Schlafen noch bleibt.« Auf die Spitze des nächtlichen Kontrollzwanges trieb es ein Ingenieur, der ebenfalls Teilnehmer an einer unserer Schlaftherapiegruppen war: Er hatte sich einen Projektionswecker gekauft und das Zifferblatt mit einem Durchmesser von fast einem Meter an die Wand projiziert. So war es ihm leicht möglich, nachts wach liegend sein Schlafvermögen zu kontrollieren und auch zu protokollieren. Ein anderer Ingenieur führte ein Schlaftagebuch, das unter anderem die Einschlafzeit abfragte. Er nahm die Frage so ernst und genau, dass er jedes Mal, wenn er das Gefühl hatte, gleich einzuschlafen, das Licht anmachte und auf die Uhr schaute. Er war wieder wach. Ingenieure lieben Messprotokolle, um einen Sachverhalt zu beobachten und zu analysieren. Bitte entschuldigen Sie, liebe Leser, die Sie alle einem Ingenieurberuf nachgehen, aber in Sachen Schlaf ist dieses Vorgehen völlig kontraproduktiv. Die gedankliche Beschäftigung mit dem fehlenden Schlafvermögen führt zu Unruhe und innerer Anspannung. Sie wissen schon, dem größten Widersacher in Sachen Schlaf. Wer nachts Schlafmangel mit der Uhr kontrolliert, protokolliert und analysiert, wird unruhig und fördert seine ohnehin bestehende Schlaflosigkeit. Verbannen Sie also den Wecker aus dem Schlafzimmer, zumindest aus Ihrem nächtlichen Sichtfeld. Wer sein lautes Klingeln am Morgen nicht überhören darf, kann ihn unter das Bett stellen oder in die Nachttischschublade stecken.

Wie man sich bettet, so liegt man

Weil wir ungefähr ein Drittel unseres Lebens im Bett verbringen, ist es wichtig, für ausreichenden Liegekomfort zu sorgen. Leider gibt es für erholsamen Schlaf nicht die eine für jeden optimale Unterlage. Jeder benötigt eine individuell auf seine Bedürfnisse abgestimmte Ruhestätte. Grundsätzlich gilt es aber einige Aspekte bei der Wahl zu berücksichtigen:

Ausreichend Platz im Bett ist ein Muss. Als Faustregel gilt: Die Länge des Bettes sollte zwanzig, besser dreißig Zentimeter über der Körpergröße liegen. Eine Breite von einem Meter ist optimal, neunzig Zentimeter sollten es mindestens sein. Wir müssen uns nachts bewegen können und brauchen Platz für unser »Gymnastikprogramm«, das dafür sorgt, dass wir nicht wundliegen und muskulär verspannen. Ansonsten steigen wir morgens unausgeschlafen, krumm und schief aus dem Bett.

Um Bewegungen während des Schlafes nicht auf den Partner zu übertragen und diesen in seinem Schlaf zu stören, sollte jeder seine eigene Matratze besitzen. So ist auch gewährleistet, dass die Wirbelsäulen beider Schläfer individuell nach Größe, Gewicht und Körperlage während des Schlafes die für sie beste Unterstützung erfahren. Die Wahl der richtigen Matratze ist eine Wissenschaft für sich. Generell lässt sich sagen, dass eine zu harte Matratze Druckstellen und Schmerzen fördert, eine zu weiche die Wirbelsäule zu wenig unterstützt. Auch hier können Schmerzen und Schlafstörungen die Folge sein. Punktelastische Matratzen mit verschiedenen Zonen – es gibt sie sogar zugeschnitten auf

Seiten- und Rückenschläfer – sind hier eine gute Wahl. Kaltschaum- oder Latexmatratzen unterstützen den Körper optimal, ebenso wie Taschenfederkernmatratzen mit einer ausreichenden Taschenzahl. Letztere sorgen für eine bessere Belüftung und werden von Personen bevorzugt, die im Schlaf leichter schwitzen. Wer eher zum Frösteln neigt, könnte mit Latex- oder Kaltschaummatratzen besser beraten sein.

Wasserbetten stützen den Körper optimal ab. Allerdings benötigt man für Bewegungen einen höheren Kraftaufwand, und die integrierten Heizsysteme können den natürlichen nächtlichen Temperaturverlauf und darüber den Schlaf negativ beeinflussen. Außerdem nimmt ein Wasserbett selbst keine Feuchtigkeit auf – diese Aufgabe müssen Laken und Decke übernehmen. Studien zeigen, dass die Bewegungshäufigkeit und die Anzahl an Weckreaktionen auf diesen Matratzen etwas geringer sein kann. Die sich daraus ergebenden Vorteile für die Schlafqualität sind aber oft nicht so bedeutsam wie vermutet.

Der Lattenrost unter der Matratze sollte die Punktelastizität der Auflage unterstützen. Die Bereiche für Kopf, Schulter, Hüfte und Fußteil müssen individuell in der Härte verstellbar sein, da der Körper aufgrund des unterschiedlichen Gewichts und der Auflagefläche nicht überall gleich in die Matratze sinkt.

Wie Sie sehen, gibt es verschiedene Anforderungen an das optimale Bettsystem. Keinesfalls ist das immer die teuerste Variante, auch einfachere Kombinationen können die Aufgaben durchaus erfüllen. Die optimale Matratzen- und Lattenrost-Kombination ist diejenige, die am besten zu Ihnen passt. Aus diesem Grund sollten Sie sich beim Neukauf ausführlich in einem Bettenfachgeschäft beraten lassen und probeliegen – idealerweise zu Hause über mehrere Nächte.

Schön einmummeln

Für die Regulation von Wärme und Feuchtigkeit ist neben der Matratze vor allem die Decke von entscheidender Bedeutung. Wir geben nachts bis zu einem Liter Wasser ab, und die Temperatur im Innern unseres Körpers verändert sich. In der zweiten Schlafhälfte steigt sie wieder an, und wir frieren leichter. Laken, Unterlage und Matratze müssen uns jetzt optimal wärmen.

Eine gute Bettdecke soll also dafür sorgen, dass wir weder schwitzen noch frieren. Sie darf nicht schwer sein wie Blei und soll auch unsere nächtlichen Bewegungen nicht einschränken. Eine zu große Decke ist hier eher hinderlich, aber ein kleines »Platzdeckchen« ist auch nicht gut, weil wir uns dann bei Drehungen leicht freistrampeln und frösteln können. Die optimalen Eigenschaften sind also leicht, von ausreichender Größe, luftig, und feuchtigkeits- und wärmeisolierend. Die Art der Füllung spielt dabei nicht die zentrale Rolle. Ob Synthetik oder Naturmaterial – beide können bei guter Qualität ihren Zweck erfüllen.

Ob das Kissen zum guten Ruhekissen wird, hängt sehr von Ihrem Schlaftyp und der bevorzugten Liegeposition ab. Manche Menschen schlafen besser erhöht, andere besser flach, die einen seitlich, die anderen auf dem Bauch oder auf dem Rücken. Das Kissen sollte in jeder Lage Kopf und Hals stützen. Maße von vierzig mal achtzig Zentimeter erfüllen diese Stützfunktion oft besser als kleinere Exemplare. Auch für das Kissen gilt, dass der Feuchtigkeitstransport gut funktionieren sollte.

Hygiene ist das A und O im Bett. Deutschland ist im internationalen Vergleich kein Weltmeister in dieser Disziplin. 40 Prozent wechseln die Bettwäsche alle drei Wochen oder weniger, so die National Sleep Foundation im Jahr 2013. Da muffelt es ganz schön in manchen deutschen Schlafzimmern. Kein Wunder, dass wir dafür beim Lüften von keiner anderen Nation übertroffen werden: 96 Prozent lüften mindestens einmal wöchentlich ihr Schlafzimmer tüchtig aus. Was aus meiner Sicht immer noch ausbaufähig ist. Schließlich trägt das regelmäßige Lüften dazu bei, dass Milben und anderes Getier sich nicht in unseren Betten breitmachen und uns nachts Gesellschaft leisten. Aus diesem Grund sollten auch Matratzenauflagen regelmäßig gewaschen werden, am besten bei 60 Grad oder heißer. Diese Temperaturen sollten Sie auch Ihrer Lieblingsbettwäsche angedeihen lassen. Ob Sie nun flauschiges Biber, kühle Seide oder klassische Baumwollmaterialien bevorzugen, bleibt Ihnen überlassen. Generell sind Naturstoffe besser geeignet, Feuchtigkeit abzutransportieren – das weiß jeder, der sich nach einer Nacht in Synthetik gefühlt hat, als wäre er in Frischhaltefolie gewickelt …

Die richtige Schlafzimmertemperatur

Apropos mitreden: Die Schlafzimmertemperatur ist in vielen Beziehungen Anlass für Streit. Der eine mag es mollig warm, der andere bekommt allein schon bei der Vorstellung Erstickungsanfälle, das Fenster muss auch im Winter gekippt sein. Wenn sich hier kein Kompromiss erzielen lässt (dicke/dünne Decke, entsprechender Schlafanzug, mittlere Temperatur usw.), helfen wohl nur getrennte Schlafzimmer.

In vielen Ratgebern wird die These vertreten, dass die Schlafzimmertemperatur optimalerweise zwischen 16 und 18 Grad liegen sollte. Es gibt sogar Bettgenossen, die der Meinung sind, dass ihr Schlaf desto tiefer sei, je tiefer die Temperatur im Schlafzimmer ist. In den Wintermonaten ist bei diesen Bettgesellen Wölkchenbildung beim Ausatmen keine Seltenheit. Doch Vorsicht, diese Temperaturzonen sind für den menschlichen Organismus belastend und nicht schlafförderlich. Bevor aber nun die Molligwarm-Fraktion sagt: »Siehste, gleich morgen drehe ich die Heizung hoch!« – im Schlafzimmer zu schwitzen erzeugt ebenfalls körperlichen Stress, was den Schlaf verhindert. Dazu gleich mehr.

Ob wir es zu kalt oder zu warm haben, hängt nicht nur von der

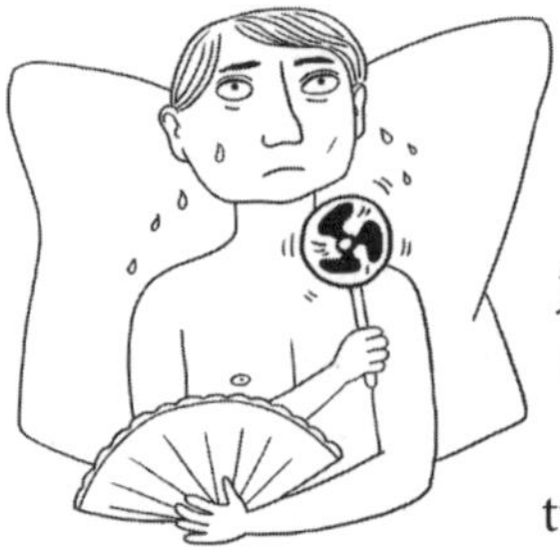

Schlafzimmertemperatur ab. Welches Bettzeug verwenden wir? Wie stark wärmt oder kühlt es? Tragen wir einen Pyjama, und falls ja, aus welchem Material? All diese Faktoren tragen entscheidend dazu bei, ob wir uns wohlfühlen oder nicht. Die Außentemperatur ist nur einer von mehreren. Ob die persönliche Wohlfühltemperatur im Schlafzimmer bei 16, 18 oder 20 Grad liegt, muss jeder für sich herausfinden – nur deutlich darunter oder darüber sollte sie nicht liegen.

Letzteres kennen Sie sicherlich aus hochsommerlichen Nächten, in denen Sie quälend lang um den Schlaf ringen oder ihn überhaupt nicht finden. Die Luft ist schwülwarm, kein Hauch zu spüren! Im Schlafzimmer herrschen tropenähnliche Zustände, man brütet vor sich hin, obwohl man sich bereits den letzten Fetzen Stoff vom Leib gerissen hat.

Was tun? Um es gleich vorwegzunehmen, es gibt leider keine Patentlösung. Die folgenden Tipps könnten aber immerhin Linderung versprechen: Trinken Sie tagsüber ausreichend und meiden Sie am Abend ganz besonders Alkohol. Es klingt paradox, aber Heißes sorgt für Kälte: Wer vor dem Zubettgehen etwas Warmes trinkt, wird weniger schwitzen. Ebenso wirkt eine warme Dusche dem Hitzegefühl im Bett entgegen. Sie öffnet die Hautporen und erzeugt ein Frischegefühl.

Legen Sie ein bis zwei Stunden, bevor Sie ins Bett gehen, den Schlafanzug (am besten einen aus Baumwolle) in den Kühlschrank. Angezogen zieht er kühlende Feuchtigkeit. Mit einem feuchten Taschentuch oder einem nassen Waschlappen auf der Stirn können Sie einen kühlen Kopf bewahren. Sorgen Sie auch im Schlafraum für Verdunstungskälte; die Verdunstung entzieht der Umgebung Energie und damit Wärme. Hängen Sie zum Beispiel ein feuchtes Bettlaken vor das Fenster. Sollten Sie einen Fliesenboden im Schlafzimmer haben, können Sie dort auch ein paar Liter Wasser hinkippen. Aber Vorsicht, beim nächtlichen Toilettengang besteht Rutschgefahr! Hartgesottene nehmen eine Wärmeflasche mit ins Bett und machen sie durch die Verwendung von kaltem Wasser zur Kälteflasche. Ebenso kann man sich in ein feuchtes Laken wickeln. Beides kann aber Erkältungen und Verspannungen begünstigen, genauso wie ein Ventilator, eine Klimaanlage oder nächtlicher Durchzug im Schlafzimmer.

Am besten ist es, wenn Sie in heißen Sommernächten cool und gelassen bleiben. Freuen Sie sich an der schönen Sommerzeit, auch wenn es einmal nicht so mit dem Schlafen klappt. Oder gehen Sie zum Schlafen in den Keller.

Pyjama oder Adamskostüm?

An dieser Frage scheiden sich die Geister. Nicht bei allen ist der Schlafanzug ein Fetisch, der wie bei Hollywood-Star Johnny Depp das Einschlafen einläutet. Er brauche sich nur einen Pyjama überzuziehen und schon gleite er ins Land der Träume, ließ er einmal verlauten.

Bis zu 10 Prozent der Deutschen schlafen nackt. Sie genießen das Gefühl, sich ohne Bekleidung frei und ungezwungen zu fühlen. Für die Haut und insbesondere den Genitalbereich kann es gesund sein, da Schwitzen in intimen Zonen eher vermieden und so Bakterien und Pilzen der Nährboden entzogen wird. Wer nackt schläft, fühlt sich häufig auch sexy, die Libido wird gesteigert. Wenn zwei im Bett nackt nebeneinanderliegen, steigt die Wahrscheinlichkeit für Hautkontakt und Sex. Das Bindungshormon Oxytocin wird ausgeschüttet, das auch das Stresshormon Kortisol senkt und für Beruhigung sorgt. So wird nicht nur das Immunsystem gestärkt, auch Blutdruck und Puls verlangsamen sich. Darüber hinaus wird depressiven Stimmungen vorgebeugt, und ganz nebenbei kann Oxytocin über mehr Intimität die Beziehung fördern: Wer regelmäßig miteinander Sex hat, ist nicht nur körperlich miteinander intim, sondern in vielen anderen Bereichen der Partnerschaft ebenfalls.

Die anderen finden das Schlafen ohne Pyjama oder Nachthemd unhygienisch. Ständig müsse man die Bettwäsche wechseln, darüber hinaus bestehe Erkältungs- und Zuggefahr, wenn man sich einmal im Schlaf aufgedeckt habe. Als Schlafexperte kann ich hier nur sagen: Erlaubt ist, was gefällt und entspannt. Wen die Vorstellung, nackt in den Federn zu liegen, um den Schlaf bringt, der sollte sich etwas überziehen. Auch hier vorzugsweise ein Nachtgewand aus Naturmaterialien, um Schwitzattacken vorzubeugen. Und wen genau das nicht in den Schlummer hinübergleiten lässt, der darf gerne allen Zwirn ablegen. Ein gutes Gefühl unterstützt Entspannung und ist damit förderlich für guten Schlaf. Wie Sie dieses Gefühl erreichen, da hat höchstens Ihr Partner/Ihre Partnerin noch ein Wörtchen mitzureden …

Die richtige Schlafposition

Wir betten uns bis zu zwanzig Mal pro Nacht komplett um, bewegen können wir uns zwei- bis dreimal so häufig. Das ist gut und wichtig, denn würden wir nur in einer Position verharren, würde das Gewebe minderdurchblutet werden, und wir würden uns wundliegen. Darüber hinaus entstünden schmerzhafte Verspannungen, weil unsere Muskulatur einseitig belastet wäre. Die meisten Menschen neigen jedoch zu einer bestimmten Schlafposition, die insbesondere für das Einschlafen wichtig zu sein scheint. Davon weiß jeder zu berichten, der bei einem Nachtflug oder einer nächtlichen Zugfahrt kein Auge zubekommen hat. Obwohl man hundemüde ist, will da Einschlafen in der ungewohnten (Sitz-)Position einfach nicht gelingen.

Ob zusammengerollt wie ein Fötus, ausgestreckt auf dem Rücken wie ein König, in Seitenlage oder auf dem Bauch, jeder hat seine Lieblingsposition. Die scheint sich bereits in der Kindheit im Alter von sechs bis acht Jahren zu etablieren und fortan beibehalten zu werden. Im Laufe des Lebens kann es aber notwendig werden, dass man aus gesundheitlichen Gründen die liebgewonnene Schlafposition wieder aufgeben muss. Wer zu Wirbelsäulen-, Schulter- oder Hüftschmerzen neigt, für den kann aus orthopädischen Gründen die Rückenlage Vorteile bieten. Sie gilt als die »Königsposition«: Durch die gerade Haltung ist die Wirbelsäule gestützt, man neigt weniger zu Verspannungen, auf den Organen lastet wenig Gewicht, und am Morgen hat man weniger Abdrücke von Kissen und Matratze im Gesicht. Anderseits sägen Schnarcher in Rückenlage durch das Zurückfallen der Zunge besonders laut. Auch die sogenannte Schlaf-Apnoe – das sind Atemaussetzer und -stillstände – kann ausschließlich oder verstärkt in Rückenlage auftreten. In diesen Fällen sollte die Rückenlage eher gemieden werden, was durch wiederholte Ellenbogenrempler genervter oder ängstlicher Partner/Partnerinnen zumindest phasenweise nicht schwerfallen dürfte.

Kardiologen empfehlen neuerdings Menschen mit Herzproblemen die rechte Seitenlage. In linker Seitenlage drücke das Gewicht des Oberkörpers auf das Herz. Der Körper schütte vermehrt Stresshormone aus, um die etwas schwächere Herzleistung zu steigern. Rechts dagegen sei das Herz entlastet, das vegetative Nervensystem entspannter. Wer allerdings zu Sodbrennen neigt, hat auf der linken Seite Vorteile: Der Rückfluss von Magensäure in die Speiseröhre wird in dieser Position eher verhindert, und Sodbrennen wird vorgebeugt. Egal auf welcher Seite wir schlafen, aus orthopädischen Gründen sollten zur Vermeidung von schlafstörenden Schmerzen und Verspannungen Brust- und Halswirbelsäule stets eine gerade Linie bilden.

Die Schlafposition, so zumindest das Credo vieler amerikanischer Studien, sagt auch etwas über die Persönlichkeit des Schläfers aus. Wer gerne seitlich mit angezogenen Knien in der Fötus-Haltung schläft, gilt als eher sensibel, unsicher und schutzbedürftig. Seitenschläfer in ausgestreckter Haltung würden einen Mittelpunkt im Leben, wie zum Beispiel eine feste Partnerschaft, einen stabilen Freundeskreis und eine Familie, benötigen. Sie gelten als ausgeglichen und realitätsbezogen. Bauchschläfern wird attestiert, sie seien ordentlich, ehrgeizig und perfektionistisch. Wer sich mit dem Rücken auf der Matratze positioniert, dem wiederum werden Selbstsicherheit, Aufgeschlossenheit und Egoismus zugeschrieben. Oft sollen so verwöhnte Einzelkinder und Nesthäkchen schlafen.

Ich würde raten, die Interpretation der verschiedenen Schlafpositionen nicht zu ernst zu nehmen. Vieles mutet wie Laienpsychologie an. Aber interessant und lustig ist es allemal, sich mit dem Thema zu beschäftigen. Ich persönlich meine, dass in diesem speziellen Falle das Verhalten in der Nacht zweitrangig ist. Schauen Sie auf den Charakter und das Verhalten Ihres Partners, wenn er wach ist. Egal, wie er oder sie sich nachts im Bett positioniert.

Alleine oder zu zweit schlafen?

Es gibt nichts Schöneres, als mit dem Menschen, den wir lieben, gemeinsam ins Bett zu gehen. Mit jemandem gemeinsam die Nacht zu verbringen kann schließlich ganz schön spannend sein … Doch wer am Tage gut harmoniert, muss das nicht zwangsläufig auch in der Nacht tun. Die Schlaftypen können ganz schön unterschiedlich sein und müssen sich nicht immer vertragen: Der eine geht gerne früher ins Bett, der andere spät. Der eine möchte lesen, der andere noch Musik hören, bevor er einschläft. Manche liegen nachts mucksmäuschenstill, der andere tanzt im Bett Ballett. Manche schnarchen, andere sprechen im Schlaf. Der eine neigt zu Albträumen oder schreckt nachts hoch. Der andere rennt ständig auf die Toilette oder steht auf, um über den Kühlschrank herzufallen. Der eine mag absolute Ruhe, der andere liebt es, bei offenem Fenster das ferne Rauschen einer Straße oder das Vogelgezwitscher im Morgengrauen zu hören. Kurz: es gibt jede Menge nächtliches Konfliktpotenzial.

Wenn Sie das Gefühl haben, dass Sie zwar am Tag wunderbar zusammenpassen, Sie aber nachts besser schlafen würden, wenn Sie alleine im Bett bzw. Zimmer liegen würden, dann könnten getrennte Schlafzimmer sinnvoll sein. Das ist nicht das Ende Ihrer Beziehung, wie manche befürchten. Ganz im Gegenteil. Oft habe ich erlebt, dass sich die vorübergehende Trennung positiv auswirkt, indem sich wieder eine neue Anziehungskraft zwischen den Partnern entwickelt hat. Schließlich kann man auch nächtliche Besuche im Schlafgemach des anderen einplanen, um danach entspannt in seinem eigenen Zimmer einzurüsseln.

Entscheidend ist, dass wir uns nachts nicht auf den Wecker gehen und der Partner so zum »Feind in meinem Bett« wird. Getrennte Schlafzimmer können dazu beitragen, dass wir uns morgens frisch, ausgeschlafen und liebevoll begegnen. Und nicht am Frühstückstisch gegenseitige Vorhaltungen wegen Schnarchens, Herumturnens und Co. machen.

Alle unter eine Decke? Kontroverse Familienbett

Eltern, die kein Familienbett wünschen, sind keine guten Eltern, sagen die einen. »Haben die denn gar kein Verständnis für die kindlichen Ängste vor Einsamkeit, Dunkelheit, Unwettern und nächtlichen Monstern?« »Herzlosigkeit« und »Grausamkeit« wird ihnen gar von manchen Verfechtern des gemeinsamen Bettes vorgeworfen, die in diesem Zusammenhang gleich noch auf die lange Tradition desselben verweisen. Schließlich hätten wir früher doch alle zusammen geschlafen. Bis Mitte des 19. Jahrhunderts war dies tatsächlich auch in den westlichen Ländern üblich, in Indien, China und Japan, in der Mongolei und in Zentralafrika ist es das bis heute. Es liege in unseren Genen begründet, sei ein uraltes Verhaltensprogramm, dass man sich in der Nähe der Sippe sicher fühle. Das Bedürfnis nach Geborgenheit ist das zentrale Argument der Befürworter des gemeinsamen Bettes für Groß und Klein. So könnten Kinder tief und fest schlafen, und manche Eltern genießen es, wenn sie nachts in die selig entspannten Gesichter ihrer Sprösslinge schauen können. Wobei man den Verweis auf frühere Zeiten nicht als falsche Sozialromantik verstehen sollte. Weniger Tiefenentspanntheit bei Eltern und Kindern, sondern Platzmangel und in Wintern begrenztes Heizmaterial war der eigentliche Grund für das gemeinsame Familienbett. So konnte man sich in kalten Nächten auch gegenseitig wärmen.

»Sind die zu schwach, um sich durchzusetzen? Zu bequem, um nachts aufzustehen und nach den Kindern zu sehen, wenn die mal Angst haben oder es ihnen nicht gut geht? Wie wollen die denn ihren Kindern selbstständiges Schlafen beibringen?« So oder so ähnlich lauten die kritischen Fragen der Gegner eines Familienbetts. Tatsächlich ist bei vielen das Familienbett aus anderen Gründen geboren worden, so erlebe ich es zumindest häufig in meiner täglichen Praxis. Raumnot ist für viele Familien auch heute noch ein Thema. Bei anderen schwanden die elterlichen Widerstände immer mehr, wenn die Kleinen Nacht für Nacht ins Bett gekrochen kamen. Irgendwann hatte sich das gemeinsame Kuscheln dann fest etabliert. Gelegentlich sind es auch Alleinstehende, die ihre Kinder ins Elternbett lassen, um selbst etwas nächtliche Nähe und Geborgenheit zu erfahren. Diese Routine wieder aufzubrechen stellt viele vor Probleme. Beeindruckend war für mich einmal die Frage einer Mutter, wie es denn gelingen könne, den inzwischen 13-jährigen Sohn aus dem Elternbett zu verbannen. Am besten erklären Sie Ihren Kindern gegenüber das elterliche Bett Stück für Stück immer mehr zur Tabuzone. In Abhängigkeit vom Alter kann man mit kleinen Belohnungen arbeiten, wenn es dem Kind gelungen ist, die Nacht alleine in seinem Bett und Zimmer zu verbringen. Bei älteren Kindern kann auch schon ein einsichtiges Verhalten über die Aufklärung eigener Bedürfnisse erreicht werden. Ein Lob zur Verstärkung, wie selbstständig und erwachsen das Kind im eigenen Bett schon schlafen könne, kann im Einzelfall Wunder bewirken.

Ganz grundsätzlich bleiben im Familienbett für jeden Einzelnen oft nur wenige Zentimeter zum Schlafen, es fehlt an Bewegungsfreiheit, was den Schlaf oberflächlich macht. Tritte und Rempler unruhiger Familienmitglieder tun ihr Übriges dazu, dass der Schlaf unerholsam wird. Darüber hinaus hat so keiner die für ihn individuell optimale Matratze. Und wenn dann auch nur ein übergroßes Zudeck verwendet wird, hat immer mindestens einer das Nachsehen.

Im gemeinsamen Bett, aber auch in einem von mehreren Geschwistern geteilten Schlafzimmer wird weniger geschlafen, als es für die Gesundheit und Entwicklung sinnvoll wäre. Der Erste, der am Morgen wach ist, entscheidet, wie viel Schlaf die anderen bekommen. Ich erwähnte es ja bereits, dass Kinder im Elternschlafzimmer im Alter von dreißig Monaten im Vergleich zu ihren Spielkameraden mit Bett im eigenen Zimmer durchschnittlich zwei Stunden weniger Schlaf abbekommen. Und frisch gebackene Eltern können ihr ganz eigenes Lied von der Schlaflosigkeit singen …

Schlafpartner Haustier

In den USA teilt jeder zweite, in Deutschland nach einer TNS-Infratest-Umfrage jeder dritte Hundebesitzer die Matratze mit seinem Vierbeiner. Dabei spielt natürlich die Größe des Tieres eine gewisse Rolle – kleinere Hunde kuscheln sich häufiger mit Frauchen oder Herrchen ins Kissen, Gleiches gilt für Katzen. Auf subjektiver Ebene geben viele Tierbesitzer an, mit ihrem Haustier im Bett besser schlafen zu können. Die Anwesenheit des vierbeinigen Lieblings sorge für ein beruhigendes und entspannendes Gefühl. Die wenigen Studien, die den Schlaf von Frauchen und Herrchen direkt gemessen und untersucht haben, zeichnen aber ein anderes Bild. Die Einschlafzeit ist verlängert, Weckreaktionen und Wachphasen in der Nacht sind häufiger, und insgesamt ist der Schlaf kürzer, wenn sich Haustiere im Bett tummeln. Kein Wunder, schließlich haben sie ein anderes Schlaf-Wach-Verhalten als der Mensch: Viele Tiere schlafen polyphasisch, das heißt in Etappen. Sie stehen auf, gehen umher, fressen, putzen sich oder zeigen anderweitiges für Menschen schlafstörendes Verhalten. Darüber hinaus können Tiere nicht unerheblich schnarchen und damit ihren Besitzern den Schlaf rauben.

Immerhin geben in einer Studie des Österreichischen Schlafforschers Gerhard Klösch 13,6 Prozent der Tierhalter als Mitursache ihrer Schlafstörung das Haustier im gemeinsamen Bett und Schlafzimmer an. Außerdem gibt es natürlich auch hygienische Aspekte, die gegen das Bettteilen mit Hund, Katze und Co. sprechen: Haustiere können allergische und asthmatische Krankheiten fördern und Parasiten ins Bett schleppen. Wer seinem Haustier das Schlafen im Bett erlaubt, sollte es regelmäßig entwurmen und darauf achten, dass das Tier frei von Zecken oder Flöhen ist. Sie sind nicht nur unangenehm, sondern können auch gefährliche Krankheiten wie Borreliose übertragen. Tiere verteilen reichlich Fellhaare und tragen auch Schmutz und Staub von draußen herein. Die Bettwäsche muss deutlich häufiger gewechselt werden als sonst. Letztlich muss jeder für sich die Vor- und Nachteile von Haustieren im Bett abwägen. Auf keinen Fall sollten die Vierbeiner aber im Bett von Kindern schlafen. Insbesondere bei Kleinkindern ist die Gefahr von Verletzungen und Infektionen zu hoch.

Auswärts schlafen

Die Vorfreude auf den Urlaub hat Sie durch die letzten Wochen getragen, nun ist es endlich so weit. Relaxen, Sightseeing, die Seele baumeln lassen und endlich mal wieder richtig ausschlafen. Nach einem erfüllten ersten Urlaubstag, noch müde von der Anreise, fallen Sie abends in Ihr Hotelbett und wollen sich zur Ruhe begeben. Endlich schlafen, schlafen, schlafen! Kein Wecker, der Sie am nächsten Morgen aus dem Bett wirft. Aber statt entspannt zu entschlummern, liegen Sie wach, der Schlaf will sich einfach nicht einstellen. Endlich dann doch eingeschlafen, werden Sie ständig wach, schlafen unruhig und oberflächlich, hören jedes Geräusch, und am Morgen sind Sie früher wach als im Arbeitsalltag. Nein, so haben Sie sich das nicht vorgestellt!

In einer amerikanischen Studie konnte festgestellt werden, dass für viele die erste Nacht in einem fremden Bett zur Qual wird, weil unsere rechte Gehirnhälfte aktiver als üblich bleibt. Sie ist im Überwachungsmodus. Diese erhöhte Alarmbereitschaft in einer fremden Umgebung liegt, Sie ahnen es schon, in unseren Genen begründet: Haben wir in grauer Vorzeit an einem anderen Platz geschlafen, vielleicht in einem fremden Tal, in das uns die Jagd geführt hat, war es überlebenswichtig, nicht tief und fest zu schlummern. Schließlich wussten wir nichts über die dort lauernden Gefahren. Gab es dort Fressfeinde oder feindselige Völker, die uns nach dem Leben trachteten? Leider weiß unser Gehirn am neuen Urlaubsort (noch) nicht, dass wir dort sicher sind und uns nichts passieren kann. Für unser Gehirn sind wir in einem »fremden Tal«. Aber schon in der zweiten, spätestens in der dritten Nacht hat es Sicherheit entwickelt, hat sich an die neue Umgebung und die ungewohnten nächtlichen Geräusche gewöhnt, sodass der erholsame Urlaub beginnen kann.

Wer sich dennoch schwertut oder häufig Probleme mit dem Einschlafen auf kurzen Geschäftsreisen hat, dem kann es helfen, sein vertrautes Kissen mitzunehmen. Oder ein Kuscheltuch, wie Linus von den Peanuts. Durch den vertrauten eigenen Duft – oder auch den des Partners –, der sich auf dem Tuch befindet, stellt sich ein wohliges Gefühl ein, das den Schlaf befördert.

Gut einschlafen

Nachdem sich nun der Tag dem Ende zuneigt, der für Sie individuell richtige Zubettgeh-Zeitpunkt bestimmt und das Abendritual besprochen wurde, außerdem die Bett- und Schlafzimmergestaltung optimiert wurde, steht dem guten Schlaf eigentlich nichts mehr im Wege. Wie Sie wissen, kann ein ritualisiertes »Betthupferl«, wie noch etwas Musik hören oder lesen, den Übergang in den Schlaf erleichtern und einen weiteren Puffer zwischen Alltag und Nachtruhe herstellen. Vielleicht stellen Sie sich auch noch ein Glas Milch mit Honig auf den Nachttisch, oder einen warmen Tee. Kommt dann die Müdigkeit, und es fallen Ihnen langsam die Augen zu, löschen Sie das Licht und nehmen Ihre Lieblings-Einschlafposition ein. Manchmal kommt der Schlaf schneller, gelegentlich lässt er etwas auf sich warten. Zu manchen Gelegenheiten kommt er auch auf leisen Sohlen, und wir bemerken gar nicht, wie er von uns Besitz ergreift und uns ins Reich der Träume entführt. Bis zu dreißig Minuten Einschlafzeit sind völlig normal und unbedenklich. Eines ist aber sicher:

Wenn wir dem Schlaf optimale Rahmenbedingungen bieten, kommt er so sicher wie Hunger und Durst.

Vieles, was den Schlaf einlädt, haben wir bereits ausführlich besprochen. Aber ein wichtiger und zentraler Punkt fehlt noch: die optimale innere Haltung und Einstellung zum Schlafen. Ohne sie wird es keinen Schlaf geben, egal wie lange wir wach waren, egal wie perfekt wir den Tag und den Abend gestaltet haben. Es wird nicht klappen. Auch nicht, wenn wir Sport bis zum Umfallen getrieben, uns optimal ernährt und alle anderen Regeln zur Förderung des Schlafes peinlich genau beachtet haben.

Der Schlaf ist ein sensibler und scheuer Geselle. Er mag keine Hektik, keinen Stress, keine Sorgen und keine Unruhe. Das für viele vertraute nächtliche Gedankenkarussell ist ihm zuwider. Um ihn herbeizulocken, müssen wir ein Gefühl von Entspannung schaffen. Gelingt uns das nicht, merkt er das und ist schnell wieder hinter dem nächsten Baum verschwunden oder hat sich erst gar nicht hervorgetraut.

Wollen wir dem Schlaf den roten Teppich ausrollen, ist es von Bedeutung, dass wir alle großen und kleinen Sorgen des Alltags vor der Schlafzimmertür abgegeben haben. Es geht darum, dass wir uns jede Nacht für acht Stunden entpflichten und quasi in unserem Schlafzimmer auf Urlaub gehen. Das Tagewerk muss vollbracht sein, und was übrig und liegen blieb, muss auf morgen verschoben werden können. »Für heute ist es gut, mein Kind, morgen geht es weiter!«, pflegte meine Mutter immer zu sagen, wenn ich mir abends noch Sorgen machte und nicht abschalten konnte. Das beruhigte mich, ich konnte loslassen und mich entspannt in mein Kissen kuscheln. Wenn es uns gelingt, im Bett diese Stimmung in uns hervorzurufen, ist der Schlaf nicht weit. Das ist so sicher wie das Amen in der Kirche. Sollten Sie es mir nicht glauben, ich verwette mein nächstes Monatsgehalt darauf. Schlafenszeit ist Zeit für uns selbst: Ich-Zeit! Niemand kann und darf noch etwas von uns erwarten oder verlangen.

Wenn wir uns wohl und geborgen fühlen und uns schöne Gedanken machen, schaffen wir die für den Schlaf notwendige Entspannung. Sie ist der rote Teppich, der Königsweg in den Schlaf. Wann er den roten Teppich betritt, liegt aber nicht in unserer Macht. Der Schlaf hat seinen eigenen Kopf und lässt sich nicht in die Karten schauen. Demut ist gefragt, zum Leidwesen vieler Menschen mit Schlafstörungen, die den Schlaf so sehnlich herbeiwünschen und bereit sind, alles dafür zu tun, dass er nur endlich kommen möge. Wir können uns aber nicht bewusst schlafend machen. Es ist scheinbar paradox: Je mehr wir uns anstrengen, umso wacher werden wir. Wenn wir allerdings tiefenentspannt sind und darauf vertrauen, dass der Schlaf von alleine kommt, wird er im Schutze von Unbekümmertheit und Gelassenheit nicht lange auf sich warten lassen.

All diejenigen, die ein Schlafproblem haben und nicht mehr darauf vertrauen, dass ihr Körper von alleine schlafen kann, mögen sich daran erinnern, wie es früher war, als sie noch gut schliefen: Kein Gedanke wurde daran verschwendet, ob man müde ist, gleich einschlafen wird oder nicht. Es gilt das Motto, frei nach Heinrich Heine: Denk ich an Schlaf in der Nacht, bin ich um den Schlaf gebracht.

Sollten wir den Schlaf zwingen oder mit einigen Tricks gar überlisten wollen, dass er doch rascher auf unseren flauschigen roten Teppich kommt, reagiert er bockig und bleibt weg. Er will sich nichts vorschreiben lassen. Je mehr wir uns anstrengen, ihn zu locken, desto mehr vertreiben wir ihn. Anstrengung (Einschlafen-Wollen) ist Anspannung, und die ist der Feind des Schlafes. Wer (angestrengt) schlafen will, bleibt wach!

Aber nicht schlafen zu wollen ist manchmal gar nicht so einfach. Jeder von uns kennt die Situation: Wir haben am nächsten Tag einen wichtigen Termin oder müssen früh raus. Abends im Bett setzen wir uns dann unbewusst unter Druck, heute schnell einzuschlafen. Druck ist Anspannung, und wir erreichen das Gegenteil: Wir bleiben länger wach als sonst. Sollte es Ihnen nicht gelingen, sich im Kopf frei zu machen und in eine gelassene innere Haltung zu kommen, dann finden Sie in Teil VI dieses Buches viele gute Tipps, um nachts wieder zur Ruhe zu kommen.

Wenn man mal wach ist

Wie Sie bereits wissen, sind nächtliche Weckreaktionen und Wachphasen nicht zu vermeiden und fester Bestandteil unserer Natur. Viele Menschen grämen sich auch gar nicht, wenn sie nachts wach liegen. Sie freuen sich, dass sie noch nicht aufstehen müssen, geben sich ihren Träumen hin, erfinden schöne Geschichten und sind wieder eingeschlafen, ohne dass sie es bemerkt haben. Mein Sohn stellte sich während der Schulzeit über mehrere Monate nachts den Wecker auf vier Uhr. Er wollte das schöne Gefühl erleben, trotz Weckerklingelns noch nicht aufstehen zu müssen. Eine wahrlich ungezwungene und natürliche Haltung zum nächtlichen Aufwachen, die sicher nicht für jeden zu empfehlen ist.

Wir schlafen keineswegs wie ein Stein und werden nachts viel häufiger wach, als wir annehmen und am nächsten Morgen erinnern. Trotzdem haben wir einen Einfluss darauf, wie oft wir nachts wach werden: Angespannte Menschen werden öfter aus dem Schlaf gerissen als entspannte Zeitgenossen. Erholsame Schlafstadien wie Traum- und REM-Schlaf sind unter Anspannung vermindert. Der Schlaf wird oberflächlicher, und der Schläfer ist leichter zu stören: Die Weckschwelle sinkt, und bereits kleinste Geräusche irritieren den Schlaf. Oft fühlen sich die Betroffenen am Morgen nicht genügend erholt, obwohl die Zeitdauer des Schlafs ausreichend war. Je entspannter wir sind, umso tiefer und fester werden wir schlafen. Und weil sich so die Weckschwelle erhöht, lassen uns kleine Geräusche unbeeindruckt.

Wenn Sie zukünftig nachts wach werden, freuen Sie sich, dass Sie noch nicht aufstehen müssen. Hängen Sie Ihren Träumen nach und vertrauen Sie darauf, dass Sie früher oder später ohne Ihr Zutun und ohne Anstrengung wieder einschlafen werden. Es ist natürlich nicht immer einfach, nachts ruhig und gelassen zu bleiben, wenn man mal wach ist. Aber es gibt bestimmte Strategien, die Sie erlernen und in Ihren nächtlichen Alltag integrieren können. Auch dazu finden Sie wertvolle Hinweise in Teil VI.

Zeit zum Aufstehen

Vielen von uns fällt jeden Morgen die Trennung vom Kissen aufs Neue schwer. Und auch, wenn wir uns tagsüber in einem Tief befinden oder uns alles zu viel wird, denkt mancher sehnsüchtig an das geliebte Bett zurück: den Ort der Erholung und der Entpflichtung. Doch wie sagt man so schön: »Alles hat seine Zeit.«

Wann aber ist denn eigentlich der richtige Aufstehzeitpunkt? Am natürlichsten und gesündesten ist es, wenn wir ausschlafen können und uns der Wecker nicht vorzeitig aus unserem Schlafprogramm reißt. Für viele von uns ist das aber zumindest werktags schwer möglich. Unbarmherzig klingelt der Wecker viel zu früh und treibt uns schlaftrunken aus dem Bett. Noch gar nicht richtig wach, heißt es, ab ins Bad, duschen, Zähne putzen, anziehen und zur Arbeit oder in die Schule. Viele streichen aufgrund von Zeitmangel sogar das Frühstück. Kein optimaler Start in den Tag.

Wenn wir ausschlafen, werden wir meist am Ende einer REM- oder Traumschlafphase wach. In diesem Schlafstadium ist unser Gehirn bereits hoch aktiv, weshalb die morgendliche Schlaftrunkenheit geringer ausfällt. Der Motor läuft ja schon, wir müssen nur noch aufwachen und den Gang einlegen.

Viele sogenannte Schlafphasenwecker versuchen sich diesen

Umstand zunutze zu machen, indem sie uns angeblich aus dieser Schlafphase wecken. Es gleicht aber einem Lotteriespiel, ob es dem kleinen Apparat tatsächlich gelingt, beim Wecken das Ende einer REM-Phase zu erwischen. Die verwendete Technik ist nicht geeignet, den Schlaf und seine Stadien korrekt zu analysieren. Sie kommt zwar modern und wissenschaftlich verpackt daher, beruht im eigentlichen Sinne aber auf Steinzeitmethoden der Schlafforschung. Wenn ich gerade schon bei der Technikschelte der Schlafgadgets bin, bekommen auch die Lichtwecker noch gleich ihr Fett weg, das passt ja zum Thema »Aufstehen«: Mit morgendlichem »Sonnenlicht« wollen sie das müde machende Melatonin vertreiben. Aber wie soll das bitte schön unser Gehirn mitbekommen, wenn die Augen noch geschlossen sind und der viel zu schwache Lichtstrahl des »Sonnenweckers« nicht durch die Augenlider ins Gehirn gelangen kann? Auch die Schlafrechner können Sie übrigens gleich aus dem Schlafzimmerfenster werfen. Ihnen liegt die falsche Annahme zugrunde, dass bei allen Menschen immer nach neunzig Minuten REM-Schlaf auftritt. Also müsse man nur noch sein Schlafbedürfnis entsprechend anpassen und seinen Wecker für den Morgen auf sechs Stunden (4 x 90 = 360 Minuten), 7,5 Stunden (5 x 90 = 450 Minuten) oder neun Stunden (6 x 90 = 540 Minuten) nach dem abendlichen Einschlafen stellen. Tatsächlich handelt es sich bei diesen neunzig Minuten aber um einen Durchschnittswert. Bei ungefähr zwei Dritteln der Menschheit liegt ein Schlafzyklus zwischen siebzig und 110 Minuten. Da kann man sich ganz schön verrechnen, wenn man auf diese Schlafrechner vertraut. Zumal Sie ja auch gar nicht wissen, wann genau Sie einschlafen werden.

Was also tun? Um gut in den Tag zu starten, rasch auf Touren zu kommen, müssen wir unseren Körper aktivieren und die Melatoninreste der Nacht rasch entsorgen. Wenn wir uns für den Morgen zusätzlich etwas Schönes vorgenommen haben, sind wir eher motiviert aufzustehen. Wie wäre es mit einem leckeren Frühstück und frischem Kaffeeduft? Bewegung am Morgen in Form von Sport oder Gymnastik aktiviert unser Herz-Kreislauf-System und macht uns wach, ebenso wechselwarme Duschen. Wenn wir im Freien Sport bei Tageslicht betreiben, schlagen wir zwei Fliegen mit einer Klappe: Zusätzlich zur körperlichen Aktivierung wird das müde machende Melatonin wirksam unterdrückt, und wir können gestärkt unser Tagewerk beginnen. Im Winter, wenn es morgens noch lange dunkel ist, können Tageslichtlampen auf dem Frühstückstisch, am Schreibtisch oder der Werkbank die Aufgabe der Sonne übernehmen.

Manche Schlafprobleme können sich zu ausgewachsenen Schlafstörungen entwickeln. Je nach Lebensabschnitt können sich diese ganz unterschiedlich darstellen. Oft ist guter Rat teuer. Was dann zu tun ist, will ich Ihnen im Anschluss erzählen.

Teil V
Der Schlaf im Sturm des Lebens

15
Schlafstörungen

Schlafstörungen haben viele Gesichter und Ursachen, es gibt sie nicht, diese eine Schlafstörung. Schlecht einschlafen, schnarchen, nachts die Luft anhalten, mit kribbelnden Beinen um das Bett kreisen, um sich schlagen, in Panik mitten in der Nacht aufwachen, schlafend aus dem Fenster springen, schlafwandlerisch nicht nur das Bett, sondern auch das Haus verlassen, Sex im Schlaf einfordern, nicht weckbar sein, trotz zwanzig Stunden Schlaf gleich am Frühstückstisch wieder einnicken – all das sind Symptome verschiedener Schlafstörungen. Klinisch-wissenschaftlich unterscheiden wir über fünfzig Formen. Wie Sie bereits wissen, können Schlafstörungen zur nächtlichen Gefahr werden, erhebliche gesundheitliche Belastungen hervorrufen, Folgeerkrankungen wie Herzinfarkt, Schlaganfall und Depressionen verursachen und das Leben verkürzen.

In diesem Kapitel möchte ich Ihnen die wichtigsten Schlaferkrankungen vorstellen und Ihnen die neuesten Erkenntnisse zu deren Ursachen und die jeweiligen schlafmedizinischen Diagnose- und Behandlungsmethoden erläutern. Zur Veranschaulichung werde ich Beispiele aus meinem Praxisalltag schildern und aufzeigen, was Sie selbst als Betroffene tun können, um Ihren Schlafstörungen zu begegnen. Den größten Anteil dieser Volkskrankheit machen Ein- und Durchschlafstörungen aus. Gerade hier ist das Erlernen von selbstwirksamen Techniken bei der Bewältigung der Schlafprobleme von zentraler Bedeutung. Studien belegen, dass wir Fachleute einem Großteil der Betroffenen bereits wirksam helfen können, wenn wir ihnen wissenschaftlich erprobte Methoden an die Hand geben und sie sozusagen zum Experten ihres eigenen Schlafproblems machen. Dabei kann bereits die Kenntnis von Lösungsstrategien wohltuend und entspannend wirken, ein erster Schritt Richtung gesunder Schlaf ist getätigt.

Am Beginn des Weges zur erfolgreichen Bewältigung eines Schlafproblems steht die Sammlung von Informationen über den Schlaf und seine möglichen Störungen. Ist die Art der Störung definiert und liegt zum Beispiel ein Ein- oder Durchschlafproblem vor, geht es darum, das Verhalten und die innere Einstellung im Zusammenhang mit dem Schlaf zu verändern. Hier gibt es verschiedene Stellschrauben, um das Verhalten am Tag und vor allem am Abend und in der Nacht neu zu justieren. Das erfordert allerdings etwas Geduld. Schlafprobleme haben sich oft langsam eingeschlichen und mit der Zeit an Intensität zugenommen. Es ist wichtig, dass Sie sich als Betroffene bewusst machen, dass Schlafprobleme nicht per Knopfdruck abzustellen sind. Die gute Nachricht aber ist: der Weg zurück zu einem guten Schlaf ist möglich. In Teil VI finden Sie hierfür ein im Praxisalltag bestens erprobtes 3-Wochen-Programm, das Sie auf diesem Weg unterstützt. Doch bevor wir uns diesem Programm zuwenden, sehen wir uns die wichtigsten Schlafstörungen einmal genauer an. Denn, wie schon erwähnt, ist der erste Schritt zur Problembewältigung die Kenntnis der vorliegenden Störung.

Augen zu und durch: Ein- und Durchschlafstörung

Sie liegen stundenlang wach, wälzen sich von einer Seite auf die andere, ruckeln am Kissen hin und her, schieben die Decke rauf und runter und fühlen sich am Morgen wie gerädert: 6 Prozent der Deutschen leiden an einer behandlungsbedürftigen Ein- und Durchschlafstörung, im Fachterminus *Insomnie* genannt (zum Vergleich: an der Volkskrankheit Diabetes leiden rund 2 Prozent der Bevölkerung). Jeder Dritte gibt außerdem an, zumindest gelegentlich – an wenigen Tagen in der Woche oder im Monat – Probleme mit dem Schlaf zu haben. Die Kriterien einer Erkrankung, die behandelt werden sollte, sind hier allerdings erst erfüllt, wenn die Betroffenen am Tag deutliche Einschränkungen in ihrem Befinden oder Leistungsvermögen aufweisen. Ohne diese Einschränkungen wird die Diagnose Insomnie nicht gestellt. Gleichwohl können sich solche sporadischen Schlafprobleme zu regelmäßigen nächtlichen Begleitern auswachsen. Deshalb ist es wichtig, auch hier nach den Ursachen zu forschen und gegenzusteuern.

Menschen mit Ein- und Durchschlafstörungen befinden sich in prominenter Gesellschaft: Kim Kardashian berichtet von schweren Schlafstörungen, genauso wie Schauspielerin Kim Cattrall, die ihre Schlafstörung als einen drei Tonnen schweren Gorilla beschrieb, der auf ihrer Brust sitze. Jennifer Aniston benannte eine ausgeprägte nächtliche Grübelneigung als Ursache ihrer zermürbenden Schlafstörung. Ebenso Ridley Scott, Regisseur von »Blade Runner«, der Aufwühlendes am Abend als Auslöser identifizierte. Und Michael Jackson litt an einer so schweren chronischen Schlafstörung, dass sein Arzt immer schwerere Geschütze auffahren musste. Mit fatalen Folgen. In der Nacht seines Todes hatte Jackson immer weitere Schlafmittel von seinem Arzt gefordert, gegen Morgen war schließlich das Narkosemittel Propofol zum Einsatz gekommen. Der in dieser Nacht eingenommene Medikamentencocktail – so die naheliegende Vermutung – hatte zu einem Herzstillstand geführt. Jacksons Arzt wurde wegen fahrlässiger Tötung angeklagt und zu vier Jahren Haft verurteilt.

Der Leidensdruck unter Schlafstörungen ist enorm. Viele verzweifelte Patienten leiden schon Jahre. Liegen nachts wach, starren an die Decke, verrichten Hausarbeiten, surfen im Internet, sehen fern, schlagen sich irgendwie die schlaflose Nacht um die

Ohren. Am Tag quälen sie sich mit dunklen Augenringen abgeschlagen und müde durch den Alltag, leiden unter Konzentrationsstörungen, sind im Job, in Familie und Partnerschaft wenig belastbar und gereizt. Weggehen, sich mit Freunden treffen, Kinobesuche und andere Freizeitaktivitäten werden oft aufgegeben, denn am Abend dreht sich alles um den Schlaf. Viele Betroffene isolieren sich sozial, versuchen alles zu vermeiden, was zum potenziellen Schlafkiller werden könnte. In der Nacht versuchen manche sich durch Ohrstöpsel, schalldichte Fenster und Türen vor jeglicher, vermeintlich schlafstörenden Lärmquelle abzuschotten. Ein geräuscharmes Nachtasyl ist zwar förderlich für einen guten Schlaf, die Probleme allein zu lösen vermag es jedoch nicht.

Mit den Jahren wächst schließlich das Risiko für zahlreiche körperliche Erkrankungen: Übergewicht, Diabetes, Bluthochdruck und Herzerkrankungen können durch chronische Schlafstörungen begünstigt werden, ebenso psychische Erkrankungen, wie Depressionen und Angststörungen. Die meisten Betroffenen haben da schon eine Odyssee durch die verschiedenen Sparten der Medizin hinter sich. Beginnend mit dem Hausarzt folgten Untersuchungen und Behandlungsversuche verschiedenster Fachärzte, Aufenthalte in Reha- und Privatkliniken, vielleicht sogar eine Psychotherapie – und trotzdem starrt man nachts immer noch an die Zimmerdecke. Schließlich probiert man es mit der Homöopathie, gar mit Geistheilern, Wünschelrutengängern und den Erkenntnissen von Elektrosensiblen. Ganze Industriezweige scheinen von der Schlaflosigkeit zu profitieren. Die Bettenbranche wirbt mit Kissen und Matratzen, die den süßen Schlummer bald wiederbringen sollen: teure Soundkissen, Matratzenauflagen für Magnetfeldtherapie, pulsierende Schwingbetten und allerlei mehr versprechen Linderung von der jahrelangen Qual. Dazu natürlich noch pflanzliche Schlafmittel, die verkaufswirksam zur besten Sendezeit beworben werden.

So zahlreich diese Angebote sein mögen, helfen tun die wenigsten, vieles ist reine Geldschneiderei. Hinzu kommt, dass es in unserem Gesundheitssystem an kausalen, das heißt ursächlichen Behandlungsangeboten fehlt. Dies hat unter anderem damit zu tun, dass Ärzte, Psychologen und andere im Gesundheitswesen Tätige in ihrer Ausbildung nahezu nichts Vernünftiges über Schlafstörungen und deren Behandlung erfahren. So ist es kein Wunder, dass viele Ärzte und Therapeuten den Schlaflosen, die sich von ihnen Linderung ihres Leidens versprechen, hilflos gegenüberstehen und Sätze brummeln wie: »Schlafen tun wir doch alle schlecht« oder »das wird schon wieder«, ohne selbst davon überzeugt zu sein. Zwischenzeitlich hat man den Ärzten auch noch ihr einziges Werkzeug vermiest: die Schlaftablette. Schon lange ist bekannt, dass Schlafmittel keine heilende Wirkung besitzen und zudem zu Gewöhnung und Abhängigkeit führen. Aus diesem Grund hat der amerikanische Hausärzteverband bereits 2015 die Forderung aufgestellt, Patienten zuerst mit kognitiver Verhaltenstherapie zu behandeln, bevor man zum Rezeptblock greift. Im Jahr 2017 haben wir von der Deutschen Gesellschaft für Schlafforschung und Schlafmedizin die gleiche Forderung erhoben. Der Mangel an Fachkenntnissen und vor allem auch die geringe Verbreitung von ursächlich wirkenden Behandlungen dürften eine wesentliche Ursache dafür sein, dass in Deutschland so viele Menschen chronisch schlaflos und schlafmittelabhängig sind: Studien belegen, dass 70 Prozent länger als ein Jahr, fast 50 Prozent länger als drei Jahre und vermutlich 25 Prozent sogar länger als zehn Jahre an ihrer Erkrankung leiden. Bis zu zwei Millionen Bundesbürger können nicht ohne Schlaftablette schlafen, sind an diese gewöhnt und abhängig. Eine Abhängigkeit auf Rezept, die sich vielfach vermeiden ließe, würde die kognitive Verhaltenstherapie für Insomnie (Teil VI) angewandt werden!

Erhöhte Risiken für Ein- und Durchschlafstörungen

So unterschiedlich die Ausprägungen von Ein- und Durchschlafstörungen sind, so vielfältig sind die Ursachen. Tatsächlich gibt es Faktoren, die das Risiko von Schlafproblemen erhöhen. Sollten Sie in Deutschlands Norden leben, vielleicht sogar in Bremen, dann hätten Sie laut einer TNS-Emnid-Studie aus dem Jahr 2017 die höchste Wahrscheinlichkeit, morgens zufrieden und ausgeschlafen aus dem Bett zu steigen. Leben Sie allerdings in Deutschlands Süden, vielleicht sogar in Bayern, dürften Sie aufgrund der statistischen Wahrscheinlichkeit eher zu den unzufriedeneren Bettgenossen zählen. Nirgendwo in Deutschland fühlt man sich morgens nach dem Aufstehen so schwächlich wie in Bayern. Doch Sie müssen jetzt nicht gleich einen Umzug in Erwägung ziehen. Möglicherweise hilft bereits ein genauerer Blick auf Ihre Arbeitsbelastung: vor allem die Süddeutschen klagen nämlich über vermehrten Arbeitsstress. Und der ist für 28 Prozent der Deutschen der Hauptgrund für schlechten Schlaf. In der Gruppe der Vierzig- bis 49-Jährigen geben diesen Grund sogar 46 Prozent an. So wundert es nicht, dass gerade bei Führungskräften in Politik, Wirtschaft und Dienstleistungsgewerbe, bei Selbstständigen und natürlich bei Schichtarbeitern der schlechte Schlaf zu Hause ist. Gleiches gilt für Menschen mit geringem Einkommen oder Arbeitslosen – hier sind die Sorgen um die Existenz die größten Schlafräuber. Dass bei Singles, Verwitweten, Geschiedenen und aus anderen Gründen alleinstehenden Menschen Schlafstörungen weit verbreitet sind, verweist darauf, dass auch psychosoziale Faktoren eine Rolle spielen. Wer sich in einer festen Beziehung befindet, schläft nicht nur besser (es sei denn, der Partner schnarcht), sondern scheint auch gesünder zu sein und länger zu leben.

Sogar der Wohnort kann das Schlafvermögen beeinflussen: Das Leben in Großstädten scheint tendenziell eher Ein- und Durchschlafstörungen zu begünstigen, interessanterweise aber auch – was man nicht vermuten würde – das Leben in einem kleinen und abgeschiedenen Dorf. In der oben zitierten Studie war für Berlin der Großstadt-Malus am deutlichsten. Möglicherweise stellen die vielen Reize der Großstadt, wie Licht und Lärm, aber auch die wenigen Reize in einem abgelegenen Dorf einen Stressor für den Menschen dar. Es liegt auf der Hand, dass all diejenigen, die in lauter Umgebung leben und schlafen müssen, häufiger zu Schlafstörungen neigen. Wer etwa an einer viel befahrenen Straße, an einer Bahnlinie oder in der Einflugschneise eines Flughafens ohne Nachtflugverbot lebt, hat tendenziell häufiger Schlafstörungen. Aber nicht nur das, wie neuere Studien zeigen: Nächtlicher Lärm scheint auch das Auftreten von Herz-Kreislauf-Erkrankungen zu begünstigen, selbst bei denjenigen, die sich durch den Umweltlärm subjektiv gar nicht belastet fühlen.

Frauen sind im Vergleich zu Männern zwei- bis dreimal häufiger von Schlafstörungen betroffen. Aus dem Kapitel »Warum Frauen es schwerer haben mit dem Schlafen« wissen Sie bereits, dass es drei biologische Faktoren gibt, die den weiblichen Schlaf beeinflussen: den weiblichen Zyklus, die Wechseljahre und Schwangerschaften. Darüber hinaus können Frauen auch unter ihrer Sozialisation leiden. Sie sind die schlechteren Verdränger, was dazu führt, dass sie nicht nur ihren Liebsten, sondern vor allem viele schlafraubende Alltagsprobleme mit ins Bett nehmen. Und nicht zuletzt sind da noch die Kinder, die vor allem in den ersten beiden Lebensjahren den Eltern – vornehmlich den Müttern – bis zu sechs Monate (!) Schlaf rauben können.

Grundsätzlich gelten Ein- und Durchschlafstörungen als Erkrankung der zweiten Lebenshälfte. Mit zunehmendem Alter werden körperliche Leiden und psychische Belastungen häufiger, was das Auftreten von Schlafstörungen begünstigt. Tatsächlich können Herz-Kreislauf-Erkrankungen oder Schilddrüsenfehlfunktionen einen besonderen Risikofaktor für Schlafstörungen darstellen. Depressionen oder Angststörungen gehen, je nach Studie, mit einem bis zu fünffach erhöhten Risiko für Schlafstörungen einher. Und nicht zuletzt können auch die Nebenwirkungen von Medikamenten den Schlaf stören, die man just wegen oben genannter Erkrankungen einnehmen muss.

Menschen mit Schlafstörungen schlafen mehr, als sie denken

Szenen einer Ehe mit einem Partner mit Schlafstörungen am gemeinsamen Frühstückstisch: »Ich hatte wieder eine furchtbare Nacht. Kein Auge habe ich zugemacht.«

»Ja? Hmm. Also, immer wenn ich wach war, hast du ruhig und gleichmäßig vor dich hingeschnorchelt!«

»Wenn ich es dir doch sage! Jede Stunde habe ich die Kirchturmuhr schlagen gehört. Aber ich wusste es ja schon immer: Du nimmst mich einfach nicht ernst und hast überhaupt kein Einfühlungsvermögen.«

»Also damit gehst du jetzt aber entschieden zu weit. Ich finde ja …« Und so weiter und so fort – statt eines gemütlichen Frühstücks ist man munter drin im Beziehungsstreit.

Schlafgesunde können ihr Schlafvermögen relativ gut einschätzen, Menschen mit Schlafstörungen hingegen nicht. Viele kennen selbst so eine Situation wie die gerade skizzierte oder haben Menschen in ihrem Umfeld erlebt, die beklagen, über mehrere Nächte, ja über mehrere Wochen kein Auge zugetan zu haben. Dass dies allerdings nur schwer möglich ist, sagt uns vielleicht schon der gesunde Menschenverstand. Falls nicht, sollte nachfolgendes Beispiel den verdeutlichenden Beleg liefern:

Wie man sich fühlt, wenn man nicht nur vermeintlich, sondern tatsächlich einmal zwei aufeinanderfolgende Nächte nicht geschlafen hat, zeigte ein Experiment mit dem Musiker und Extremsportler Joey Kelly. Gemeinsam mit einem Fernsehsender wollten wir zeigen, wie sich Schlafentzug auf die geistige Leistungsfähigkeit und das Wohlbefinden am Tag auswirkt. Bereits im Verlauf der ersten Nacht fiel es Kelly zunehmend schwer, sich wach zu halten. Sie erinnern sich: mit zunehmender Wachheit macht uns das vermehrte Adenosin außerhalb der Gehirnzellen müder und müder, die nächtliche hohe Melatonin-Konzentration trägt ihr Übriges dazu bei. Irgendwann waren Spiele, Rätsel und Unterhaltungen nicht mehr genügend anregend. Sitzen und Liegen wurde immer gefährlicher, weil es das Einschlafrisiko erhöhte. Irgendwann konnte sich unsere Testperson nur noch durch körperliche Aktivitäten wach halten. Die zweite Nacht verbrachte Kelly überwiegend auf dem Fahrrad und joggend auf dem pfälzischen Teil der Weinstraße. Wie sehr er nach 48 Stunden ohne Schlaf von den Folgen des Schlafentzugs gezeichnet war, das belegten die abschließenden Tests. War er zuvor eloquent und gut gelaunt in unserem Schlaflabor erschienen, schlurfte dieser junge, kräftige und sportliche Bursche jetzt wie ein alter Mann müden Schrittes, ohne jegliche Mimik und Gestik, in unsere schlafmedizinische Abteilung. Am überraschendsten waren aber die Ergebnisse in den Aufmerksamkeits- und Gedächtnistests: Kelly zeigte Leistungen wie Patienten mit einer Demenz!

Jeder weiß, dass wir Luft, Wasser und Nahrung brauchen, um zu leben. Ohne Atemluft sterben wir nach einigen Minuten. Ohne Flüssigkeit überleben wir rund fünf Tage. Ohne Nahrung können wir etwa sechzig Tage durchstehen. Ohne jeglichen Schlaf halten wir dagegen vermutlich nur vier Wochen durch. Schlafentzug ist einer der größten Feinde unseres Organismus, mit Auswirkungen auf den unterschiedlichsten Ebenen. Auch wenn es also eigentlich unmöglich ist, wochenlang gar kein Auge zuzutun, sind viele Patienten mit Schlafstörungen genau davon überzeugt. Studien belegen, dass man die Angaben der Betroffenen mit dem Faktor 1,5 bis 2 multiplizieren kann, um auf deren tatsächlich messbare Schlafmenge zu kommen. Aber warum verschätzen sich schlaflose Menschen so sehr bei der Beurteilung ihres eigenen Schlafvermögens? Lange Zeit tappte die Wissenschaft im Dunkeln. Studien deuten jetzt auf ein ganzes Bündel an Ursachen hin. Je höher die abendliche Anspannung vor dem Zubettgehen, umso eher wird das eigene Schlafvermögen unterschätzt. Aber auch die Schlafqualität selbst spielt eine Rolle: Je häufiger es zu Weckreaktionen kommt und je größer der Anteil des oberflächlichen Schlafstadiums N1 ist, desto geringer ist die Fähigkeit, das eigene Schlafvermögen richtig einzuschätzen. Insbesondere wenn die Schlafphasen kurz sind und viele Weckreaktionen im Schlafstadium N2 auftreten, neigen Patienten dazu, ihr Schlafvermögen zu unterschätzen.

Eine für Menschen mit ausgeprägter Ein- und Durchschlafstörung typische Schlafarchitektur sehen Sie in der folgenden Abbildung. Sie zeigt ein Schlafprofil (unteres Hypnogramm) ohne Tiefschlaf, aber mit sehr viel oberflächlichem Schlaf der Stadien N1 und N2. Dort wo im oberen Teil beim Schlafgesunden mit Pfeilen der Tiefschlaf markiert ist, sehen Sie im unteren Teil mit Pfeilen diejenigen Stellen markiert, wo bei unserem Schläfer ebenfalls Tiefschlaf auftreten müsste, aber ausbleibt. Charakteristisch sind die vielen Weckreaktionen (unterste Zeile schwarze senkrechte Striche), die nur wenige Sekunden andauern und vom Patienten nicht bewusst wahrgenommen werden. Sie führen zu einem häufig unterbrochenen Schlaf, was die Fehlwahrnehmung seiner tatsächlich schlafend verbrachten Zeit erklärt: Der Patient schätzte sein Schlafvermögen auf lediglich eine Stunde. Exakt zwischen 2 und 3 Uhr meinte er geschlafen zu haben. Zu diesem Zeitpunkt schlief er tatsächlich ohne Unterbrechung durch. Insgesamt ergab die Analyse seines Hirnstrombildes aber eine Schlafgesamtdauer von mehr als fünf Stunden.

Wie Menschen mit Schlafstörungen schlafen

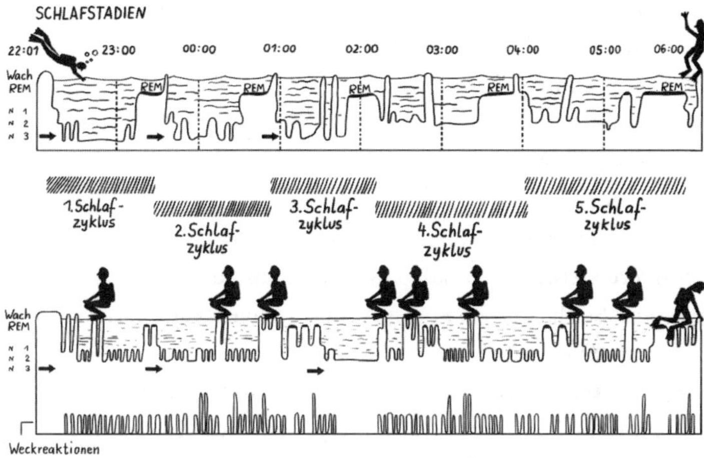

Die gute Nachricht für alle Menschen mit Schlafstörungen ist also, dass sie deutlich mehr schlafen, als sie denken. Der menschliche Organismus holt sich das absolut Notwendige an Schlaf, das er braucht – auch wenn diese Schlafmenge natürlich nicht ausreichend ist für Vitalität und Lebensglück. Aber mit diesen Informationen zur eigenen Fehlwahrnehmung des Schlafes lassen sich Patienten hinsichtlich ihrer Sorgen um gravierende Gesundheitsschäden schon etwas entlasten. Sie gehen entspannter und gelassener in die Nacht hinein, und das ist ein wichtiger Schritt in Richtung erfolgreiche Behandlung.

Wie aus einer akuten eine chronische Schlafstörung wird

Schlafstörungen sind etwas Normales und gehören zum Leben dazu. Wenn wir Stress am Arbeitsplatz haben, uns Sorgen um die Kinder machen, eine Trennung zu bewältigen haben, den Tod einer nahestehenden Person verarbeiten müssen, eine Prüfung bevorsteht, der Blutdruck entgleist, der Stoffwechsel durcheinanderkommt oder wir Schmerzen haben, sind Schlafstörungen fast regelhaft unsere Begleiter. Sind die Sorgen vorbei oder wir wieder gesund, verschwinden auch die Schlafstörungen scheinbar wieder von alleine. Nicht so bei einer chronischen Schlafstörung: Die entwickelt sich aus einer vorübergehenden, akuten Schlafstörung, die sich verselbstständigt hat. Sie besteht dauerhaft fort, obwohl Auslöser und Ursache nicht mehr vorliegen. Wir haben uns an die Schlaflosigkeit gewöhnt.

Nun werden Sie sich vermutlich fragen, wie man sich an eine Schlafstörung »gewöhnen« kann? Wie ich das meine, möchte ich Ihnen anhand des folgenden Beispiels erklären: Stellen wir uns einen Patienten vor, der aufgrund eines schmerzhaften Bandscheibenvorfalls unter einer akuten Schlafstörung leidet. In den ersten Wochen kann er nur noch drei Stunden am Stück schmerzfrei im Bett liegen. In dieser Zeit schläft er gut, doch mit Eintritt der Schmerzen beginnt im doppelten Sinne die nächtliche Qual. Die Schmerzen krabbeln entlang der Wirbelsäule hoch und melden sich wachmachend im Gehirn. An Schlaf ist nun nicht mehr zu denken, an entspanntes Liegen auch nicht mehr. Einmal wach, beginnt im Kopf des Patienten das Gedankenkarussell zu kreisen. Die Sorgen um die großen und kleinen Probleme seines Lebens und die Schmerzen im Rücken treiben ihn aus dem Bett. Er steht auf, geht umher, macht Gymnastik, lenkt sich mit Fernsehen oder Surfen im Internet ab. Irgendwann versucht er es wieder mit Schlafen, legt sich wieder ins Bett. Aber da sind ja immer noch die Schmerzen, die ihn nach kurzer Zeit wieder aus den Federn treiben.

Rein ins Bett und wieder raus, dösen, grübeln, umhergehen, sich ablenken – das wird zu seinem festen Nachtprogramm. Tagsüber ist er manchmal so erschöpft, dass er versucht, den versäumten Schlaf nachzuholen. Und auch zwischendurch, wenn längeres Stehen oder Sitzen die Wirbelsäule zu sehr malträtiert hat, hilft es ihm, sich im Bett einmal auszustrecken. Je länger der Krankenstand andauert, umso häuslicher richtet sich unser Patient im Bett ein. Wie Ludwig der XIV. dirigiert er von dort aus

Familie und Haushalt. Sieht fern, liest, isst, telefoniert und beschäftigt sich mit anderen Dingen des Alltags. So geht das tagein, tagaus über viele Wochen. Mit der Zeit werden die Schmerzen endlich besser, bald kann er auch wieder arbeiten gehen. Gott sei Dank! Eigentlich müsste er jetzt auch wieder gut schlafen können, die Schmerzen sind schließlich weg. Aber denkste! Nachts tut zwar nichts mehr weh, trotzdem wacht er weiterhin nach drei Stunden auf, wie zu den besten »Schmerzzeiten«. Internet, Fernsehen, Grübeln, rein und raus aus dem Bett, er wälzt sich hin und her, schaut auf die Uhr, rechnet die verbleibende Schlafenszeit aus. Die verrinnt, was ihm nur noch mehr Sorgen bereitet. Er *muss* doch schlafen, in ein paar Stunden geht es zur Arbeit, da muss er doch fit sein. Aber es ist wie verhext, jede Nacht dieselbe Prozedur.

Was ist passiert? Warum kann er nicht schlafen, obwohl er inzwischen wieder fit ist wie ein Turnschuh? Die Antwort ist: Psyche und Körper haben sich an die nächtlichen Wachphasen und damit an die Schlafstörung *gewöhnt*. Verschiedene Faktoren sind dafür verantwortlich:

- Erstens fand eine *körperliche Gewöhnung* statt: Unser Patient hat zwar keine Schmerzen mehr, aber seine innere Uhr weckt ihn trotzdem weiter, weil sie inzwischen daran gewöhnt ist, dass nach drei Stunden aufgestanden und gegrübelt wird. Zum Wachwerden benötigt sie längst keine Schmerzen mehr als Wecksignal. Sie ist hoch präzise und hat sich gemerkt, dass es nach drei Stunden Schlaf an der Zeit für Aktivität ist. Die Macht der Gewohnheit hat die nächtliche Regie übernommen. So, wie auch ein Bäcker am Wochenende oder im Urlaub immer zu der Zeit wach werden wird, wenn es normalerweise in die Backstube geht. Der Körper hat sich perfekt an das Wachwerden beziehungsweise die Wachphasen in der Nacht gewöhnt! Wer sich jetzt falsch verhält, läuft Gefahr, dass sich seine einstmals akute Schlafstörung verselbstständigt. Für unseren Patienten bedeutet dies: Wenn er nachts weiterhin aufsteht und körperlich aktiv ist, wird seine innere Uhr das Wachwerden nach drei Stunden Schlaf nicht mehr verlernen.

- Zweitens fand eine *psychische Gewöhnung* statt: Die inzwischen gewohnte nächtliche Grübelei unseres Patienten trägt wesentlich zur Chronifizierung der Schlafstörung bei. Früher, als er gut schlief, lag unser Patient unbekümmert in seinem Bett. Es gab eine natürliche und unbewusste Verknüpfung zwischen Schlafzimmer und entspannender Entpflichtung vom Alltag und seinen Sorgen. Aber heimlich, still und leise hat sich die Bedeutung des Schlafzimmers während der Krankheitsphase verändert, es wurde zum unangenehmsten Platz der Welt. Dort fühlte der Patient sich unwohl, hatte Schmerzen, grübelte und rang um den Schlaf. Körper und Geist haben gelernt, dass im Bett nicht länger Entspannung herrscht, sondern wachmachende Unruhe und Anspannung regieren. Wie oft erlebe ich Patienten, die mir erzählen: »Herr Doktor, abends bin ich immer hundemüde. Wenn ich dann ins Bett gehe, ist es, als hätte irgendjemand einen Schalter umgelegt. Plötzlich bin ich hellwach!« Viele Leser mit Schlafstörungen werden jetzt zustimmend nicken. Der Grund für dieses plötzliche »Angeknipst-Sein« ist eine unbewusste Verknüpfung: Das Schlafzimmer ist kein Ort des geruhsamen Schlafes, sondern ein Ort des Grübelns, der Anspannung, des Herumwälzens usw. Jeden Abend, wenn der Patient ins Schlafzimmer geht, wird diese unbewusste Verknüpfung erneut ausgelöst, eine *psychische Gewöhnung* hat stattgefunden. Sollte es unserem Patienten nicht gelingen, das nächtliche Gedankenkarussell nach dem Erwachen wieder zu stoppen, ist der weiteren Verselbstständigung der Schlaflosigkeit die Schlafzimmertür ganz weit geöffnet.
- Drittens haben sich viele *schlafstörende Verhaltensweisen* ein-

geschlichen: Bedingt durch die Schmerzen hat sich unser Patient eine schlechte Schlafhygiene angeeignet, wie wir Fachleute sagen. Er stand nachts auf, lief umher, sah fern … alles Dinge, die dem Körper Aktivität signalisierten. Er blieb nach einer schlaflosen Nacht manchmal bis gegen Mittag im Bett und verbrachte auch im weiteren Tagesverlauf viel Zeit darin, was seinen Schlaf-Wach-Rhythmus zerstörte. Weil er auch im Bett aß, telefonierte und am Laptop zugange war, wurde das Bett vom Ort der Entpflichtung zum Ort, an dem man sich mit Alltagsdingen beschäftigt. Sollte es dem Patienten nicht gelingen, dieses schlafstörende Verhalten in der Nacht wie am Tag rasch aufzulösen, trägt auch dies zur Aufrechterhaltung der Schlafstörung bei.

- Viertens hat unser Patient jetzt den unbedingten Wunsch, endlich einzuschlafen. Er wälzt sich Nacht für Nacht von links nach rechts, sein Blick wandert wiederholt zur Uhr: »Wie lange liege ich schon wach?« – »Würde ich jetzt sofort einschlafen, wie viel Zeit bliebe mir noch, bis der Wecker klingelt?« Verständlicherweise macht sich der Patient Sorgen, schließlich muss er zur Arbeit und kann nicht wie in der Krankheitsphase fehlenden nächtlichen Schlaf tagsüber nachholen. Leider ist Schlafenwollen pures Gift für den Schlaf. Wer schlafen will, bleibt wach! Warum? Wer schlafen will, spannt sich an, und – Sie wissen schon – Anspannung ist der Feind des Schlafes. Bei vielen Patienten ist das Wollen von Schlaf sogar die alleinige Ursache für die Aufrechterhaltung der Schlafstörung. Sie haben nicht, wie oben aufgeführt, störende Verhaltensweisen entwickelt, nein, bei ihnen ist allein die Befürchtung, nicht schlafen zu können, Ursache für die Schlafstörung.

Für das bessere Verständnis des Erklärungsmodells finden Sie das soeben Besprochene in der folgenden Abbildung noch einmal veranschaulicht:

Wie eine chronische Schlafstörung entsteht

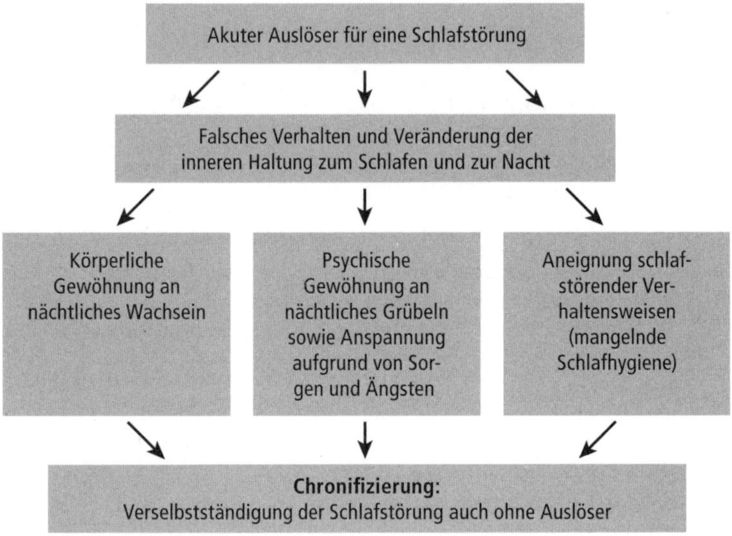

Test: Leiden Sie an einer Ein- und Durchschlafstörung?

Mit dem nachfolgenden Test können Sie beurteilen, ob Sie an einer behandlungsbedürftigen Ein- und Durchschlafstörung leiden und ob das sich anschließende 3-Wochen-Programm für einen besseren Schlaf für Sie sinnvoll sein könnte. Bitte beantworten Sie die Fragen spontan, ohne vorher viel zu überlegen.

1. Bitte geben Sie an, für wie ausgeprägt Sie Ihre Schlafprobleme in den letzten beiden Wochen halten.						
		überhaupt nicht	leicht	mittel	schwer	sehr schwer
A	Einschlafstörungen	0	1	2	3	4
B	Durchschlafstörungen	0	1	2	3	4
C	Früherwachen	0	1	2	3	4

2. Wie zufrieden/unzufrieden sind Sie gegenwärtig mit Ihrem Schlaf?				
sehr zufrieden	zufrieden	neutral	unzufrieden	sehr unzufrieden
0	1	2	3	4
3. Wie stark wirkt sich Ihr Schlafproblem auf Ihre Leistungsfähigkeit tagsüber aus?				
überhaupt nicht	ein wenig	mäßig	stark	sehr stark
0	1	2	3	4
4. Wie stark glauben Sie, dass andere Personen die Auswirkungen der Schlafprobleme auf Ihre Lebensqualität wahrnehmen?				
überhaupt nicht	ein wenig	mäßig	stark	sehr stark
0	1	2	3	4
5. Wie besorgt sind Sie hinsichtlich der momentanen Schlafprobleme?				
überhaupt nicht	ein wenig	mäßig	stark	sehr stark
0	1	2	3	4

Zählen Sie nun bitte die Punkte der einzelnen Fragen (1a + 1b + 1c + 2 + 3 + 4 + 5) zusammen. Anhand des Summenwertes lassen sich Ihre aktuellen Schlafprobleme hinsichtlich Schwere und Ausprägung wie folgt einschätzen:

0-7 Punkte: Keine bedeutsamen Schlafprobleme, eine Behandlung ist nicht erforderlich. Es könnte aber sinnvoll sein, dass Sie Ihr Verhalten und Ihre innere Einstellung am Abend und in der Nacht vorbeugend nochmals überprüfen, um auch zukünftig gut schlafen zu können.

8-14 Punkte: Sie befinden sich an der Schwelle zu einer relevanten Schlafstörung. Zumindest phasenweise können bereits am Tag Leistungseinschränkungen, Müdigkeit und Unwohlsein auftreten. Möglicherweise gibt es in Belastungssituationen auch schon einmal Nächte mit relativ wenig Schlaf. Achten Sie auf ein schlafförderliches Verhalten am Abend. Versuchen Sie, im Bett nur an die schönen Dinge des Lebens zu denken, um so eine ausreichende Entspannung herbeizuführen. Das Kapitel zum 1 x 1 des Schlafens kann für Sie wichtige schlafförderliche Informationen bereithalten.

15-21 Punkte: Sie leiden unter einer mittelschweren Schlafstörung, eine diagnostische Abklärung und eine Behandlung sind sinnvoll. Ihre Schlafprobleme sind so ausgeprägt, dass Sie sich regelmäßig am Tag eingeschränkt fühlen. Aufmerksamkeit und Konzentration können beeinträchtigt sein, Ihr Leistungsvermögen ist herabgesetzt, Ihre Stimmung kann am Tag schwanken. Wichtig ist Entspannung in den Stunden vor dem Zubettgehen. Versuchen Sie vor allem, sich von den Dingen des Alltags zu »entpflichten«. Das Kapitel zum 1 x 1 des Schlafens enthält für Sie wichtige Informationen, diese alleine dürften aber nicht ausreichend sein. Ich möchte Ihnen das 3-Wochen-Programm für besseren Schlaf empfehlen. Sollten Sie Ihre Probleme nicht in den Griff bekommen, gehen Sie zu Ihrem Hausarzt. Er sollte organische Ursachen ausschließen. Auch könnten Sie deutlich von der Teilnahme an einem verhaltenstherapeutischen Gruppenprogramm profitieren (siehe Teil VI). Besprechen Sie das Vorgehen mit Ihrem Arzt.

22-28 Punkte: Sie leiden unter einer schweren Schlafstörung, eine diagnostische Abklärung und eine Behandlung sind dringend angeraten. Möglicherweise überweist Sie in diesem Zusammenhang Ihr Hausarzt auch noch an einen Facharzt. In der Nacht liegen Sie länger wach, das Aufstehen am Morgen fällt schwer. Ihre Schlafstörung ist so stark ausgeprägt, dass Sie sich am Tag in Ihrem Leistungsvermögen und Ihrem Wohlbefinden eingeschränkt fühlen. Ihre täglichen Anforderungen erleben Sie als Belastung. Manchmal sind Sie am Tag schon gedrückter oder ängstlicher Stimmung. Die Gedanken kreisen häufiger um das Nicht-Schlafen-Können. Im Bett gelingt es Ihnen nur noch schwer abzuschalten, und Sie fühlen sich sehr angespannt. Es können bereits körperliche Symptome hinzukommen: Kopfschmerzen, Magenbeschwerden oder Herzbeschwerden sind möglich. Den Anforderungen Ihrer Arbeit werden Sie nur noch mit großer Anstrengung gerecht. Das nachfolgende 3-Wochen-Programm für besseren Schlaf möchte ich Ihnen parallel zur medizinischen Abklärung durch Ihren Hausarzt nahelegen. Sollten Sie selbstständig nicht mehr in eine entspannte Nachtsituation kommen, holen Sie sich professionelle Hilfe. Eine schlafmedizinische Untersuchung und Behandlung kann sinnvoll sein. Dringend möchte ich Ihnen die Teilnahme an einem verhaltenstherapeutischen schlafmedizinischen Gruppenprogramm nahelegen. Sollte dies nicht helfen, wären Einzelgespräche oder eine stationäre schlafmedizinische Behandlung möglicherweise angeraten (siehe Teil VI). Besprechen Sie das Vorgehen mit Ihrem Arzt. Er entscheidet auch, inwieweit eine weiterführende Diagnostik im Schlaflabor erforderlich ist. Möglicherweise kann für eine vorübergehende Entlastung von der Schlafstörung ein Schlafmittel für wenige Tage sinnvoll sein. Auch dies sollten Sie mit Ihrem Arzt besprechen.

Sägewerk im Bett: von gutem und krankhaftem Schnarchen

George und Amal Clooney gelten als Hollywood-Traumpaar und haben getrennte Schlafzimmer. Grund dafür ist allerdings keine Beziehungskrise. Wie Freunde der beiden der Promiplattform »Radar Online« mitteilten, hat George Clooney ein Problem mit nächtlichem Schnarchen. Vor allem, wenn er abends einmal dem Alkohol zugesprochen hat …

Viele Schnarcher sind wie George Clooney nachts einsam. Sie werden entweder aus dem gemeinsamen Schlafzimmer verbannt oder allein in diesem zurückgelassen. Und das keineswegs aus Bösartigkeit des Bettpartners: Manche sägen ganze Wälder ab und entwickeln beim Schnarchen teilweise Lautstärken, die neunzig Dezibel überschreiten. Das ist in etwa so, als würde eine Autobahn direkt durch das Schlafzimmer führen oder eine Holzfräsmaschine im Raum stehen. Am Arbeitsplatz würden die Schnarcher mit dieser Lautstärke gegen die Lärmschutzverordnung verstoßen.

Schnarchen kann für den Bettpartner quälend sein und für schlaflose Nächte sorgen. Die Leidgeprüften sind am Morgen unausgeschlafen und gereizt, manche entwickeln sogar Mordgedanken. Ich habe Patienten, die wurden zum Schlafen in den Keller verbannt; einem anderen wurde gar samt seiner Familie die Wohnung in einem Mehrfamilienhaus gekündigt. Die anderen Mietparteien fanden nachts keine Ruhe mehr. Interessant ist, dass bei frisch verliebten Paaren das Schnarchen als weniger störend empfunden wird, was sich aber mit zunehmender Einkehr von Beziehungsroutine rasch verändert.

Schnarchen ist häufig und weit verbreitet: Statistisch gesehen schnarcht knapp ein Drittel aller Deutschen. Ungefähr 44 Prozent der Männer und 28 Prozent der Frauen zwischen dreißig und sechzig Jahren tun es regelmäßig jede Nacht. Nach der Menopause mit dem Wegfall des Einflusses der gewebestraffenden weiblichen Sexualhormone holen die Frauen deutlich auf. Und bei den über Sechzigjährigen schnarcht fast jeder zweite Deutsche.

Gutartiges Schnarchen

Verantwortlich für das Schnarchen ist die Vibration von Weichteilstrukturen im oberen Atemweg. Auslöser ist eine Abnahme der Muskelspannung, wie sie für den Schlaf typisch ist. Im Sog

Wie häufig Männer und Frauen schnarchen

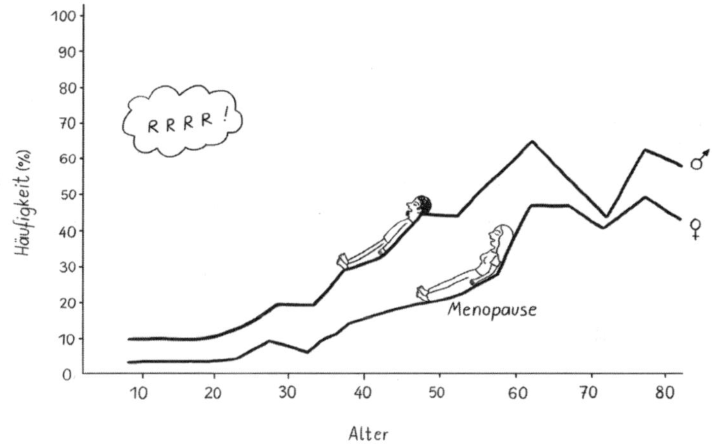

der eingeatmeten Luft wird das Stützgewebe in hochfrequente Schwingungen versetzt, was den »Krach« – im doppelten Wortsinn – im Schlafzimmer hervorruft.

Im Alter wird oft geschnarcht, dass sich die Balken biegen. Aber auch wer Alkohol oder Schlaf- und Beruhigungsmittel konsumiert, gehört häufig zu den Schnarchnasen. Das nächtliche Lärmspektakel kann außerdem durch Übergewicht, einen zurückliegenden Unterkiefer, vergrößerte Mandeln oder eine behinderte Nasenatmung begünstigt sein. In Rückenlage wird besonders gerne geschnarcht, insbesondere wenn der Mund weit geöffnet ist. Die Zunge rutscht zurück, verengt die Atemwege, und das nächtliche Rasseln beginnt.

Leider gibt es gegen das Schnarchen kaum effektive Maßnahmen. Abnehmen, das Meiden der Rückenlage und der Verzicht auf abendlichen Alkoholkonsum können aber durchaus hilfreiche, wenngleich nicht gänzlich beliebte Methoden sein. Auch unterkiefervorverlagernde Schienen, die von spezialisierten Zahnärzten oder Kieferorthopäden individuell angefertigt werden, können das Schnarchen verringern. Aber sie sind teuer, und der Erfolg ist nicht immer vorherzusehen. Günstiger sind thermolabile Schienensysteme, die Sie in der Apotheke beziehen und mit etwas Geschick selbst anpassen können. Sie gelten jedoch als etwas weniger wirksam als die Schienen vom Zahnarzt. Bei besonders heftigen Schnarchern können in bestimmten Fällen auch operative Eingriffe helfen. Allerdings sollte diesen eine seriöse Untersuchung und Beratung durch einen erfahrenen Operateur vorausgehen. Die möglichen Erfolgsaussichten sollten gegen die Risiken einer Operation abgewogen werden. Bei vergrößerten Mandeln, einer Nasenscheidewandverkrümmung oder anderweitigen Verengung der oberen Atemwege handelt es sich für den Fachmann oft noch um einfachere und weniger komplizierte Eingriffe. Anders sieht es bei spezialisierten chirurgischen Maßnahmen gegen das nächtliche Schnarchen aus. In letzteren Fällen wird oft das Zäpfchen gekürzt, der Weichgaumen verringert, der Zungengrund verkleinert und zusätzlich die Nasenluftpassage verbessert. Bedenken Sie in diesen Fällen auch, dass ein solcher Eingriff, je nach Operationstechnik, sehr schmerzhaft und nur von zeitlich begrenztem Erfolg sein kann. Viele Patienten sind enttäuscht, wenn sie feststellen, dass bei unverändertem Lebensstil das Schnarchen auch rasch wieder zurückkommen kann. Nehmen Sie auf jeden Fall Abstand von dubiosen Hilfsmitteln, wie Anti-Schnarch-Armbändern, Schnarch-Schnullern, Schnarch-Sprays, Anti-Schnarch-Trainings, Anti-Schnarch-Kissen oder Ähnlichem. Sie sind teuer und helfen nicht. Legen Sie das Geld besser in einem guten Abendessen an – ohne Alkohol.

Ob wir Schlafexperten auf den (Behandlungs-)Plan treten, hängt davon ab, ob beim Schnarchen der Atemfluss stockt. Beim gutartigen Schnarchen ist dies nicht der Fall, hier können wir nichts weiter tun, außer vielleicht getrennte Schlafzimmer empfehlen. Ganz wach und interessiert sind wir allerdings, wenn sich bei einem Schnarcher nachts zusätzlich die Atmung reduziert oder ganz aussetzt.

Krankhaftes Schnarchen: Wenn nachts die Atmung stillsteht

Wenn das nächtliche Schnarchkonzert plötzlich von gespenstischer Stille unterbrochen wird, kann es gefährlich werden. In diesen Fällen erschlafft das Stützgewebe der oberen Atemwege so stark, dass diese sich teilweise oder komplett verschließen. Es kommt zur *Hypopnoe* oder *Apnoe*. Beide Begriffe stammen aus dem Griechischen: »Apnoe« bedeutet »Windstille«, die »Hypopnoe« beschreibt den teilweisen Verschluss der Atemwege mit in der Folge reduzierter Atmung.

Es ist wissenschaftlich gesichert, dass unbehandelte Atemstillstände im Schlaf die Lebenserwartung senken können, in schweren Fällen um bis zu zehn Jahre. Vermutlich aus diesem Grund hat unsere Schnarchkurve aus den 1970er-Jahren (siehe vorhergehende Abbildung zum Schnarchverhalten) zwischen dem sechzigsten und siebzigsten Lebensjahr eine Delle. Alle Bettgesellen, die nicht nur schnarchen, sondern auch an einer schweren Schlaf-Apnoe leiden, schnarchen zu diesem Zeitpunkt nicht mehr: Sie sind bereits tot, verstorben an den Begleiterkrankungen, die durch eine Schlafapnoe hervorgerufen werden. An einem Atemstillstand selbst kann man nicht ersticken, dies möchte ich zur Beruhigung aller verunsicherten Bettpartner betonen. Typische Begleiter sind aber ein erhöhtes Risiko für Bluthochdruck, Herzinfarkt und Schlaganfall.

Was aber passiert während eines solchen Atemstillstandes? Wurde gerade noch laut gesägt, herrscht im Schlafzimmer mit einem Mal Ruhe, das Schnarchen ist unterbrochen. In dieser Phase haben die Gefäßwände der oberen Atemwege ihren Widerstand gegen den Sog der in die Lunge einströmenden Luft aufgegeben und kapitulieren. Die oberen Atemwege verschließen sich, die Atmung ist unterbrochen. Bei einer Schlafapnoe passiert das hunderte Male pro Nacht. Die plötzliche Stille ist gespenstisch. Und sie kann andauern. Zehn, zwanzig, dreißig, sechzig Sekunden. Der Rekord, der einmal in unserem Schlafzentrum gemessen wurde, liegt bei 180 Sekunden. Meist setzt die Atmung mit einem lauten Schnarchen und einem kurzen, meist unbewussten Erwachen wieder ein. In schweren Fällen machen die Patienten nur wenige Atemzüge, um dann wieder in den nächsten Atemstillstand zu fallen.

Atemstillstand durch Verschluss der oberen Atemwege

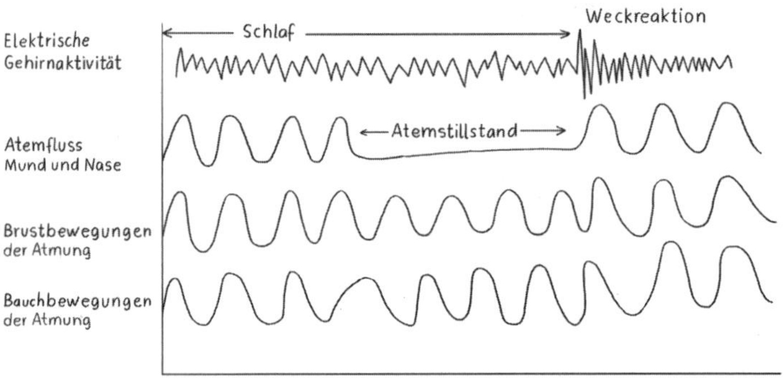

Bei teilweise oder vollständig verschlossenen oberen Atemwegen bildet sich im Brustraum ein Unterdruck. Das Herz tut sich mit dem Schlagen schwerer und wird immer langsamer, es wird *bradykard.* Durch die vermehrte nächtliche Anstrengung wird es größer, muskulöser und dadurch ineffizienter. Der Blutdruck steigt im Verlauf eines Atemstillstands und kann systolisch Werte von über 200 mmHg annehmen. Normal sind Werte um 120 mmHg. Blutgefäße halten diesem Druck nicht immer stand, das Risiko für einen Schlaganfall steigt. Insbesondere ältere Menschen sind betroffen, da deren Blutgefäße nicht mehr so flexibel und stabil sind.

Im Verlauf des Atemstillstands sinkt auch der Sauerstoffgehalt im Blut: Körper, Herz und Gehirn werden nicht mehr ausreichend mit Sauerstoff versorgt. Herzinfarkte werden wahrscheinlicher. Auf lange Sicht werden durch die wiederholte Sauerstoffunterversorgung des Gehirns Merkfähigkeitsprobleme und demenzielle Prozesse gefördert. Dass der Schläfer dennoch nicht erstickt, liegt an Chemorezeptoren in den Blutbahnen. Sie registrieren den Sauerstoffmangel und wecken den Schläfer rechtzeitig auf. Ohne es bewusst zu registrieren, taucht er wenige Sekunden aus dem Schlaf auf, um nach Luft zu schnappen. Aufgrund der Anstrengung schlägt sein Herz jetzt für kurze Zeit ganz schnell, es ist *tachykard*.

Der Apnoiker kann sich am nächsten Morgen nicht an die hunderten kurzen Weckreaktionen erinnern. Für ihn bleibt das Gefühl, durchgeschlafen zu haben, verbunden mit der Verwunderung, sich nicht ausgeschlafen zu fühlen. Die morgendliche Schlappheit ist plausibel und nachvollziehbar: Hunderte von atmungsbedingten Weckreaktionen zerstören die Schlafarchitektur. Tief- und Traumschlaf, wichtig für die körperliche und geistige Erholung, werden Nacht für Nacht nicht mehr ausreichend durchlebt. Die Folgen sind Müdigkeit, Erschöpfung, Sekundenschlaf, Antriebsmangel, Konzentrations- und Gedächtnisstörungen, Depressionen und ein erhöhtes Risiko für Unfälle im Straßenverkehr oder am Arbeitsplatz. Studien konnten zeigen, dass das Unfallrisiko bei einer unbehandelten Schlafapnoe im Vergleich zu Schlafgesunden auf das Zehnfache ansteigen kann. Viele Patienten leiden zudem unter Libidoverlust und erektiler Dysfunktion (Potenzstörungen).

Aber nicht jeder, der an Atemstillständen leidet, hat auch eine Schlafapnoe. Atemstillstände sind normal, jeder hat sie. Erst ab einer gewissen Häufigkeit bekommen sie Krankheitswert. Wer mehr als fünf Atemstillstände oder Phasen reduzierter Atmung pro Stunde Schlaf hat und typische Begleiterkrankungen oder Müdigkeit am Tag aufweist, bei dem besteht Behandlungsbedarf. Wenn Sie also acht Stunden schlafen, dürfen es bis zu vierzig Atmungsauffälligkeiten sein, bevor der Schlafmediziner einschreitet.

Test: Leiden Sie an einer Schlafapnoe?

Niemand kann selbst herausfinden, ob er nachts einfach nur harmlos vor sich hin sägt oder ob es bereits zu bedrohlichen Atemstillständen kommt. Möglicherweise hat Ihnen bereits Ihr Bettpartner oder Ihre Bettpartnerin mitgeteilt, dass ihm oder ihr nachts angst und bange wird, weil bei Ihnen immer wieder die Atmung stockt. Leiden Sie darüber hinaus an Bluthochdruck, sind übergewichtig, am Tag schläfrig und haben morgens einen trockenen Mund, dann ist die Wahrscheinlichkeit für das Vorliegen einer Schlafapnoe nicht gerade gering.

Machen Sie den Test: Wenn Sie in der folgenden Tabelle vier von sechs Fragen mit »Ja« beantworten, ergeben sich Hinweise auf das Vorliegen eines krankhaften Schnarchens. Konsultieren Sie in diesem Fall Ihren Hausarzt. Im Bedarfsfall überweist er Sie zu einem Facharzt, der mit einem Messgerät, ähnlich einer Langzeit-Blutdruck-Untersuchung, nachts Ihre Atmung aufzeichnet und feststellen kann, ob Sie tatsächlich an einer behandlungsbedürftigen Schlafapnoe leiden. Erst wenn dieses sogenannte Apnoe-Screening auffällig ist, geht es zur weiteren Abklärung ab ins Schlaflabor.

Leiden Sie an krankhaftem Schnarchen?	
Ja, liegt vor	Symptom/Beschwerde
O	Schnarchen
O	Atemstillstände oder Phasen reduzierter Atmung im Schlaf
O	Übergewicht
O	Kurzer, gedrungener Hals
O	Bluthochdruck
O	Schläfrigkeit am Tage, insbesondere beim ruhigen Sitzen, Lesen, Fernsehen

Was tun bei einer Schlafapnoe?

Grundsätzlich kann sich schon die Änderung des Lebensstils positiv auf die nächtlichen Atemstillstände auswirken. Insbesondere Abnehmen kann Wunder wirken, ebenso der Verzicht auf Alkohol am Abend. Bei manchen stockt der Atem nur in Rückenlage. Hier können spezielle »Rückenlageverhinderungswesten« aus der Apotheke, Gürtel mit stumpfen Dornenaufsätzen am Rücken, aber auch einfache Rucksäcke helfen: Sobald Sie sich auf den Rücken drehen, wird es unbequem, und Sie werden wach. Nach nur wenigen Wochen hat man sich unbewusst daran gewöhnt, auf der Seite zu schlafen. Nur noch gelegentlich muss man zur Auffrischung mit Weste oder Rucksack ins Bett. Wem das zu unbequem erscheint, der kann sich sein Smartphone mit einem Brustgurt umlegen. Es gibt Apps, die das Handy zum Vibrieren bringen, sobald sich der Schläfer in Rückenlage begibt.

Bei leichten bis mittelschweren Erkrankungen können, wie beim gutartigen Schnarchen, unterkiefervorverlagernde Schienen die Atemwege im Schlaf offen halten und Atemstillstände verhindern. Da man nicht davon ausgehen kann, dass diese Schienen immer helfen, muss danach nochmals im Schlaflabor überprüft werden, ob alles wieder gut ist.

Der Goldstandard in der Behandlung der Schlafapnoe ist die nächtliche Überdruck- oder Ventilationstherapie. Sie wird auch als »nCPAP-Therapie« bezeichnet. Die Abkürzung »nCPAP« steht für nocturnal continuous positive airway pressure – nächtlicher positiver Atemwegsdruck. Die dafür benötigten Geräte sind heute in der Größe einer Damenhandtasche zu haben und finden problemlos auf dem Nachtkästchen Platz. Sie weisen das umgekehrte Funktionsprinzip eines Staubsaugers auf: Luft wird nicht eingesaugt, sondern sanft ausgeblasen. Der Patient trägt eine Atemmaske, die über einen Schlauch mit dem nCPAP-Gerät verbunden ist. Je nach technischer Ausstattung wird Raumluft in ganz unterschiedlichen Stärken und Variationen über die Nase in den Rachen geblasen. Der beständige Druck wirkt stabilisierend auf die labilen Atemwege und hält sie offen.

Patient mit nCPAP-Therapie

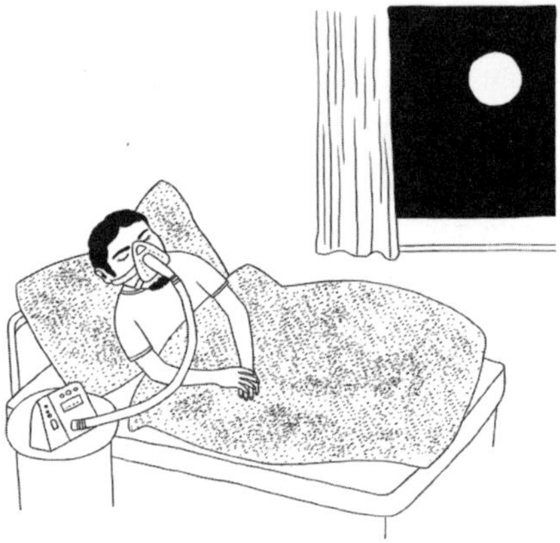

Die Geräte sind mit moderner Computertechnologie ausgestattet und können mehrere tausend Euro kosten. Die Kosten werden aber von der Krankenkasse übernommen. Die nächtliche Ventilationstherapie wirkt auch bei schweren Fällen rasch und sicher. Bereits nach einer oder zwei Nächten können die Patienten deutliche Verbesserungen in ihrem Befinden feststellen. Sie fühlen sich morgens ausgeschlafen, springen energiegeladen aus dem Bett und schlafen in Besprechungen, an der roten Ampel oder in anderen monotonen Situationen nicht mehr ein. Die Stimmung ist ebenfalls häufig deutlich verbessert: Trübsal, Lust- und Antriebslosigkeit sowie depressive Verstimmungen sind wie verflogen. Die Libido kehrt zurück und Potenzschwierigkeiten verschwinden. Dazu eine kleine Geschichte: Vor einigen Jahren rief ich bei einem Patienten zu Hause an, um mich nach den Fortschritten bei der Ventilationstherapie zu erkundigen. Seine Frau ging ans Telefon, er selbst war nicht zu Hause. Auf meine Frage, wie es ihrem Mann denn mit der neuen Therapie gehe, meinte sie schmunzelnd: »Herr Doktor, er ist ein neuer Mann! Aber sooo viel Mann hätte es gar nicht sein müssen …«

Nicht jeder trägt die Maske nachts gern, manche empfinden sie als störenden und unangenehmen Fremdkörper im Gesicht. Zugegeben, das Tragen der Maske ist gewöhnungsbedürftig. Aber wo ein Wille ist, ist auch ein Weg, und mit etwas Geduld und fachmännischer Begleitung ist noch fast jeder Patient zum Erfolg geführt worden. Schließlich lohnt sich der Aufwand, denn unter kontinuierlicher Anwendung der Therapie steigt die Lebenserwartung wieder auf Werte von Schlafgesunden. Leider hat die Therapie keine heilende Wirkung, sie wirkt nur symptombeseitigend und muss daher lebenslang angewandt werden. Schläft man ohne Maske, sind die Atemstillstände sofort wieder da.

In Einzelfällen können auch Operationen in Betracht gezogen werden, mit dem Ziel, die Verengungen der oberen Atemwege zu beseitigen. Operationen sind nicht immer und auch nicht immer dauerhaft von Erfolg gekrönt. Wie an anderer Stelle schon erwähnt, sollten Sie sich auch hier ausführlich von einem Spezialisten beraten lassen. Für einen kleinen Teil der Betroffenen, deren Atemstillstände durch eine intermittierende und vom Schläfer unbemerkte Vorverlagerung der Zunge im Schlaf beseitigt werden können, könnte zukünftig ein Zungenschrittmacher eine elegante Lösung sein. Das Prinzip ist ähnlich einem Herzschrittmacher. Der Zungenschrittmacher wird unterhalb des Schlüsselbeines implantiert. Er überwacht die Atmung und sendet im Falle einer Auffälligkeit einen schwachen Strom an den Nerv, der den Zungenmuskel stimuliert. Dadurch rutscht die Zunge nicht nach hinten in den Rachen, Atemstillstände werden vermieden.

Zappelbeine: rastlos durch die Nacht

Spätestens wenn sich die Patienten ins Kissen kuscheln und schlafen wollen, nimmt die nächtliche Tortur ihren Lauf. Bei vielen beginnt es aber auch schon abends auf der Couch. Und die besonders Geplagten leiden rund um die Uhr. Betroffene berichten, es sei wie in einem Ameisenhaufen: ein ständiges Kribbeln, Jucken und Ziehen in den Beinen. Manche beschreiben auch ein Brennen oder einfach nur stechende oder krampfartige Schmerzen. Auch zu unwillkürlichen Zuckungen kann es kommen. Sobald die Patienten sich ausruhen, treten die beschriebenen Gefühlsstörungen zumeist in den Waden, den Beinen und seltener in den Armen bzw. Unterarmen auf. Die Betroffenen sind zur Rastlosigkeit verdammt, denn nur ständige Bewegung bringt die ersehnte Linderung der Plage.

Aber in der Bewegung lässt sich nicht entspannen und schon gar nicht schlafen. Heftige Schlafstörungen sind die Folge. Endlich einmal eingeschlafen, ist es aber nicht vorbei: Im Schlaf treten bei 80 Prozent der Betroffenen in regelmäßigen Abständen von zwanzig bis vierzig Sekunden kurze Beinbewegungen auf. Jede dieser Beinzuckungen kann von einer Weckreaktion begleitet sein. Doch weder Beinbewegungen noch Weckreaktionen sind den Geplagten bewusst. Für die Patienten ist es wie verhext: Erst schlafen sie wegen der Missempfindungen nicht ein, und wenn sie einmal eingeschlafen sind, ist der Schlaf ständig unterbrochen und unerholsam. Bleierne Müdigkeit am Tag ist die Konsequenz. Vielen Patienten fällt es schwer, ihren Alltagsanforderungen nachzukommen. Verzweiflung, Ängste und Depressionen sind nicht selten. In besonders schweren Fällen, wenn die Symptome rund um die Uhr auftreten, wurde mancher meiner Patienten auch des Lebens überdrüssig.

Bis zu 10 Prozent der Bevölkerung leiden an den Symptomen des *Restless-Legs-Syndroms* (RLS), wie wir diese Störung nennen.

Im Deutschen hat sich auch der Begriff »Syndrom der unruhigen Beine« durchgesetzt. Lediglich 1 bis 2 Prozent der Bevölkerung bedürfen der Behandlung, da der Rest nur gelegentlich leichte Symptome und dazwischen beschwerdefreie Phasen aufweist. In aller Regel nehmen die unruhigen Beine mit den Lebensjahren an Häufigkeit und Intensität zu, wobei Frauen und Männer gleichermaßen betroffen sein können. Das Risiko bei Frauen steigt aber mit zunehmender Zahl an Schwangerschaften. Auch während der Schwangerschaft leiden viele an den Zappelbeinen, nach der Niederkunft sind die Beschwerden dann wie weggeblasen.

Test: Leiden Sie an einem Restless-Legs-Syndrom?

Wenn Sie die folgenden Fragen mit »Ja« beantworten können, ist die Wahrscheinlichkeit hoch, dass Sie am Restless-legs-Syndrom leiden.

Ja, liegt vor	Symptom/Beschwerde
o	Leiden Sie unter einem Bewegungsdrang, eventuell verbunden mit Missempfindungen wie Kribbeln, Ameisenlaufen, Schmerzen an den Beinen oder verbunden mit unwillkürlichen Zuckungen?
o	Verschlimmern sich diese Symptome in Ruhe (sitzend oder liegend)?
o	Lassen sie sich durch Bewegung mindestens vorübergehend verbessern?
o	Sind diese Symptome abends oder nachts schlimmer als morgens?

Was die Ursachen angeht, werden zwei Formen unterschieden: Bei der primären Form scheint eine genetische Ursache vorzuliegen, vermutlich eine Störung im Eisenstoffwechsel. Eisen ist eine Vorstufe des Dopamins, eines Botenstoffs im Gehirn, der den Patienten fehlt. Bei der sekundären Form sind andere Erkrankungen oder Mangelerscheinungen als Ursachen identifizierbar:

Eisenmangel, Folsäuremangel, Vitamin-B_{12}-Mangel oder auch eine Störung im Zucker- oder Nierenstoffwechsel können die Ursache sein. Ebenso Nervenschädigungen, wie sie bei einer Polyneuropathie auftreten. In all diesen Fällen muss die Grunderkrankung behandelt werden, damit es dem Patienten wieder bessergeht. Nicht selten sind Medikamente wie zum Beispiel Antidepressiva die Auslöser. Werden diese abgesetzt, verschwindet das RLS wieder.

Lässt sich keine eindeutige Ursache finden, können nur die Symptome behandelt werden, was nicht immer einfach ist. Wer nur leichte Beschwerden hat, kann durch kalte Fußbäder und kaltes Abduschen Linderung erfahren. Manche meiner Patienten kann man im Winter nachts im schneebedeckten Garten oder auf kalten Steinplatten stehend antreffen, da Kälte als wohltuend erlebt wird. Andere schwören auf das Meiden von Koffein und Alkohol oder auf das Einreiben der Beine mit Franzbranntwein. Hochdosiertes Magnesium (am besten 10 bis 12,5 mmol/l) kann bei guter Nierenfunktion in leichten Fällen eine Entlastung von der nächtlichen Quälerei erbringen.

Patienten, deren Lebensqualität durch das schlechte Schlafen und die Einschränkungen am Tag deutlich gemindert ist, möchte ich eine medikamentöse Therapie empfehlen. Andere Möglichkeiten gibt es nicht. Wenden Sie sich an einen Arzt, der sich mit dem Krankheitsbild gut auskennt und viel Erfahrung hat. In aller Regel sind dies Neurologen, da es sich auch um ein neurologisches Krankheitsbild handelt. Infrage kommen Dopamin-Ersatzstoffe wie L-Dopa und Dopaminagonisten. Sollten diese nicht ausreichend wirken, ist auf andere Wirkstoffe umzustellen. Dies können Calciumkanalblocker sein, zu denen die Antiepileptika Gabapentin und Pregabalin gezählt werden. In schweren Fällen können aber auch Opiate angeraten sein oder eine Kombination von verschiedenen Einzelwirkstoffen.

Von nächtlichen Monstern, Dämonen und anderen Schlafräubern

Wer schläft, sündigt nicht, heißt ein Sprichwort. Aber das ist nur die halbe Wahrheit. Denn es gibt nicht nur den Schlaf der Unschuldigen. Menschen, die am Tag niemandem ein Haar krümmen und keiner Fliege etwas zuleide tun, zeigen nachts, dass auch der zahmste Stubentiger zum Räuber werden kann: Sie neigen zu aggressivem Verhalten im Schlaf, verlassen das Bett, verschieben Möbel, fahren schlafend im Lkw über die Autobahn und klingeln an fremden Türen. Sie schlagen, kämpfen, verletzen, töten, fordern Sex und werden sogar zum Vergewaltiger. Andere werden für sich selbst zur Gefahr, da sie Treppen herunterfallen, aus dem Fenster springen oder Feuer legen. Manch einer musste sich für sein Verhalten im Schlaf schon vor Gericht verantworten.

Schlafwandler: ruhelose Geister der Nacht

Von Robbie Williams erzählt man sich, dass er an nächtlichen Fressattacken leide. Ohne wirklich wach zu werden, schlurfe er zum Kühlschrank und falle über den Inhalt her. Doppelkinn und Bauchansatz können also nicht nur die Folge von genussvollem Schlemmen, sondern auch von nächtlichem Schlafwandeln sein. So erzählte mir eine Patientin, sie würde nachts die Süßigkeiten vertilgen, die sie wenige Stunden zuvor ihren Enkeln mitgebracht hatte. Und eine andere, alleinlebende Dame schilderte, dass es in ihrer Küche an manchen Tagen in aller Herrgottsfrüh aussehe, als hätte dort schon jemand gefrühstückt. Weil sie von ihrem nächtlichen Handeln und Tun nie etwas mitbekam, zweifelte sie an ihrem Verstand.

Ein siebenjähriger Junge verließ nachts regelmäßig das Haus und klingelte bei einer Nachbarin Sturm, die er bei Tag nicht mochte. Und ein junger Mann suchte regelmäßig nachts die Toilette und fand diese zum Leidwesen seiner Partnerin nur selten: Er behalf sich mit dem Blumenstock im Flur, der Zimmerecke im Schlafzimmer und setzte zuletzt die Schreibtischschublade mit allen möglichen Dokumenten unter Wasser. Da riss ihr der Geduldsfaden, und sie machte für ihn einen Termin in unserer Abteilung aus.

Auch wenn man das nach der »Wildbiesler«-Geschichte nicht vermuten würde: Schlafwandler sind in der Lage, komplexe Alltagsaufgaben auszuführen, gerade so, als wären sie wach. Trotzdem handelt es sich um einen unbewussten Zustand, der mit einer eingeschränkten Beurteilung von Gefahrensituationen und einem reduzierten Reaktionsvermögen einhergehen kann. Daraus ergeben sich enorme Risiken für Leib und Leben des Betroffenen, aber auch seiner Mitmenschen. Denn die vermeintlich schlafwandlerische Sicherheit gibt es nicht. Die nachfolgenden Beispiele aus der täglichen Praxis sollen dies verdeutlichen:

Ein Berufskraftfahrer parkte seinen Lkw Abend für Abend an Rastplätzen, um sich schlafen zu legen. Wenn er morgens die Augen aufschlug, fand er sich wiederholt mitsamt seinem Vierzigtonner auf dem Standstreifen, in einer ganz anderen Parkbucht und sogar in einer Autobahnabfahrt wieder. Der Schlüssel steckte im Zündschloss, obwohl er ihn abgezogen hatte. Daran konnte er sich ganz genau erinnern, sonst an nichts. Nicht auszudenken, was da alles hätte passieren können.

Ein Patient träumte, er würde von Freunden verprügelt werden, und rettete sich mit einem beherzten Sprung – aus dem Fenster seiner Wohnung im dritten Stock. Er hatte riesiges Glück und überlebte den nächtlichen Sturz. Monate später, nach einem langen Aufenthalt in der Unfallklinik und der anschließenden Reha, kam er zu uns.

Andere Fälle gehen nicht so glimpflich aus: Im Sommer 2009 erwachte der 58-jährige Brian Thomas in seinem Wohnmobil in Wales und fand neben sich im Bett seine Ehefrau Christine er-

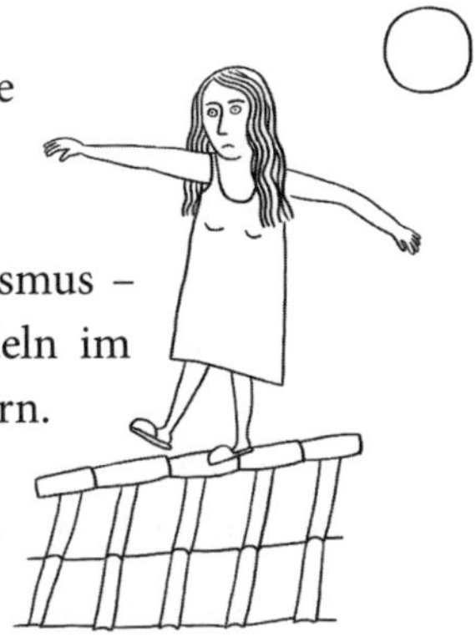

würgt vor. Wie die vom Ehemann gerufene Polizei in ihren Ermittlungen herausfand, hat er selbst die Tat im Schlaf begangen. Thomas, der seit Kindesbeinen an Somnambulismus – so der Fachterminus für nächtliches Wandeln im Schlaf – leidet, konnte sich an nichts erinnern. Diese Amnesie für die nächtliche Geisterstunde ist typisch. Die sich daraus ergebenden forensischen Fragestellungen werden in der Fachwelt und in unserem Rechtssystem intensiv diskutiert: Inwieweit kann der Schlafwandler für sein Verhalten und die sich daraus ergebenden Konsequenzen verantwortlich gemacht werden? Im Falle von Brian Thomas verzichtete die Staatsanwaltschaft wegen Unzurechnungsfähigkeit auf eine Anklageerhebung.

Auch bei der *Sexsomnia*, einer Unterform des Schlafwandelns, sind Gerichte in aller Regel gefragt: In einem Fall musste sich ein 36-Jähriger für den sexuellen Missbrauch an seiner minderjährigen Nichte verantworten. Er war die Nacht durchgefahren und von seiner Schwester bei seiner Ankunft im Morgengrauen zum Schlafen im Zimmer der Nichte einquartiert worden, die er dann sexuell belästigte. Ein Banker wollte von seiner Freundin unbedingt Sex, wovon diese Kratzer, Schwellungen am Körper und einen angebrochenen Finger davontrug. Ein junger Polizist zwang seine Frau im Schlaf immer wieder zu sexuellen Handlungen, was die Beziehung schwer belastete. In einem ähnlichen Fall ließ sich die Frau nach wiederholten sexuellen Nötigungen scheiden. Eine Patientin befriedigte sich regelmäßig im Schlaf selbst, was den Partner verunsicherte und die Beziehung vor eine Zerreißprobe stellte.

Tatsächlich sind die wenigsten Fälle von Schlafwandeln so spektakulär wie die eben beschriebenen. Sie sind eher die Ausnahme, und ich habe sie geschildert, um Ihnen zu verdeutlichen, wozu der Mensch im Schlaf in der Lage ist. Die meisten Schlafwandler sind harmlos. Manche setzen sich einfach im Bett auf, fummeln an ihrer Bettdecke herum, nuscheln etwas Unverständliches und lassen sich wieder zurück in die Kissen sinken. Andere verlassen das Bett, öffnen Schrank- oder Kühlschranktüren, Schubläden und Fenster oder gehen die Treppe auf und ab. Die meisten tun Dinge, die ihnen vom Alltag her vertraut sind.

Beim Schlafwandeln handelt es sich um eine inkomplette Weckreaktion aus dem Tiefschlaf, weshalb es auch als Aufwachstörung bezeichnet wird. Die somnabule Episode tritt typischerweise sechzig bis neunzig Minuten nach dem Einschlafen, am Ende der ersten Tiefschlafphase auf. Selten später. Ein Teil des Gehirnes schläft noch, während ein anderer Teil sich im Wachzustand befindet. Je nachdem, wie viel von unserem Gehirn wach oder schlafend ist, kann das Verhalten mehr oder weniger komplex sein.

Kinder sind häufiger betroffen als Erwachsene: In der Kindheit wandelt statistisch gesehen jedes fünfte Kind mindestens einmal. In der Regel wächst sich das Schlafwandeln mit der Pubertät aus. Bei Erwachsenen ist nur einer von hundert betroffen. Die Ursachen des Schlafwandelns sind nicht eindeutig geklärt. Bei Kindern ist wohl der Reifungsprozess des Gehirns, der im Laufe der Entwicklung verschiedene Stadien durchläuft, mitverantwortlich zu machen. Es lassen sich allerdings auch Risikofaktoren und Auslöser feststellen. Manchmal hilft es schon, diese zu reduzieren und zu meiden: Verstärkend auf das nächtliche Wandeln wirkt alles, was den Tiefschlafanteil erhöht oder Weckreaktionen aus dem Schlaf fördert. Dazu zählen die Geräuschkulisse, wie sie etwa bei einem gemeinsamen Kinderschlafzimmer mit Geschwistern gegeben ist, aber auch organische Reize wie eine gefüllte Blase. So erklärt es sich auch, warum ein Patient immer dienstags, donnerstags und sonntags nachts aus dem Schlafzimmer wandelte. An diesen Tagen spielte er Fußball und saß anschließend mit den Vereinskollegen noch auf ein paar Bier zusammen. Bei ihm lösten Alkohol und eine volle Blase die nächtlichen Episoden aus.

Schlafmangel, Stress, Drogen, Depressionen, Schichtarbeit und manche Medikamente gegen Schlafstörungen können das Schlafwandeln begünstigen. Da bei Erwachsenen, die vorher noch nie schlafgewandelt sind, vereinzelt auch organische Ursachen verantwortlich sind, wird eine weiterführende Abklärung empfohlen. Ansonsten besteht sowohl bei Kindern als auch Erwachsenen nur dann Behandlungsbedarf, wenn tagsüber massive Müdigkeit auftritt oder Gefahr für Leib und Leben besteht. Aufgrund des hohen Selbst- und Fremdgefährdungspotenzials des Somnambulismus ist die Aufklärung in Sachen Sicherheitsmaßnahmen ein wichtiger Behandlungspfeiler. So sollten Fenster und Haustüren mit Sicherheitsschlössern versehen werden, Treppen abgesichert oder nicht zugänglich sein und die Schlüssel an einem Ort verwahrt werden, den der Betroffene nicht kennt oder an den er nicht gelangen kann. Auch spezielle Matten, wie man sie eigentlich bei dementen Menschen mit Weglauftendenzen einsetzt, können Eltern oder Partner signalisieren, dass da jemand auf nächtliche Wanderschaft gehen möchte. Lichtschranken mit Alarmfunktion vor Fenster, Türen und Treppen verhindern Stürze oder das Verlassen des Hauses. Wenn das Schlafwandeln regelmäßig zu einer bestimmten Uhrzeit auftritt, kann vorzeitiges Wecken hilfreich sein. Nur in seltenen schweren Fällen sind medikamentöse und psychotherapeutische Maßnahmen erforderlich.

Gewaltschläfer: die REM-Schlaf-Verhaltensstörung

Die REM-Schlaf-Verhaltensstörung äußert sich ähnlich wie das Schlafwandeln, ist aber grundsätzlich eine andere Erkrankung. Sie tritt nicht früh in der Nacht aus dem Tiefschlaf heraus auf, sondern in der zweiten Schlafhälfte, wenn wir uns unseren süßen

Träumen hingeben. Normalerweise ist die quergestreifte Muskulatur, die der Mensch für Bewegungen benötigt, beim gesunden Schläfer während des REM-Schlafs durch einen speziellen neuronalen Mechanismus auf Ebene des Hirnstamms ausgeschaltet. Wir sind gelähmt. Wir träumen also nur, dass wir fliegen, wir rennen nur in Gedanken um unser Leben, liegen aber trotzdem still und reglos in unseren Kissen. Eine durchaus sinnvolle Einrichtung der Natur, würden wir doch ansonsten unsere Träume in die Realität umsetzen. Losmarschieren, schwimmen, klettern, kämpfen und uns dabei tatsächlich entsprechend bewegen. Da wäre was geboten in unseren Betten, Nacht für Nacht und das gleich mehrmals.

Es gibt Patienten, bei denen genau das passiert. Sie leiden an einer REM-Verhaltensstörung, weshalb sie ihre Träume ausagieren: Da war die Frau, die nicht mehr neben ihrem Partner schlafen mochte, weil sie wiederholt morgens mit einem blauen Auge aufwachte; der Mann, der sich schwer verletzte, als er die Glasplatte seines Nachttischschränkchens zerschlug, oder jener, der träumend Fußball spielte, die Flanke tatsächlich ausführte und sich bei dem Schuss den Zeh an der Zimmerwand brach.

Das nächtliche Verhalten der Patienten mag manchmal lustig anmuten, hat aber durchaus ernsthafte Konsequenzen. Durch die Aufhebung des schützenden Mechanismus, der uns vor Bewegungen im Schlaf bewahrt, sind Selbst- oder Fremdverletzungen oft die logische Folge. Und noch etwas Unangenehmes bringt die Krankheit mit sich: In vielen Studien der letzten Jahre wurde deutlich, dass die REM-Verhaltensstörung Vorbote von Parkinson und Demenz sein kann. Leiden Männer in einem Alter von über fünfzig Jahren darunter, ist die Wahrscheinlichkeit sehr, sehr hoch, dass sie innerhalb der nächsten zehn bis 13 Jahre eine der beiden Alterserkrankungen bekommen werden.

Nächtlicher Horrortrip: Albträume

»An einem schönen Herbsttag lief ich alleine durch den Wald. Diesen Weg ging ich oft, wenn ich alleine sein wollte und über etwas nachzudenken hatte. Das Laub hatte bereits warme Rot- und Gelbtöne angenommen, die herbstlichen Sonnenstrahlen fielen durch die Zweige und wärmten sanft mein Gesicht. Ich liebe diesen Weg, fühle mich dort stets wohl und geborgen. Doch mit einem Mal kam eine unangenehme Brise auf. Mir wurde kalt, und ich beschloss umzudrehen. Die Bäume bogen sich im Wind, der immer stürmischer wurde. Es war unheimlich, und ich lief schneller. Plötzlich zogen die Bäume böse Grimassen, fuhren die Äste aus und schlugen nach mir. Ich begann zu rennen, kam aber kaum noch gegen den Sturm an. Die Äste trafen mich mit peitschenden Hieben am Körper und im Gesicht. Die Bäume wurden zu Monstern mit hässlichen Fratzen und Krallen. Sie lösten sich mit lautem Ächzen und Krachen aus dem Boden, ihre Wurzeln wurden zu langen Hinterläufen, und erst langsam und dann immer schneller bewegten sie sich auf mich zu. Bei jedem ihrer Schritte bebte der Waldboden. Panik erfasste mich. Einer der Monsterbäume hatte mich fast schon erreicht, ich sah aus dem Augenwinkel, wie er seine mächtige Pranke erhob, um sie auf mich niedersausen zu lassen. Ich stolperte, konnte mich aber im letzten Moment wieder aufrappeln. Der Hieb verfehlte mich nur knapp. Ich wollte schreien, doch kein Laut kam aus meiner Kehle. Die Bäume rückten immer näher, sie umzingelten mich wie wilde Tiere ihre Beute. Wieder und wieder zischten die wuchtigen Schläge knapp an meinem Kopf vorbei. Es war nur eine Frage der Zeit, bis mich einer erwischen würde. Meine Panik steigerte sich so sehr, dass ich keine Luft mehr bekam. Alles an mir zitterte. Da traf mich ein heftiger Schlag. In Zeitlupe flog ich hoch in die Luft, den dunklen Wolken entgegen, hoch und höher. Ein grauenvoller Wind brauste mir um die Ohren. Wie im Auge eines Orkans wurde ich im Kreis herumgewirbelt, dann ließ der Sog mit einem

Mal nach, und ich sauste haltlos nach unten. Den Aufprall würde ich nicht überleben. Der Boden raste auf mich zu, immer schneller und schneller. Gleich würde ich dort zerschellen. Gleich … Da wachte ich auf. Schweißgebadet, mit rasendem Herzschlag, aber ich lebte. Es war alles nur ein Traum gewesen, ich lag sicher in meinem Bett, und nirgendwo lauerten Monsterbäume.«

Sie kennen das sicher auch, dass die Traumwelt zur reinsten Hölle werden kann. Wir werden von Entsetzen, Ekel und Horror geschüttelt, häufig verfolgt, geschlagen und getötet. Dann wachen wir mit Hitzewallungen auf, Atem und Puls laufen auf Hochtouren, und im Gehirn herrscht Panik. Nur langsam finden wir in die Realität zurück. Und anders als sonst können wir uns noch lange an jedes Traumdetail erinnern. Je nach Albtraumintensität hängt uns die ängstigende Traumatmosphäre manchmal selbst Stunden nach dem Aufwachen noch nach.

Albträume sind böse Gesellen der zweiten Nachthälfte; sie treten während der REM-Schlaf-Phasen auf. Kinder werden besonders von ihnen heimgesucht, vermutlich weil ihr Realitätssinn noch nicht so ausgeprägt ist. In diesem Lebensabschnitt werden ihre Albträume auch für die Eltern zur nächtlichen Folter. Jäh werden sie von den Angstschreien ihrer Kinder aus dem Schlaf gerissen. Aber auch Erwachsene können von den nächtlichen Horrortrips heimgesucht werden, Frauen häufiger als Männer. Freier Fall, Verfolgung, Lähmung, Tod oder der Verlust einer geliebten Person sind die häufigsten Albtraumthemen bei Erwachsenen. Albträume können so intensiv und ängstigend sein, dass manche meiner Patienten Angst vor dem Schlafen entwickelt haben und sich abends nicht mehr ins Bett trauen.

Wiederkehrende Albträume wurzeln in einem Zusammenspiel von persönlicher Veranlagung, situationsbezogenen Faktoren und akuten Auslösern. Als Risikofaktoren gelten die Gene, eine sensible Persönlichkeitsstruktur, psychische Störungen und belastende Tageserlebnisse. Dies können Stresserlebnisse in der Familie, in der Schule oder im Job sein. Bei Traumatisierungen wie Kriegserlebnissen, Unfällen, schweren Krankheiten und Vergewaltigungen stehen Albträume gewissermaßen auf der Nachtordnung. Wer häufig Albträume hat und regelmäßig Medikamente einnimmt, findet vielleicht auf den Beipackzetteln eine Erklärung. Insbesondere Psychopharmaka und Herz-Kreislauf-Mittel können Albträume auslösen.

Die Therapie von Albträumen sowohl bei Kindern als auch Erwachsenen ist relativ einfach und meistens erfolgreich: Bei der sogenannten Imagery Rehearsal Therapy (IRT) wird zunächst eines der wiederkehrenden Horrorszenarien aufgeschrieben oder in einem Bild festgehalten. Dann wird gemeinsam nach einer Lösung für die ausweglose oder bedrohliche Situation gesucht. Da Kinder noch ein magisches Denken haben, sind die Lösungen bei ihnen im Vergleich zu Erwachsenen oft leichter zu finden. Gegen Monster und Dämonen hilft schon ein magisches Schwert, welches das Ungeheuer vertreibt oder deren zu Pranken werdende Äste absäbeln kann. Oder eine Leiter, gesendet von einem guten Geist, auf der man aus einem dunklen Loch nach oben klettern kann.

Die gefundene Lösung sollen sich die Traumgeplagten über einen Zeitraum von zwei Wochen täglich ein- oder zweimal für mehrere Minuten vergegenwärtigen. Manchmal reicht das schon aus. Verschwindet aber nur diese eine Horrorvision und die anderen bleiben, pickt man sich die nächste heraus und verfährt wie gerade beschrieben. Sollte es auch nach drei oder vier Durchgängen nicht zu einer Besserung kommen, sollte ein Psychotherapeut konsultiert werden. In der Regel aber wirkt das Festhalten des ängstigenden Traumszenarios in Wort oder Bild und das anschließende wiederholte Vergegenwärtigen Wunder.

Pavor nocturnus: Nachtschreck

Eine 32-jährige Frau stellte sich in Begleitung ihres Partners in unserer Ambulanz vor. Sie habe keine Schlafprobleme und auch am Tag fühle sie sich wach und ausgeschlafen. Allerdings habe sie nächtliche Anfälle, die sie selbst nicht bemerke. Ihr Partner erzählte, dass seine Frau nahezu jede Nacht ein- bis zweimal aus dem Schlaf aufschrecke, sich mit weit aufgerissenen Augen aufrichte und wie am Spieß schreie. Während eines solchen Anfalls sei seine Frau schweißüberströmt, reagiere nicht auf Ansprache und sei nur sehr schwer zu erwecken. Die Episoden würden bis zu zehn Minuten andauern. So abrupt wie sie beginnen, würden sie auch enden. Plötzlich sinke sie zurück ins Kissen und schlafe weiter, als ob nichts gewesen wäre. Für ihn sei das Ganze furchtbar. Er würde nach der ganzen Aufregung sehr lange zum Einschlafen benötigen, und nicht selten komme es vorher bereits zum zweiten Anfall. Er sei von den nächtlichen Störungen inzwischen völlig zermürbt und tagsüber vor lauter Schlafmangel total gerädert. Auch von den Nachbarn sei er schon angesprochen worden, sie hätten den Verdacht geäußert, er würde seine Frau schlagen. Inzwischen schlafe sie in einem anderen Raum, aber das Schreien würde man trotzdem hören. Der Patientin war das Geschilderte sichtlich peinlich, auch wenn sie nichts für ihr Verhalten konnte.

Obwohl es Gemeinsamkeiten gibt, darf der *Pavor nocturnus*, auch Nachtschreck genannt, nicht mit Schlafwandeln oder Albträumen verwechselt werden. Beim Pavor nocturnus handelt es sich wie beim Schlafwandeln um eine Aufwachstörung aus der ersten Tiefschlafphase, die üblicherweise nach sechzig bis neunzig Minuten auftritt. Albträume finden hingegen in der zweiten Nachthälfte statt. Und im Gegensatz zum Schlafwandler verlässt der Schläfer weder das Bett noch nimmt er andere zielgerichtete Handlungen vor. Er schläft und schreit. Ein Bewusstsein für das nächtliche Schreckensszenario oder eine Erinnerung daran gibt es in der Regel nicht. Wie beim Schlafwandeln sind Kinder viel häufiger vom Nachtschreck betroffen als Erwachsene. Im medizinischen Sinne handelt es sich um eine unbedenkliche Störung, die sich häufig mit der Pubertät auswächst und verschwindet. Die Wissenschaft vermutet eine erbliche Komponente. Für viele Eltern ist es erleichternd, wenn ich ihnen mitteile, dass der Nachtschreck nicht durch psychische Störungen verursacht wird. Erwachsene, denen Schlimmes widerfahren ist, neigen allerdings deutlich häufiger zum nächtlichen Horrorerleben. Bei ihnen ist eine Häufung mit Depressionen, Angststörungen und vor allem posttraumatischen Belastungsstörungen gegeben.

Was den Leidensdruck angeht, ist er für die Betroffenen zunächst gering. Wie erwähnt haben sie keine Erinnerung an den nächtlichen Terror und hüpfen morgens ausgeschlafen aus dem Bett. Für sie entsteht indirekt Druck durch die Belastungen, die der Partner oder der Rest der Familie aushalten muss. Insbesondere dann, wenn die Anfälle mehrmals pro Nacht auftreten. Die Angehörigen sind aufgrund der lauten Schreierei so aufgewühlt, dass sie nur schwer wieder in den Schlaf finden und an vielen Tagen unter bleierner Müdigkeit leiden. Für Eltern wird die Störung durch die Kinder besonders dann extrem, wenn beide berufstätig sind.

Wenn die Anfälle nachts immer in etwa zur selben Zeit auftreten, kann vorheriges kurzes Wecken wirken und Partner, Eltern und Kind die Nachtruhe bewahren helfen. Das heißt zwar, dass man sich als Nicht-Betroffener den Wecker selbst mitten in der Nacht stellen muss und wach wird, doch durch das geringere eigene Stresslevel sollte es leichter sein, anschließend in Ruhe einzuschlummern. In ausgeprägten Fällen kann auch die Reduzierung von Stress, die Einübung von Entspannungsverfahren und die Einführung spezieller schlafmedizinischer autosuggestiver Methoden hilfreich sein. Ich möchte aber keine zu großen Hoffnungen wecken. Manche Experten empfehlen auch tiefschlafunterdrückende Medikamente, doch hier würde ich starke Zurückhaltung walten lassen und nur in extremen Fällen zum Medikament greifen.

Wenn der Schlaf das Erwachen lähmt

»Ich liege in meinem Bett, und wenn ich wach werde und die Augen aufschlage, merke ich, dass ich mich nicht bewegen kann. Kein Arm, kein Bein, nicht den kleinsten Finger kann ich auch nur einen Millimeter anheben. Ich höre und sehe, kann riechen und bin bei klarem Verstand, aber in meinem Körper bewegungslos gefangen. Ich will vor diesem Zustand weglaufen und kann es doch nicht! Ich würde gerne rufen: ›Hilfe, ich bin gelähmt! Hilft mir denn niemand?‹, aber ich kann den Mund nicht öffnen und bekomme keinen Ton heraus. Die Angst, dass die Regungslosigkeit dieses Mal ewig andauert, nicht mehr aufhört, kriecht mir jedes Mal in alle Körperzellen. Oft wird aus Angst Panik. Mein Mann schlummert neben mir vor sich hin und bemerkt nicht, in welch hilfloser Situation ich mich befinde. Würde er mich nur kurz mit dem Finger antippen, wäre ich aus meinem Käfig befreit und wieder im Alltag, im normalen Wachzustand zurück. Die Zeit in der Körperstarre ist quälend lang. Irgendwann, nach gefühlten Stunden, geht sie von alleine weg. Tatsächlich sind es oft nur wenige Minuten gewesen. An manchen Abenden habe ich bereits beim Einschlafen Angst vor dem Aufwachen.«

So anschaulich beschrieb eine Patientin ihre regelmäßig wiederkehrenden »Anfälle« von Schlaflähmung, auch *Schlafparalyse* genannt. Sie tritt am Übergang zwischen Wachen und Schlafen auf und kann sowohl beim Einschlafen *(hypnagog)*, häufiger aber beim Aufwachen *(hypnopomp)* vorkommen. Vermutlich ist der Aufwachvorgang aus dem REM-Schlaf gestört. In dieser Schlafphase sind wir, wie Sie bereits wissen, gelähmt, damit wir unsere

Träume nicht ausleben. Bei Patienten mit Schlafparalyse reicht diese für den REM-Schlaf typische Lähmung noch für einige Minuten in das Wachen hinein. Werden sie berührt, manchmal auch nur angesprochen, sind sie von der zermürbenden Fessel von jetzt auf gleich befreit.

Wissenschaftlichen Studien zufolge soll jeder Vierte im Laufe seines Lebens einmal eine Schlaflähmung erfahren. Basierend auf meinen täglichen Praxiserfahrungen halte ich diese Angabe aber für zu hoch. Auch wenn ich bei Vorträgen gelegentlich meine eigene kleine Studie mache und die Zuhörer im Auditorium frage, wer denn dieses Phänomen schon einmal erlebt habe, geht keineswegs die entsprechende Anzahl an Händen hoch. Medizinisch handelt es sich in den allermeisten Fällen um ein gutartiges Phänomen ohne Krankheitswert. Nur bei der sehr seltenen Schlafkrankheit *Narkolepsie*, dazu gleich mehr, ist die Schlaflähmung ein Krankheitssymptom. Obwohl sie gutartig ist und in der Regel eine Aufklärung über die Harmlosigkeit der Schlaflähmung die einzige Therapie darstellt, leiden sehr viele der Patienten erheblich darunter. Gerade wenn die Anfälle häufiger auftreten, werden sie – wie auch die einführende Schilderung zeigt – als sehr beängstigend erlebt. In schweren Fällen kann ein Therapieversuch mit den REM-Schlaf unterdrückenden Medikamenten, wie zum Beispiel bestimmten Antidepressiva, unternommen werden.

Lachen verboten: Narkolepsie

»Ich schlafe in den unmöglichsten Situationen ein. Bei Besprechungen, mitten in der Unterhaltung mit meiner Frau, beim Telefonieren und im Auto an einer roten Ampel. Zuletzt bin ich während des Essens eingeschlafen, mein Kopf sank herunter und tunkte in den Teller. Das Geld für einen Kinobesuch kann ich mir sparen. Vom Film bekomme ich ohnehin nichts mit.«

»Ich war auf dem Gymnasium, konnte aber wegen meiner ständigen Schlaferei dem Unterricht nicht mehr folgen. Die Lehrer haben mich irgendwann in die letzte Reihe verbannt: Schlafende Schüler hätten es nicht verdient, in der ersten Reihe zu sitzen. Meine Müdigkeit hat man mir als Desinteresse ausgelegt. Ich solle abends rechtzeitig ins Bett gehen und weniger im Internet surfen, empfahl man mir. Auch wurde der Verdacht geäußert, ich würde Drogen nehmen. Ein erzwungener Drogentest durch den Amtsarzt der Schule war negativ. Jetzt bin ich auf der Realschule und kann auch dort den Anforderungen nicht genügen. Ich verschlafe ja alles.«

»Wenn ich an einer Fortbildung teilnehme und den ganzen Tag zuhören muss, kann ich mich nicht wach halten. Ständig nicke ich ein. Vor meinen Kollegen ist mir das schon peinlich. Ich habe wegen des Einschlafens schon zwei Abmahnungen bekommen. Ich habe Angst, bald meinen Arbeitsplatz zu verlieren.«

»Längere Autofahrten kann ich nicht mehr machen. Jede Stunde muss ich anhalten, und trotzdem schlafe ich ein. Vor Kurzem hatte ich riesiges Glück. Ich fuhr auf der Autobahn, als mich der Schlaf übermannte. Gott sei Dank war der Streckenabschnitt gerade, und Gott sei Dank war mein Fuß vom Gaspedal geglitten. Der Wagen war immer langsamer geworden, und das Ruckeln des Motors im hohen Gang hatte mich aus dem Schlaf gerüttelt. Das hätte ganz anders ausgehen können.«

Schlafen ist eine tolle Sache, solange es nicht zum Zwang wird und man sich nicht dagegen wehren muss. Patienten mit Narkolepsie kämpfen permanent gegen eine bleierne Schläfrigkeit an und verlieren diesen Kampf mehrmals täglich. Gegen ihren Willen schlafen sie in den unmöglichsten Situationen ein. Diese Schläfrigkeit hat nichts mit dem gemein, was Otto Normalschläfer ebenfalls jeden Tag erlebt.

Wenn wir in etwa dem Müdigkeitsgefühl der Patienten mit

Narkolepsie näherkommen wollen, müssen wir uns einen Schlafentzug über zwei Nächte vorstellen. Besonders gefährlich wird es für sie in monotonen Alltagssituationen, in denen sie nicht körperlich aktiv sind. Wenn sie sitzen, sich konzentrieren und zuhören müssen zum Beispiel, am Arbeitsplatz, in der Schule, im Auto oder im Restaurant.

Aber das ist noch nicht alles: Neben dem Hauptsymptom leiden viele Patienten noch unter sogenannten Kataplexien. Durch starke Gefühle ausgelöst, erschlaffen plötzlich die Muskeln, und die Patienten sacken anfallsartig in sich zusammen. Obwohl sie hellwach sind, verlieren sie für kurze Zeit die Kontrolle über Körper und Muskulatur, fallen zu Boden, egal wo sie stehen und gehen, egal was sie gerade tun. Meist sind positive Gefühle wie Freude und Lachen die Auslöser. Aus diesem Grund nennt man die Narkolepsie im Volksmund auch »Lachschlag«. Sie können aber auch bei starker Anspannung, Erregung oder Ärger ausgelöst werden:

»Als Heilerziehungspflegerin kann ich keine alleinigen Nachtdienste mehr machen: Immer, wenn ein Notfall passiert, sacke ich erst einmal in mich zusammen und kann nicht reagieren.«

»Jahrelang bin ich bei meiner Tätigkeit als Lagerist aus Angst, eine Kataplexie könnte mich von der Rampe stürzen lassen, nicht an den Rand der Verladerampe gegangen.«

»Ich traue mich nicht mehr ans Steuer, seit ich einmal infolge einer Kataplexie die Kontrolle über das Auto verlor und mich mehrmals überschlug.«

»Meine Skatbrüder bekommen immer mit, wenn ich mal ein besonders gutes Blatt habe: Entweder weil mir die Karten vor Freude aus der Hand fallen oder ich mit dem Kopf auf die Tischplatte schlage. Ein Kartenständer bringt da auch nicht viel.«

»Wenn meine Freunde Witze machen, falle ich um, und sie lachen sich über mich halbtot.«

»Wenn ich beim Fußball ein Tor erziele, falle ich um. Die Spieler der gegnerischen Mannschaft, die mich nicht kennen, reiben sich vor Verwunderung die Augen, wegen meines Verhaltens.«

»Bei einem Vorstellungsgespräch war ich so aufgeregt, dass ich vor dem Personalleiter zusammensackte.«

»Bei einem tollen Orgasmus kann es schon einmal sein, dass ich in die Bewegungslosigkeit verfalle. Meine Frau rollt mich dann einfach von sich runter.«

»In unserer Selbsthilfegruppe wird der beste Witz durch die höchste Anzahl an umgefallenen Gruppenmitgliedern ermittelt.«

Diese Aussagen veranschaulichen, wie stark Kataplexien im Alltag belasten und einschränken können. Einfache Tätigkeiten und Hobbys sind oft nicht mehr ausführbar, teilweise besteht sogar Berufsunfähigkeit. Insbesondere bei Jugendlichen sind Hänseleien häufig und für die Betroffenen einschüchternd. Aber auch ein unkomplizierter Umgang mit den Symptomen kann möglich sein, wie Sie anhand des Witz-Kontestes in der Selbsthilfegruppe oder anhand der Aussage des Patienten zum Thema Orgasmus sehen können.

Patienten mit Narkolepsie können nichts mehr richtig: Am Tag sind sie schläfrig und schlafen ungewollt ein. In der Nacht finden sie nicht in den Schlaf. Träume können sie nicht mehr richtig steuern, sie erleiden die REM-Lähmung in Form von Kataplexien am Tag. Und es kommen noch weitere Symptome hinzu: Die ansonsten gutartige Schlaflähmung etwa, die bei der Narkolepsie Ausdruck der gestörten REM-Steuerung ist. Außerdem träumen Patienten mit Narkolepsie am Übergang vom Wachen zum Schlafen oder vom Schlafen zum Wachen sehr intensiv und realitätsnah. Oft sind es ängstigende Traumszenen. Wir nennen diese realistischen Träume hypnagoge (Wach-Schlaf-Übergang) bzw. hypnopompe (Schlaf-Wach-Übergang) Halluzinationen.

Bei Narkolepsie-Patienten ist die Steuerung von Schlafen und Wachen gestört, sie hat quasi einen Wackelkontakt. Aber was ist die Ursache für die gestörte Schaltung? Vermutlich handelt es sich um eine Autoimmunerkrankung, aber auch genetische Einflüsse sind möglich. Den Patienten fehlen Zellen, die das Protein Hypocretin bilden, welches Schlafen und Wachen steuert.

Bei der Arbeit und im Freundeskreis gelten Patienten mit Narkolepsie oft als Faulpelze, Schlafmützen, Drückeberger oder Junkies. Aufgrund fehlender Kenntnis über das Krankheitsbild werden sie von Ärzten nicht selten als Simulanten oder Psychopathen abgetan. Aus diesem Grund dauert es in Deutschland durchschnittlich länger als acht Jahre, bis bei einem Patienten mit Narkolepsie die Krankheit richtig erkannt wird. Von den geschätzten 40 000 bis 80 000 Patienten mit Narkolepsie sind derzeit nur 4000 richtig diagnostiziert und bekommen eine Behandlung.

Die Erkrankung beginnt oft zwischen dem zehnten und zwanzigsten Lebensjahr, seltener im späteren Erwachsenenalter. Die Menschen sind schwer krank, sie brauchen Hilfe und vor allem Verständnis für ihre Krankheit. Gegen das Leiden selbst ist jedoch noch kein Kraut gewachsen. Eine Narkolepsie ist nicht heilbar und dauert lebenslang an. Immerhin können wir mit Medikamenten, die den Traumschlaf beeinflussen, und mit Mitteln, die wach machen, die Beschwerden oft deutlich lindern und das Leben für die Betroffenen lebenswerter machen.

Dauerschlaf: Das Dornröschen-Syndrom

Sie schlafen und schlafen und schlafen, als ob es keinen Tag mehr geben würde. Menschen mit dem *Kleine-Levin-Syndrom*, so heißt das Dornröschen-Syndrom im Fachbegriff, leiden an wiederkehrenden, ausufernden Schlafphasen von bis zu 22 Stunden am Tag. Diese Phasen dauern in der Regel zwischen sieben und 14 Tage, ich habe aber auch Patienten, bei denen eine Episode 28 Tage andauerte. Vor allem in den ersten Jahren der Erkrankung treten bis zu zwölf Episoden pro Jahr auf. An ein normales Leben ist da nicht mehr zu denken.

Während einer Schlafphase werden die Patienten zu Pflegefällen, sie können sich nicht mehr selbst versorgen. Einkaufen, kochen, zur Arbeit gehen? Das überbordende Schlafbedürfnis macht es unmöglich. Es ist aber nicht das einzige Symptom des Dornröschenschlafs: Der Geschmacksinn ist ebenfalls verändert, was zur Folge hat, dass schon mal Nahrungsmittel gegessen werden, die einem sonst nicht schmecken, und die Leibspeise unberührt bleibt. Ebenso werden Geschmackskombinationen gewählt, die bizarr anmuten, oder gar Dinge vertilgt, die nicht unter dem Begriff »Nahrungsmittel« laufen. So wollte eine 15-jährige Patientin bei uns im Schlaflabor die Untersuchungselektroden aufessen. Und einen Patienten konnten wir beobachten, wie er in die Fernbedienung des Fernsehers biss.

Viele werden während einer akuten Phase auch hypersexuell. Ein 17-Jähriger beklagte sich bei den Eltern seiner Freundin, er habe in der Nacht kein Auge zugetan und werde erst wieder hier übernachten, wenn die Phase vorüber sei. Und die Partnerin eines 24-jährigen Mannes berichtete, in der Phase sei es für sie fast nicht auszuhalten, kein Baum sei hoch genug.

Häufig ist die Persönlichkeit verändert. Einige meiner Patienten werden aus emotionaler Perspektive wieder zu Kindern: sie sind anlehnungsbedürftig, leicht zu verunsichern, neigen zu Ängstlichkeit und trauen sich nichts mehr zu. Manche werden depressiv und sind gereizt und aggressiv. Die Eltern einer Patientin klagten, dass ihre Tochter während der Phase nicht ansprechbar sei. Wenn sie das Bett verlasse, sei sie apathisch und gerade noch in der Lage, selbstständig auf die Toilette zu gehen. Gelegentlich müsse man sie sogar füttern.

Bei einer Patientin brach die Phase direkt vor dem schriftlichen Abitur an. Es war ein banges Zittern, ob sie rechtzeitig wieder wach werden würde. Einen anderen Patienten erwischte es direkt zu Beginn seines dualen Studiums in der Betriebsphase. Ein wahrlich schlechter Start in das Berufsleben. Und natürlich leiden auch die schönen Dinge des Lebens: »Unser Sohn erkrankte zuletzt auf dem Weg in den Türkei-Urlaub. Die gesamte Woche hat er dort schlafend verbracht. Am Vormittag nahmen wir ihn mit an den Strand, wo er bis zum Abend schlief. Wieder zurück im Hotelzimmer, legte er sich sofort ins Bett und schlief bis zum nächsten Tag. Das Frühstück haben wir ihm aufs Zimmer gebracht. Wir konnten nicht einen gemeinsamen Ausflug machen.«

So bizarr das Verhalten in der Episode erscheint, so normal und unauffällig sind die Patienten zwischen den Phasen. Sie gehen einem geregelten Leben nach, als ob nie etwas gewesen wäre. Viele haben eine teilweise Amnesie, können sich nicht oder nur sehr schwer an das erinnern, was konkret erlebt wurde. Und oft wird auch die wahre Dauer der Episode massiv unterschätzt: Eine Patientin war der Ansicht, ihre in Wahrheit 17 Tage andauernde Schlafphase sei nach nur zwei Tagen vorüber gewesen.

Das Kleine-Levin-Syndrom ist glücklicherweise eine sehr, sehr seltene Erkrankung. In der Literatur sind weltweit nur einige tausend Fälle beschrieben. Mit der Erfahrung von knapp zwanzig Patienten gelte ich in Deutschland als Experte. Die genauen Ursachen des Syndroms kennt man nicht. Kein Wunder, bei so wenigen Fällen sind wissenschaftliche Studien schwierig bis unmöglich. Es gibt Hinweise, dass es phasenweise bei den Betroffenen in bestimmten Gehirnregionen zu Störungen im Stoffwechsel kommen kann. Insbesondere der Hypothalamus steht im Verdacht, da er nicht nur an der Steuerung von Schlafen und Wachen, sondern auch von Hunger und Sättigungsgefühlen und des Sexualtriebes wesentlich beteiligt ist. Auch Autoimmunerkrankungen werden diskutiert.

Obwohl man die Ursache nicht kennt und bislang alle Untersuchungen ins Leere liefen, konnte man aber doch einige Auslöser identifizieren: Schlummerphasen werden oft durch Alkoholkonsum, fiebrige Infekte, Stress und möglicherweise auch durch den Stress von Urlaubsreisen ausgelöst. Manche Patienten trinken vorsichtshalber keinen Tropfen Alkohol mehr und haben verständlicherweise auch keine Lust auf große Reisen. Stress und Infektionen hingegen lassen sich nicht so einfach vermeiden, weshalb das Damoklesschwert einer neuen Phase ständig über den Betroffenen schwebt. Spätestens nach fünf bis zwanzig Jahren wächst sich die Krankheit langsam schleichend von selbst aus, bis sie irgendwann völlig verschwunden ist.

Was die Behandlung angeht, steckt die Forschung ebenfalls noch in den Kinderschuhen. Leider, aber auch verständlicherweise interessiert sich kein marktwirtschaftlich orientiertes Pharmaunternehmen für dieses Krankheitsbild – aufgrund der wenigen Fälle würden rote Zahlen drohen. Ein Problem in unserem Gesundheitssystem, von dem alle Menschen mit seltenen Erkrankungen betroffen sind. Hier wäre es aus meiner Sicht Aufgabe des Staates, sich um die entsprechende Forschung zu kümmern. Glücklicherweise gibt es aber einige wenige Medikamente, mit denen wir zumindest manchen wieder in ein einigermaßen normales Leben zurückhelfen können. In erster Linie werden Medikamente eingesetzt, welche die Wachheit am Tag steigern und die quälende Müdigkeit vertreiben sollen. Lithium, das hauptsächlich zur Behandlung von Patienten mit manisch-depressiven Episoden eingesetzt wird, ist erstaunlicherweise auch vorbeugend gegen die Schläfrigkeitsepisoden wirksam. Regelhaft eingenommen treten diese bei einigen Patienten gar nicht mehr auf.

Teil VI
Schlafen lernen

16
Das Drei-Wochen-Programm

Sie leiden an Ein- und Durchschlafstörungen und wollen wieder besser schlafen können, sozusagen Ihre eigene Schlaftablette werden? Mit dem nachfolgenden Programm lernen Sie, erholsame Nächte zu verbringen und sich am Morgen frisch und ausgeschlafen zu fühlen. Die vorgeschlagenen selbstwirksamen Behandlungstechniken basieren auf meiner langjährigen Erfahrung in der Behandlung von Patienten mit Ein- und Durchschlafstörungen und aktuellen wissenschaftlichen Empfehlungen schlafmedizinischer Leitlinien.

Was müssen Sie tun? Ganz einfach: Sie müssen sich Zeit für die Verbesserung Ihres Schlafes nehmen und auch etwas Geduld und Disziplin mitbringen.

In der ersten Woche werden Sie sich und Ihr Schlafverhalten analysieren und sich gleichzeitig zum Experten für Ihre eigene Schlafstörung machen. Um deren Ursachen gemeinsam zu ergründen und anschließend das für Sie beste Rezept für einen besseren Schlaf zu finden, benötigen wir eine geeignete Untersuchungsmethode. Die für dieses Schlafprogramm am besten geeignete ist das Schlafprotokoll bzw. Schlaftagebuch der Deutschen Gesellschaft für Schlafforschung und Schlafmedizin (DGSM), an dessen Entwicklung ich mit vielen anderen Experten gemeinsam gearbeitet habe. Da es recht kompliziert gewesen wäre, es hier abzudrucken, habe ich es für Sie zum Herunterladen auf meiner Homepage bereitgestellt (www.drweess.de). Das Schlaftagebuch wird in den nächsten drei Wochen unser ständiger Begleiter sein. Es wird uns auch als Messinstrument für erste Erfolge und ebenso für zu erwartende Misserfolge dienen. Die müssen Sie nicht grämen, denn aus Fehlern und Misserfolgen können Sie wunderbar lernen, und Ihr Schlaf wird in Zukunft noch besser und vor allem stabiler werden.

Zu Beginn der zweiten Woche benötigen Sie Zeit, damit ich Ihnen viele selbstwirksame Techniken und Verhaltensweisen vermitteln kann, die Sie nach Ihrem individuellen Plan einüben. In dieser Phase werden Sie Ihr Schlafverhalten und Ihre psychische Einstellung zum Schlafen verändern. Auf den ersten Blick mögen Sie das Gefühl haben, dass ich in diesem Zusammenhang auch die eine oder andere »bittere Pille« für Sie dabeihabe, die Sie vielleicht gar nicht schlucken möchten. Doch wie meine Großmutter zu sagen pflegte: »Böses muss Böses vertreiben«. Erst einmal eingenommen, werden Sie merken, dass auch scheinbar »bittere Pillen« wunderbar wirken können.

Am Wochenende vor der dritten Woche nehmen wir uns Zeit für eine gemeinsame Analyse des bereits Erreichten. Was war gut, was war schlecht? Wo gibt es Verbesserungspotenzial? Vielleicht muss Ihr ganz persönliches Schlafrezept angepasst werden, die eine oder andere Dosis verändert, gar eine Methode abgesetzt und dafür eine neue hinzugenommen werden. Kein Problem, wir sind ja flexibel, und es ist noch kein Meister vom Himmel gefallen. Deswegen werden wir gemeinsam analysieren, worauf Ihre Erfolge fußen und wo die Gründe für mögliche Misserfolge liegen. Das Wissen, das wir durch diese Analyse erhalten, werden wir in der dritten Woche anwenden, um das Schlafverhalten weiter zu optimieren und bereits erzielte Erfolge zu festigen. Am Ende dieses Programms werden Sie wieder deutlich besser schlafen können.

Sind Sie bereit? Wunderbar, dann kann es losgehen!

Woche eins: Das richtige Rezept finden

In der ersten Woche wollen wir mithilfe des Schlaftagebuchs Ihr Verhalten am Tag, am Abend und in der Nacht auf seine Schlaftauglichkeit hin überprüfen. Außerdem möchte ich Sie zum Schlafexperten machen. Dafür wird es von Bedeutung sein, dass Sie im Laufe der Woche das eine oder andere Kapitel dieses Buches noch einmal gezielt lesen und auf sich wirken lassen.

Sollten Sie wegen Ihrer Schlafstörung noch nicht Ihren Hausarzt konsultiert haben, möchte ich Ihnen empfehlen, dies in der ersten Woche nachzuholen. Ziel sollte es sein, gemeinsam mit Ihrem Arzt abzuklären, ob auch organische Ursachen oder die Einnahme von Medikamenten zur Ausbildung Ihrer Schlafstörung beitragen. Möglicherweise macht er ein Blutbild, schreibt ein EKG und führt weitere Untersuchungen durch. Wenn organische Ursachen ausgeschlossen sind, wird Ihnen das nachfolgende Programm helfen können, Ihren Schlaf zu verbessern. Außerdem ist es ein beruhigendes Gefühl, wenn man weiß, dass organisch alles im grünen Bereich ist. Aber auch bei all denjenigen, bei denen sich körperliche Ursachen feststellen lassen, kann die Durchführung unseres Programms eine wesentliche Verbesserung des Schlafes mit sich bringen. Denn in der Regel gesellen sich zu den körperlichen Ursachen leicht Fehlverhaltensweisen und psychische Fehlhaltungen, die den Schlaf zusätzlich nachhaltig beeinträchtigen. Denken Sie nur an unser Patientenbeispiel im Abschnitt »Wie aus einer akuten eine chronische Schlafstörung wird«.

Das Schlaftagebuch

Das Schlaftagebuch wird für die nächsten drei Wochen Ihr täglicher Begleiter. Sowohl am Abend unmittelbar vor dem Zubettgehen als auch morgens gleich nach dem Aufstehen nehmen Sie sich bitte fünf Minuten Zeit für das Ausfüllen. Am besten legen

Sie sich die Bögen auf Ihren Nachttisch. Es gibt keine bessere Methode, sich ein umfassendes Bild von Ihren Schlafgewohnheiten und der Art Ihrer Schlafstörung zu machen, als dieses Tagebuch. Mit seiner Hilfe lassen sich Ursachen von Schlafstörungen aufspüren und komplexe Zusammenhänge, etwa zu bestimmten Verhaltensweisen, leichter erkennen. Aus diesem Grund müssen übrigens auch alle unsere Patienten im Interdisziplinären Schlafzentrum des Pfalzklinikums ein über mehrere Wochen geführtes Schlaftagebuch zum ersten Termin in unserem Schlaflabor mitbringen. Egal, ob es sich um eine vorstationäre Untersuchung oder einen stationären Aufenthalt handelt. Sie sind also in guter Gesellschaft.

In jedem grauen Feld des Bogens findet sich eine nummerierte Frage. Diese beantworten Sie, indem Sie entweder die erfragte Angabe machen oder eine vorgefertigte Antwort ankreuzen. Um Ihren Aufwand gering zu halten, bearbeiten Sie nur jene Fragen, die auf Sie zutreffen. Wenn Sie also beispielsweise tagsüber nicht geraucht haben, müssen Sie bei der entsprechenden Frage auch keinen Vermerk machen.

Bitte schauen Sie zur Beantwortung der Fragen nachts nicht auf die Uhr. Diesen Hinweis richte ich ausdrücklich an Leser mit naturwissenschaftlichem Hintergrund, denen es befremdlich erscheinen mag, mit subjektiven Angaben »Diagnostik« zu betreiben. Es interessieren tatsächlich nur Ihre subjektiven Einschätzungen, da diese Ihren Leidensdruck hervorrufen. Es interessiert nicht, was möglicherweise im Schlaflabor objektiv feststellbar wäre.

Eines noch: Durch die verstärkte Beschäftigung mit Ihrem Schlaf und das Ausfüllen des Tagebuchs kann es zu einer vorübergehenden Verschlechterung Ihrer Schlafstörung kommen. Dieses sogenannte Mediziner-Problem ist ganz normal: Wird im Studium die Schilddrüse durchgenommen, stehen die angehenden Mediziner abends vor dem Spiegel und haben das Gefühl, eine vergrößerte Schilddrüse zu haben … Lassen Sie sich also bitte nicht verunsichern, die mögliche Verschlechterung geht von alleine vorüber.

Möglicherweise werden Ihnen bereits in den ersten Tagen beim Ausfüllen der Fragebögen schlafstörende Verhaltensweisen auffallen. Ändern Sie diese bitte noch nicht, sondern belassen Sie bis zum Ende der ersten Woche alles so, wie es war. Aber achten Sie darauf, wie sich das vermeintlich schlafstörende oder ungünstige Verhalten tatsächlich auf Ihren Schlaf auswirkt. So bekommen Sie Sicherheit, dass hier tatsächlich ein Zusammenhang besteht. Alles Weitere wird die Auswertung des Schlafprotokolls am Ende der ersten Woche zeigen.

Ausbildung zum Schlafexperten: die Lese- und Informationsphase

Parallel zum Führen Ihres Schlafprotokolls benötigen Sie Zeit zum Lesen. Vielleicht gelingt es Ihnen ja, das Wochenende der ersten Woche von anderen Verpflichtungen freizuschaufeln. Bitten Sie auch Ihre Familie oder den Partner, Ihnen am Wochenende zumindest zweitweise freizugeben. Wenn Sie gerne strukturieren, fertigen Sie sich doch einen kleinen Stundenplan an, in den Sie eintragen, wann Sie was lesen wollen. So können Sie sichergehen, bis zum Ende der Woche alle relevanten Themen durchgearbeitet zu haben, damit aus dem Schmöker über den Schlaf ein Schlafmedikament wird.

Beim vertieften Lesen ist mir wichtig, dass nicht nur der Kopf dabei ist, sondern Ihnen stets auch Ihr Gefühl über die Schulter schaut. Fragen Sie sich zwischendurch immer wieder, welche Stimmung das gerade Gelesene in Ihnen auslöst und was Ihr Bauch dazu sagt. Unser (Bauch-)Gefühl begreift viel nachhaltiger als unser Kopf. Reines Faktenwissen ist eine wichtige Basis, aber erst, wenn unser Gefühl die Notwendigkeit einer Veränderung begriffen und verstanden hat, werden wir aus ihm die Kraft und Energie ziehen, die wir für die Umsetzung brauchen. Sie kennen das ja sicher aus anderen Bereichen: Theoretisch wissen wir, dass uns dieses oder jenes guttut oder schadet, aber mit der praktischen Umsetzung hapert es dann doch …

Wichtig ist, dass Sie das Selbststudium rechtzeitig vor dem Zubettgehen beenden. Schließlich ist die Auseinandersetzung mit dem eigenen (Fehl-)Verhalten in Sachen Schlaf auch Arbeit und damit anstrengend. Und das schafft Anspannung und verhindert Schlaf, aber das wissen Sie ja bereits.

Welche Themen stehen auf der Agenda?

Nun zu den Inhalten, die Sie in der ersten Woche vertieft studieren sollten. Sie sind am Ende dieses Abschnittes in einer Tabelle mit den zugehörigen Kapiteln des Buches zusammenfassend dargestellt. Aus Erfahrung weiß ich, dass Menschen mit Schlafstörungen die Erwartungen an den Schlaf zu hoch geschraubt haben. Diese überhöhten Erwartungen beziehen sich in erster Linie auf die für jeden einzelnen notwendige Schlafmenge, aber auch auf das Einschlaf- und Durchschlafvermögen. In einem ersten Schritt geht es darum, was wir vom Schlaf erwarten können und was nicht. Dieses Wissen kann ebenfalls bereits eine selbstberuhigende Wirkung haben und den Schlaf damit fördern. Viele Schlafmythen und Volksweisheiten besitzen keine Gültigkeit. So zum Beispiel der Mythos, dass Schlaf vor Mitternacht wichtig sei. Trotzdem werden diese Volksweisheiten in Unkenntnis von Menschen mit Schlafstörungen gelegentlich übernommen. Die Folge ist, dass man sich abends und nachts im Bett unnötig unter Druck setzt. Häufig neigen Menschen mit Schlafstörungen auch zum Katastrophendenken. »Wenn ich jetzt nicht einschlafe, dann bin ich morgen kein Mensch.« Aber kurzfristig einmal weniger oder schlechter Schlaf wirkt sich auf die Leistungsfähigkeit am nächsten Tage gar nicht so katastrophal aus. In einem zweiten Punkt geht es darum festzustellen, ob Sie die richtigen Verhaltensweisen für einen gesunden Schlaf haben. Gehen Sie für Ihren Schlaftyp zu den richtigen Zeiten ins Bett und halten Sie die Regeln für einen gesunden Schlaf wirklich ein? Das »1 x 1 des Schlafens« ist für Sie von zentraler Bedeutung. Sie sollten es besser zweimal als einmal lesen, so dass Sie nichts übersehen und vor allem auch Ihr Gefühl alles Gelesene verstanden hat. Wie wirken sich täglicher Stress und Belastungen auf die Nacht aus? Wie viel Schlaf am Tage darf es sein, welche förderliche Wirkung haben regelmäßige Zubettgeh- und Aufstehzeiten auf den Schlaf? Von besonderer Bedeutung ist die richtige Gestaltung des Abends und die Zeit direkt vor dem Zubettgehen. Die Themen »Gut Einschlafen« und »Wenn man mal wach ist« und die dort jeweils beschriebene Atmosphäre halte ich für besonders wichtig. Vergleichen Sie diese mit Ihrer eigenen Stimmung in der jeweiligen Situation. Viele von Ihnen werden Unterschiede feststellen, welche für den guten Schlaf elementar sind. Wer in diesen Punkten vom beschriebenen »Ideal« abweicht, sollte sich in der ersten Woche immer wieder damit beschäftigen.

Es ist kein Schlafexperte, wer nicht weiß, welche Fehlverhaltensweisen und psychischen Fehlhaltungen zu chronischen Schlafstörungen führen.

Um Veränderungen auch symbolisch einzuläuten, kann es sinnvoll sein, dass Sie Ihr Schlafzimmer etwas umgestalten. Machen Sie es in der ersten Woche zur Wohlfühloase und zeigen Sie Ihrem Unbewussten, dass Sie zukünftig eine neue entspannende Einstellung zum Schlaf entwickeln möchten, dazu gehört auch, dass Sie zukünftig den Wecker nachts aus Ihrem Sichtfeld verbannen.

Die folgende Tabelle stellt Ihnen die empfohlenen Inhalte und Kapitel nochmals zusammen. In der rechten Spalte machen Sie sich ein Kreuzchen, so können Sie den Überblick bewahren, was bereits gelesen wurde und was noch nicht.

Fachwissen für den Schlafexperten

Thema	Kapitel	Seite	gelesen
Gesunder Schlaf Entkatastrophisierung	**1: Schlaf ist die beste Medizin**	21	o
	2: Wie viel soll man schlafen?	42	o
	3: Wann soll das Sandmännchen kommen?	51	o
	14: Die perfekte Nacht		
	Gut einschlafen	228	o
	Wenn man mal wach ist	231	o
	11: Mythen und Volksweisheiten zum Schlaf		
	Schlafen wie ein Stein?	184	o
	15: Schlafstörungen		
	Menschen mit Schlafstörungen schlafen mehr, als sie denken	244	o
Fehlerwartungen an den Schlaf	**11: Mythen und Volksweisheiten zum Schlaf**	181	o
Die richtige Umgebung	**14: Die perfekte Nacht**		
	Die Schlafzimmergestaltung	211	o
	Wecker raus aus dem Schlafzimmer	213	o
Ursachen von Schlafstörungen	**15: Schlafstörungen**		
	Wie aus einer akuten eine chronische Schlafstörung wird	247	o
	12: Der Tag macht die Nacht		
	Mit Belastungen richtig umgehen	193	o

Die richtige Diagnose stellen

Am Ende der ersten Woche sind Sie den Ursachen Ihrer Schlafstörung vermutlich schon etwas auf die Schliche gekommen. Jetzt geht es darum, die richtige Diagnose zu stellen. Nehmen Sie dazu Ihre Schlafprotokolle aus der ersten Woche zur Hand und werten diese nach den folgenden Kriterien aus:

- *Schlafstörende Verhaltensweisen*: Viele von Ihnen werden festgestellt haben, dass Sie sich am Tag und am Abend nicht immer schlafförderlich verhalten. Jetzt ist es an der Zeit, diese Störfaktoren auszuschalten. Ich könnte mir vorstellen, dass es in Sachen ausreichender Bewegung, gesunder Ernährung, richtiger Schlafzimmergestaltung, aber auch beim abendlichen

Abschalten durchaus Optimierungspotenzial gibt. Verbannen Sie also den Wecker ab heute aus dem Schlafzimmer oder positionieren ihn zumindest so, dass Sie nachts nicht mehr auf die Ziffern schauen können und er Sie trotzdem morgens noch laut genug aus allen Träumen reißen kann. Wer tagsüber verlorenen Schlaf nachgeholt hat, sollte dies in der zweiten Woche vermeiden. Fernsehschlaf ist ab heute ebenfalls tabu. Achten Sie sowohl an Werktagen als auch am Wochenende auf konstante Zeiten beim Zubettgehen und Aufstehen; sie sollten so gewählt sein, dass Sie ausreichend müde in die Federn kriechen, dort aber auch nicht zu lange liegen bleiben. Bitte im Falle einer schlechten Nacht nicht in den Vormittag hinein schlafen. Trotzdem zur gewohnten Zeit aufstehen, auch wenn es schwerfällt, lautet die schlafförderliche Devise.

- *Körperliche Beschwerden:* Sollten Sie als mögliche Ursachen für den schlechten Schlaf Herz- oder Atembeschwerden, körperliche Missempfindungen, Schmerzen oder andere physische Symptome festgestellt haben, ist spätestens jetzt der Gang zum Arzt unverzichtbar. Welche Schlafstörungen sich hinter diesen Symptomen verbergen können, wissen Sie ja bereits aus den vorangegangenen Kapiteln zum Thema gestörter Schlaf (Teil V). Wenn Gefühle von Hunger oder Durst den Schlaf rauben, sollte dies leicht abzustellen sein, Sie konnten ja schon einiges über Ernährung und Schlaf erfahren. Wer altersbedingt häufiger zur Toilette muss, kann trotzdem versuchen abends weniger zu trinken. Oft tragen aber auch Medikamente, wie jene, die bei Herzerkrankungen eingesetzt werden, zu einer Entwässerung bei. Hier können Sie Ihren Arzt fragen, ob eine Medikamentenumstellung hilfreich und möglich sein könnte.
- *Psychische Belastungen:* Wer am Tag viel Stress erlebt, sollte darüber nachdenken, ob und wie dieser verringert werden kann (siehe Kapitel »Mit Belastungen richtig umgehen«). Für einige von Ihnen wird dies aus beruflichen Gründen aber nur

schwer möglich sein. Unsere Bundeskanzlerin Frau Merkel kann auch schwerlich ein paar Staatsaufgaben streichen, um ihren strammen Terminkalender aufzulockern. Wenn Sie die Belastungen nicht herunterschrauben können, ist das keine Katastrophe. Umso wichtiger ist es jedoch, das abendliche Abschalten zu erlernen bzw. zu beherrschen. Zur Unterstützung kann der Besuch eines Stress-Management-Seminars sehr sinnvoll sein. Solche Kurse werden von Krankenkassen und Volkshochschulen kostengünstig angeboten. Frau Merkel werden Sie dort aber nicht treffen. Man sagt ihr nach, dass sie hervorragend abschalten könne.

- Viele von Ihnen werden festgestellt haben, dass Sie sich sowohl am Abend als auch am Morgen nicht gut gefühlt haben. Insbesondere am Abend sind Gefühle von Bedrückung und Anspannung für den erholsamen Schlaf aber kontraproduktiv. Die Bandbreite der Belastungen, die wir mit ins Bett nehmen, ist groß: persönliche oder berufliche Probleme, innere Unruhe, Beschäftigung mit Banalitäten, nicht enden wollendes nächtliches Denken und der Druck, schlafen zu müssen, sind bei den meisten Menschen mit Schlafstörungen Ursachen der nächtlichen Schlaflosigkeit. Daran gilt es in der zweiten Woche zu arbeiten. Ich werde Ihnen Strategien vorstellen, die Ihnen wieder zu einer entspannten Nacht verhelfen und Sie beim abendlichen Abschalten von den großen und kleinen Sorgen des Alltags unterstützen. Gelingt das, ist der gute Schlaf nicht mehr weit.

Schreiben Sie zum Abschluss dieser ersten Woche nun bitte alle erkannten Ursachen Ihrer Schlafstörungen in der Reihenfolge ihrer Bedeutung auf einen Zettel. Prägen Sie sich diese Rangfolge gut ein, damit wir mit der wichtigsten beginnend gegensteuern können. Und bitte führen Sie auch in der zweiten Woche das Schlaftagebuch konsequent fort.

Woche zwei: Das Rezept anwenden

In der ersten Woche haben Sie die Ursachen Ihrer Schlafstörung mit Papier und Bleistift vermutlich schon ganz gut skizziert. Nun können wir daher zur Rezeptierphase Ihrer Selbstbehandlung übergehen. Auch wenn Sie selbst vielleicht das Gefühl haben, nicht alle Ursachen aufgespürt zu haben, sollten Sie in der zweiten Woche die nachfolgenden Tipps, Tricks und Methoden in Ihren Alltag integrieren. Sie werden ihre Wirkung trotzdem entfalten – sofern Sie alle bereits entdeckten »Schlafsünden« beseitigt und Ihre Schlafhygiene optimiert haben. Nur auf dieser Grundlage kann das Rezept wirken! Verhalten Sie sich also nach Möglichkeit so, wie es Ihr persönliches Sandmännchen mag und wie es im Kapitel »1 x 1 des Schlafens« geschrieben steht.

In Woche zwei geht es außerdem darum, das richtige Verhalten und die richtigen Einstellungen für einen guten Schlaf kennenzulernen. Die Schlafmedizin hat hier eine Fülle von verhaltenstherapeutischen Techniken entwickelt, die besser wirken als ein Schlafmittel: Einmal gelernt und »eingenommen«, können diese »Wunderpillen« für den Rest Ihres Lebens wirken und für einen besseren Schlaf sorgen.

Alle verhaltenstherapeutischen Maßnahmen, die ich Ihnen nachfolgend vermitteln möchte, haben ein wesentliches Ziel: Sie sollen Sie bereits am Abend vor dem Zubettgehen und auch später im Schlafzimmer in eine emotionale, gedankliche und körperliche Entspannung versetzen. Nur wer in diesen drei Aspekten Entspannung erlebt, schafft die für den Schlaf notwendigen Voraussetzungen. Aber Achtung, an dieser Stelle ist (selbst-)therapeutische Demut gefragt. Denn niemand, weder Sie noch ich, hat einen Einfluss darauf, ob und wann der Schlaf dann tatsächlich kommt. Wenn Sie sich hier unter Druck setzen, greift mein altes Credo: Wer schlafen will, bleibt wach! Versuchen Sie also, möglichst gelassen zu bleiben, und seien Sie versichert: Genau so, wie Hunger und Durst stets kommen oder das Amen in der Kirche, kommt auch der Schlaf. Das ist ein Naturgesetz. Wer ausreichend müde und im Bett entspannt ist (emotional, körperlich und gedanklich), zu dem kommt der Schlaf von ganz alleine, ohne weiteres Bemühen und Zutun.

Techniken für das abendliche Zubettgehen

Ritualisierte Handlungen am Abend fördern das Abschalten und Entspannen. Zur optimalen Vorbereitung auf den nächtlichen Schlummer sollten Sie sich aus dem Unterkapitel »Das Zubettgeh-Ritual« (in Kapitel 13: Die richtige Abendroutine) eine der beschriebenen Methoden und Techniken auswählen. Es dürfen im abendlichen Wechsel gerne auch mehrere sein, pro Abend reicht für gewöhnlich eine Methode aus. Wenn sie nicht hält, was sie versprochen hat, dann zögern Sie nicht und wählen gleich für den folgenden Abend eine andere aus. Etwas Experimentieren gehört dazu und darf durchaus sein. Wichtig ist, dass Sie das abendliche Ritual nicht zwanghaft durchführen, denn das würde Verkrampfung und Anspannung fördern. Zustände, die Sie ja abends vermeiden wollen. Wer dazu neigt, sollte sich das Beispiel aus Kapitel 13 (»Es mit der Abendroutine nicht übertreiben«) zur Abschreckung nochmals vergegenwärtigen.

Techniken für einen guten Schlaf

Um keine Missverständnisse aufkommen zu lassen, eines gleich vorweg: Entspannung im Bett bedeutet nicht, dass Sie dort ab heute nicht mehr denken dürfen. Das menschliche Räderwerk im Gehirn kann auch gar nicht stillstehen. Aber ab heute sollten sich – unterstützt von den nachfolgenden Techniken – all Ihre Bemühungen darauf richten, im Bett nur noch an die schönen und angenehmen Dinge des Lebens zu denken. Das schafft die für den Schlaf notwendige wohltuende Zerstreuung und emotionale Entspannung.

Gehen Sie auf Fantasiereisen: Vor dem Fernseher finden viele Menschen mit Schlafstörungen die Zerstreuung, die ihnen später im Schlafzimmer dringend fehlt. Trotzdem ist der Fernseher im Schlafgemach kein guter Ratgeber. Sie können aber mittels einer Fantasiereise wunderbar zu Ihrem eigenen Fernseher werden. Lassen Sie Ihren ganz persönlichen Blockbuster vor Ihrem geistigen Auge ablaufen. Sie schreiben das Drehbuch, wählen die Schauspieler aus, spielen vielleicht selbst mit und so weiter. Wichtig ist, dass dabei alle menschlichen Sinne mitspielen: das Sehen, Hören, Riechen, Schmecken und der Tastsinn. Das bindet die Aufmerksamkeit und lenkt von negativen Gedanken und Gefühlen ab.

Oder wie wäre es, wenn Sie in Gedanken und unter Einbeziehung aller Sinne Ihr Lieblingsgericht Schritt für Schritt nachkochen? Wie riechen die Zwiebeln beim Schneiden und später beim Anbraten? Was wird alles für die Soße benötigt? Welche Kräuter, welche Gewürze werden verwendet? Vielleicht zelebrieren Sie auch ein opulentes Mahl aus Vorspeise, Hauptspeise und Dessert? Bei einem solchen Festschmaus können belastende Alltagsgedanken schon mal verschwinden.

Sollten allerdings nächtliche Hungergefühle entstehen, wäre eine andere Fantasiereise vermutlich besser geeignet. Sie können zum Beispiel den letzten Urlaub nochmals nacherleben oder andere schöne Situationen wie einen Spaziergang, einen Strandaufenthalt, eine Bootsfahrt und dergleichen. Wichtig ist, dass Sie gute Gefühle im Gepäck dabeihaben, die Entspannung, Sicherheit und Geborgenheit vermitteln. Auch geführte Fantasie- oder Meditationsreisen auf CD oder mp3-Player können empfohlen werden, genauso wie ein beruhigendes Hörbuch oder eine akustische Untermalung mit Meeresrauschen oder sphärischen Klängen. Sanfte Geräusche und Stimmen lenken oft ganz gut von der eigenen Grübelei ab. Man fühlt sich dann auch nicht so alleine, was wiederum schlafförderliche Geborgenheit und Ruhe fördert.

Entspannungsverfahren: Häufig sind sich Menschen mit Ein- und Durchschlafstörungen ihres erhöhten Stresserlebens und ihrer gesteigerten Anspannung gar nicht bewusst. Werden sie sich dessen gewahr, fällt es ihnen oft schwer, entsprechende Entspannungsmethoden zu erlernen: »Ich war beim autogenen Training. Alle um mich herum sind dabei eingeschlafen. Nur ich nicht!«, ist eine häufige Erzählung, die ich von meinen Patienten höre. Im Vergleich zum autogenen Training hat beispielsweise die progressive Muskelentspannung den Vorteil, dass man den Unterscheid zwischen muskulärer Anspannung und Entspannung bewusst wahrnehmen kann, was das Erlernen erleichtert. Es gibt gerade für die progressive Muskelentspannung gut geführte Anleitungen auf CD oder mp3, die Sie im Internet bestellen oder im Buchhandel kaufen können. Grundsätzlich ist erlaubt, was entspannt. Sollten Sie bei Yoga, Feldenkrais, Chi Gong oder anderen Techniken gut abschalten und herunterkommen können – auch gut. Es geht darum, dass Sie für sich die individuell beste Entspannungsmethode finden.

Schäfchen zählen: Pierre Brice, Darsteller von Winnetou, outete sich einmal mit folgendem Satz: »Es gibt Menschen, die zählen Schafe, um einzuschlafen, ich meine Affären.« Für manche dürfte das eher eine anregende als eine beruhigende gedankliche Beschäftigung sein …

Schäfchen zählen in seiner einfachen Form beschäftigt das Gehirn nicht ausreichend, um vom Grübeln abzulenken. Ziehen Sie aber einmal von einer Herde mit 10 000 Schäfchen stetig 13 Schäfchen ab, sieht die Sache schon anders aus. Schreiben Sie das Ergebnis auf eine imaginäre Kreidetafel, prägen sich die Zahl ein, wischen die Tafel wieder sauber, ziehen dann weitere 13 Schäfchen ab, notieren das Ergebnis wieder auf der gedanklichen Tafel und so weiter und so fort. Manche meiner Patienten erzählten mir, sie seien nicht unter 9800 gekommen. Sollten Sie eine besondere Affinität zu Mathematik haben, ist diese Übung vielleicht zu motivierend und damit nicht entspannend genug. Warum nicht einfach gedankliches Stadt-Land-Fluss spielen? Dazu müssen Sie noch nicht einmal Ihren Partner wecken. Denken Sie sich einfach einen Buchstaben, wählen Sie Kategorien aus, und los geht's. Natürlich sind auch jede Menge andere gedankliche Ablenkungen möglich, da möchte ich Sie in Ihrer Fantasie nicht bremsen …

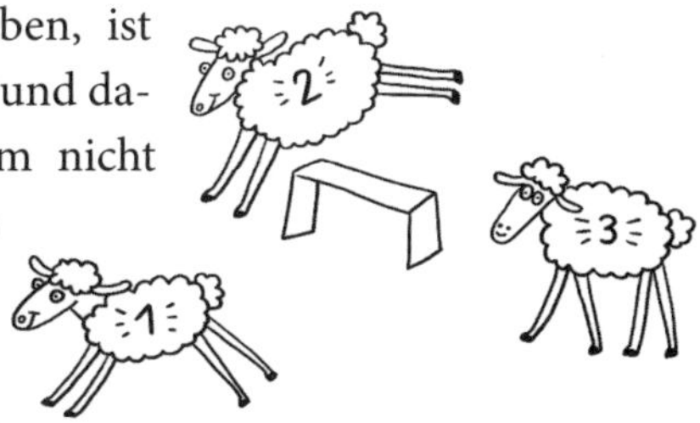

Atem- und Körperübungen: Für manche sind körperliche Übungen besser geeignet als geistige Aufgaben oder klassische Entspannungstechniken. Im Internet finden Sie zahlreiche Beispiele, ich möchte Ihnen hier zwei erläutern: Drücken Sie die Spitze Ihrer Zunge gleich hinter den Schneidezähnen an den Gaumen und schließen den Mund. Atmen Sie ruhig und gleichmäßig durch die Nase ein und zählen dabei bis vier. Halten Sie nun den Atem an, zählen bis sieben und atmen dann langsam durch den Mund wieder aus, quasi an der Zunge vorbei. Dabei zählen Sie bis acht. Blutdruck und Herzschlag beruhigen sich. Prüfen Sie Ihre Entspannung und setzen die Übung gegebenenfalls weiter fort.

Wer mag, fährt mit einem imaginären U-Boot durch alle Köperadern. Beginnen Sie die Reise in den Beinen, fahren Sie über den Rumpf nach oben in den Brustkorb, weiter in die Arme und hinauf in den Kopf. Überall, wo das U-Boot war, hinterlässt es wohlige Wärme und Schwere. Im Bedarfsfall fährt es wieder von vorne los.

Sich schöne Gedanken machen: Wenn Ihnen nachts negative Gedanken, Sorgen, Nöte oder auch nur Banalitäten durch den Kopf gehen, versuchen Sie diese zu kontrollieren. Negative Gedanken spannen an, machen schlechte Stimmung und rauben den Schlaf. Beschäftigen Sie sich im Bett ausschließlich mit den schönen und positiven Dingen des Lebens. Denken Sie an Ihr Hobby oder an schöne zurückliegende Urlaube. Auch hier sind Ihrer Fantasie keine Grenzen gesetzt. Es geht lediglich darum, Ihre Gedanken auf etwas Positives zu fokussieren.

Nicht immer wird es gelingen, die negativen Gedanken kontinuierlich zu vertreiben. Geißeln Sie sich deswegen nicht, sondern machen Sie sich bewusst, dass auch die menschliche Biologie ein nächtlicher Stimmungskiller ist. Unter dem Einfluss des Melatonins neigen wir alle zu einer düstereren Haltung. Nehmen Sie sich also nachts nicht so ernst, bei Tageslicht betrachtet sieht die Welt schon wieder besser aus. Sollte auch das die negativen Gedanken nicht verscheuchen, versuchen Sie einmal die Kombination mit der nachfolgenden Methode.

Gedankenstopp-Technik: Nachts im Bett sieht man besonders leicht schwarz, und dunkle Gedanken können von einem Besitz ergreifen. Oft sind diese aber gar nicht so von Bedeutung, haben nicht so eine große Relevanz für Ihr Leben, wie es sich vermeintlich in diesem Moment anfühlt. Fragen Sie sich daher bei aufkommenden negativen Gedanken ganz bewusst, wie wichtig und bedeutsam dieses Problem ist und ob jetzt sofort und ausgiebig darüber nachgedacht werden muss.

Es gibt drei Antwortmöglichkeiten:

1. In den meisten Fällen werden Sie zu dem Schluss kommen, dass das Problem nicht sofort bearbeitet werden muss und bis zum nächsten Tag Zeit hat. In diesem Fall kehren Sie zu den anderen bereits vorgestellten Entspannungsmethoden zurück.
2. Sollten Sie eine mittlere Dringlichkeit feststellen – das Aufschieben des Problems bis zum nächsten Morgen ist möglich, die Beschäftigung damit darf jedoch keinesfalls vergessen werden –, dann machen Sie sich eine entsprechende Notiz. Idea-

lerweise haben Sie einen kleinen Notizblock und einen Stift auf dem Nachttisch liegen, dann müssen Sie deswegen nicht aufstehen. Oder Sie werfen Ihren Hausschuh vom Bett weg, dann werden Sie am nächsten Morgen beim Suchen ebenfalls an das Erledigen der Aufgabe erinnert. Danach kehren Sie wie bei Variante a) zu den angenehmen Gedanken und Fantasiereisen zurück.

3. Manchmal ist es auch so, dass Ihnen ein Problem einfällt, dessen Lösung keinen Aufschub duldet. Dann heißt es raus aus dem Bett und dem Schlafzimmer. Dort soll geschlafen, nicht gegrübelt werden. Richten Sie sich für solche Fälle einen »Grübelstuhl« ein, damit klar ist: von dieser Woche an wird im Bett nur noch Angenehmes bearbeitet, Unangenehmes oder Dringliches hat hier nichts zu suchen. Wenn Sie trotz der Lösung des drängenden Problems nicht wieder in den Schlaf finden, kommen auch hier die bereits vorgestellten Methoden zum Einsatz.

Schreiben Sie Tagebuch: Wenn Sorgen Sie nachts nicht mehr loslassen, stehen Sie auf und schreiben die Dinge auf, die Sie beschäftigen. Schreiben Sie sich alles von der Seele, und notieren Sie Ihre Gedanken auf einen Zettel oder in ein Tagebuch. Überprüfen Sie dabei immer wieder, ob das Problem nun ausreichend behandelt ist und der Grübelzwang nachlässt. Wählen Sie für das Schreiben einen Ort außerhalb des Schlafzimmers und achten Sie auf gedimmtes Licht. Eine grelle Beleuchtung macht wach, genau wie Frösteln. Hier kann ein Bademantel oder eine wärmende Decke helfen. Und bitte verzichten Sie auf laute und temperamentvolle Musik zur Untermalung.

Nicht schlafen wollen: Für manche meiner Patienten ist diese kleine Selbsttäuschung eine fabelhaft entspannende und damit schlafförderliche Sache. Sie basiert auf dem verhaltenstherapeutischen Prinzip, das Gegenteil von dem zu tun, was man eigentlich möchte und nicht kann: Legen Sie sich mit der Absicht ins Bett, nicht einzuschlafen. Halten Sie die Augen offen, solange es geht. Wenn Sie das Gefühl haben, es nicht mehr länger zu schaffen, sagen Sie sich, dass Sie es trotzdem noch für eine Minute versuchen wollen. Und so weiter und so fort. Die Beschäftigung mit dem Nicht-Schlafen-Wollen bei offenen Augen kann so viel Aufmerksamkeit binden, dass anspannende Gedanken gar nicht auftreten können.

Bei Unruhe aufstehen: Ja, Sie lesen richtig. Wenn man im Bett unruhig ist und grübelt, sollte man wieder aufstehen. Die gute Wirksamkeit dieser Methode wurde in vielen wissenschaftlichen Studien belegt. Mit diesem Vorgehen schlagen Sie gleich zwei Fliegen mit einer Klappe: Einmal aus den Federn und dem Schlafzimmer raus, sind die Sorgen und Nöte oft nur noch halb so groß. Sie erinnern sich? Im Bett und im Dunkel des Schlafzimmers wiegt manches schwerer. Wenn Sie dann noch die Tagebuchmethode anwenden und sich alles, was Sie belastet, von der Seele schreiben, fällt das Entpflichten noch leichter.

Darüber hinaus lösen Sie die unbewusste Assoziation zwischen Bett und Stress wieder auf. Sie investieren mit diesem Verhalten also in die Zukunft. Wenn Sie es konsequent durchziehen und im Bett nicht mehr grübeln, unterstützt Sie zukünftig Ihr Unbewusstes beim Abschalten, sobald Sie ins Bett gehen. Es hat nämlich die Erfahrung gemacht, dass Sie sich dort wohlfühlen.

Leider schlucken nicht alle Patienten diese Pille gerne: Sie glauben, sich durch das Aufstehen um den vermeintlich längst doch einsetzenden Schlaf zu bringen. Dabei dürfte es zumindest Ihnen, liebe Leser, inzwischen klar geworden sein, dass man angespannt nicht einschläft.

Die Bettzeit reduzieren: Auch diese höchst schlafförderliche Methode ist trotz hoher Wirksamkeit bei vielen Patienten unbeliebt. Viele wenden dieses Rezept ungern an, weil es in der Anfangsphase als Nebenwirkung am Tag starke Müdigkeit mit sich bringen kann. Die aktive Teilnahme am Straßenverkehr und das Bedienen gefährlicher Maschinen ist möglicherweise etwas eingeschränkt. Der eigentliche Grund für die Unbeliebtheit dürfte aber auch hier in der nicht ausreichenden Geduld und dem fehlenden Vertrauen in die langfristige Wirksamkeit liegen. Schade für viele Patienten, da dieses Rezept insbesondere in Kombination mit der »Bei Unruhe aufstehen«-Technik eine der wirksamsten Methoden der Schlafmedizin darstellt.

Warum hat dieses Rezept eine so hohe Wirksamkeit? Wie bereits erwähnt, unterschätzen Menschen mit Schlafstörungen ihr tatsächliches Schlafvermögen, so vermutlich auch Sie. Aus diesem Grund werden Sie mit der verknappten Bettzeit rasch einen hohen Schlafdruck aufbauen. Zusammen mit Fantasiereisen und nächtlichem Aufstehen beim Grübeln werden Sie nach wenigen Tagen mit großer Müdigkeit ins Bett fallen und schlafen. Diese Schlaferfolge wirken beruhigend und damit schlafförderlich, ein positiver Kreislauf hin zu besserem Schlaf wird eingeleitet. Ich hoffe also, ich kann Sie motivieren, das einmal auszuprobieren.

Was ist zu tun? Nehmen Sie Ihr Schlafprotokoll zur Hand und ermitteln Sie Ihre durchschnittliche Schlafzeit in der ersten Woche. Sollte die ermittelte Schlafzeit unter 4,5 Stunden pro Nacht liegen, gehen Sie bitte Minimum 4,5 Stunden ins Bett. Behalten Sie diese Zeit bei, bis Sie an drei aufeinanderfolgenden Nächten nach Ihrem subjektiven Eindruck gut geschlafen haben. Ist dies der Fall, verlängern Sie die Bettzeit um zwanzig Minuten. Schlafen Sie dann wieder drei Nächte gut, erhöhen Sie um weitere zwanzig Minuten. Dieses System setzen Sie fort, bis Sie wieder ausreichend schlafen. Sollten Sie zwischendurch schlechter schlafen, reduzieren Sie die Bettzeit wieder in Zwanzig-Minuten-Schritten. Wie eine Ziehharmonika dehnen Sie die Bettzeit aus oder ziehen sie wieder zurück, je nach Schlafvermögen.

Lerchen gehen entsprechend ihrem Schlaftypus früher, Eulen später ins Bett. Machen wir ein Beispiel: Angenommen Sie sind eine Lerche und haben anhand Ihres Schlaftagebuches in der ersten Woche eine durchschnittliche Schlafdauer von fünf Stunden ermittelt. Als Lerche gehen Sie anfangs um 23 Uhr ins Bett und stehen um 4 Uhr auf. Als Eule würden Sie um 1 Uhr ins Bett gehen und um 6 Uhr aufstehen. Nach unseren Zwanzig-Minuten-Schritten würde sich die Aufstehzeit nach subjektiv guten Nächten nach einigen Tagen verlängern, nach schlechten Nächten reduzieren. Sie werden sehen, es wirkt.

Weg mit allen Uhren: Das ist ein absolutes »Muss« für alle Menschen mit Schlafstörungen. Ich gehe sogar so weit zu behaupten, dass das Risiko des Therapieversagens hoch ist, wenn es nicht gelingt, den Wecker und andere Zeitmesser aus dem Umfeld des Bettes zu verbannen. Aus dem Kapitel zur Schlafzimmergestaltung wissen Sie bereits, wie der Wecker den nächtlichen Druck, schlafen zu müssen, unterstützen und verstärken kann. Also bitte weg damit, es reicht, wenn Sie morgens sein Klingeln hören! Sollten Sie sich dennoch damit schwertun, empfehle ich Ihnen zur Auffrischung noch einmal die Lektüre des entsprechenden Kapitels. Denn auch wenn man die Leuchtziffern nicht direkt vor der Nase hat, wird man morgens geweckt werden.

Stress am Tag reduzieren: Menschen mit Schlafstörungen müssen nicht mehr oder weniger Stress und Probleme bewältigen als Menschen ohne Schlafstörungen. Sie nehmen diese allerdings häufig mit ins Bett und machen damit die Nacht zum Tage. Daher vermitteln wir in der Schlafmedizin vor allem Techniken, die darauf abzielen, Stress und Probleme aus der Nacht herauszuhalten und rechtzeitig vor dem Zubettgehen zu entspannen. Trotzdem kann es sinnvoll sein, Stress im Alltag zu reduzieren. Das Anspannungsniveau am Abend ist dann automatisch weniger ausgeprägt, eine Entpflichtung fällt leichter und damit auch die für den guten Schlaf so wichtige Entspannung. Da Sie hier in einem Buch über den Schlaf und seine Störungen schmökern, möchte ich das Thema Stress nicht weiter ausführen. Sollten die wenigen Anregungen dazu für Sie nicht ausreichend sein, empfehle ich Ihnen die Teilnahme an einem Stressbewältigungsseminar; auch entsprechende Bücher sind im Handel erhältlich.

So, nachdem ich Ihnen nun die wichtigsten Techniken vorgestellt habe, sollten Sie gerüstet sein für die zweite Woche. Experimentieren Sie ruhig etwas herum, wechseln Sie die Methoden, kombinieren Sie … was immer Ihnen guttut.

Zum Schluss noch ein wichtiger Tipp: Zum Blockbuster der Schlaftherapie wird das Ganze erst dann, wenn Sie die Techniken in Verbindung mit einer veränderten inneren Haltung anwenden. Kopf und Bauch müssen zusammenspielen. Nächtliche Entpflichtung und im Bett nicht schlafen wollen sind hier wahre Zaubermittel.

Woche drei: Das Rezept wirken lassen

Zu Beginn Ihrer dritten Woche ziehen wir eine Zwischenbilanz. Welche Methoden wirken gut? Welche müssen wir wegen Wirkungslosigkeit absetzen, und wo gilt es, nur an der Dosis etwas zu verändern? Anders ausgedrückt: Was hat sich zum Positiven gewendet, wo gibt es noch Veränderungsbedarf, und bei wem hat sich gar etwas verschlechtert? Bei der Beantwortung dieser Fragen leistet uns das Schlafprotokoll, das Sie hoffentlich weitergeführt haben (!), gute Dienste.

An dieser Stelle müssen wir uns wahrscheinlich von einer kleinen Gruppe von Lesern verabschieden. Denn sie schlafen wieder gut, liegen selig in ihren Betten und freuen sich über ihren neugewonnenen guten Schlaf und die verbesserte Lebensqualität. Möglicherweise erscheint ihnen das Weiterlesen überflüssig. Sie haben ja bekommen, was sie wollten! Falls Sie zu diesen Glücklichen gehören, ist es Ihnen gelungen, die bisherigen Informationen erfolgreich umzusetzen. Ich vermute stark, dass Ihr Bauch intensiv mitgelesen hat, sodass sich Ihre emotionale Einstellung zur Nacht rasch ändern konnte. Sie sind wieder eine unbeschwerte Beziehung mit Ihrem Bett eingegangen, haben sich vom Alltag entpflichtet und haben die Nacht entspannt genossen, ohne den Druck, schlafen zu wollen oder zu müssen. Die innere Haltung ist stets das Entscheidende, wenn es um besseren Schlaf geht! Die vorgestellten Methoden sind aber trotzdem für viele wie Siebenmeilenstiefel, um den Weg zu einem besseren Schlaf erfolgreich zu beschreiten.

Für uns Zurückgebliebene (selbstverständlich dürfen die wieder erfolgreichen Schläfer auch weiterlesen) gilt es jetzt, nicht neidisch zu werden oder gar zu verzweifeln. Wir müssen realistisch sein: Rom wurde auch nicht über Nacht gebaut. Wer über Monate und vielleicht sogar Jahre schlecht geschlafen hat, kann nicht erwarten, dass seine Schlafstörungen von einem auf den anderen Tag wie weggeblasen sind. Aber vielleicht können wir uns von den besonders rasch erfolgreichen Schläfern noch etwas abschauen. Dazu später mehr.

Auf ersten Erfolgen aufbauen

Lassen wir uns also nicht entmutigen und nehmen uns das Schlaftagebuch zur Hand. Betrachten Sie Ihre Eintragungen und studieren die Unterschiede zwischen der ersten und der zweiten Woche. Einige von Ihnen werden auf den ersten Blick vermeintlich keine sehen. Aber bitte schauen Sie noch einmal im Detail nach, ob sich bezüglich Ihres Schlafvermögens wirklich nichts verändert hat. Oft gibt es kleine Unterschiede, die wir aber in unserer Ungeduld und dem Wunsch nach schnellem Erfolg nicht ausreichend wahrnehmen und würdigen. Dabei lässt sich auch auf kleinen Erfolgen – vielleicht nur in ein oder zwei Nächten aufgetreten – gut aufbauen. Denn diese Situationen können Ihnen Informationen darüber liefern, unter welchen Bedingungen Ihnen ein besserer Schlaf gelingt. Manche von Ihnen haben vielleicht schneller als sonst in den Schlaf gefunden oder sind nach nächtlichem Erwachen wieder rascher eingeschlafen. Nun gilt es, herauszufinden, was anders war als üblich: Haben Sie sich tagsüber oder abends anders verhalten? Wie war Ihre Stimmung am Abend oder im Bett, wie Ihre innere Haltung? Vermutlich haben Sie sich in diesen Situationen innerlich etwas ruhiger und entspannter gefühlt. Sie waren gelöster und konnten besser abschalten. Versuchen Sie diese Stimmungen in der dritten Woche weiter zu fördern. Ihr Schlaf wird es Ihnen danken.

Schlaffertigkeiten generalisieren

Manche von Ihnen haben »nur« Einschlaf- oder »nur« Durchschlafstörungen. Ihnen möchte ich etwas sehr Wichtiges bewusst machen: Sie wissen bereits, wie Schlafen geht, und können es auch! Wahrscheinlich schauen Sie jetzt mit großen Augen ins Buch und fragen sich, was ich damit meine? Ganz einfach: Wenn Sie »nur« Durchschlafstörungen haben, gelingt Ihnen das Einschlafen zu Beginn der Nacht wunderbar. Sie wissen also unbewusst, wie (ein-)schlafen geht. Sie können abschalten, sich von Alltagspflichten und kreisenden Gedanken freimachen. Genau dasselbe gilt für diejenigen unter Ihnen, die zwar zu Beginn der Nacht nur schwer in den Schlaf finden, aber nach nächtlichem Wachwerden wieder gut einschlafen können.

Die für beide Gruppen entscheidende Botschaft lautet: Sie können schlafen! Jetzt geht es nur noch darum, dieses Können auch in den jeweils problematischen Phasen beim Ein- oder

Durchschlafen anzuwenden, das bedeutet, die unbewusst richtige innere Haltung und Stimmung auf die schwierige Phase in der Nacht zu übertragen. Und vor allem sollten Sie ab jetzt mit mehr Selbstbewusstsein ins Bett steigen: »Ich bin jemand, der weiß, wie Schlafen geht!«

Aus Fehlern lernen

Nicht wenige von Ihnen, das weiß ich aus Erfahrung, haben in der zweiten Woche versucht, alles richtig zu machen. Abendritual, Entspannungsübungen, Schlafprotokoll, Fantasiereisen, Grübelstuhl, Bettzeitreduktion, Entpflichtung ... alles sollte perfekt sein, schließlich geht es um den guten Schlaf. Mancher hat vielleicht die eine Nacht diese, die andere Nacht jene Methode ausprobiert, manchmal pro Nacht sogar mehrere Methoden angewandt, doch der Erfolg blieb trotzdem aus.

Was ist passiert? Warum hat nichts geholfen, wo Sie sich doch so angestrengt hatten, alles richtig zu machen? Sie werden die Antwort schon ahnen: SIE WOLLTEN SCHLAFEN! In Ihrer Anstrengung, alles perfekt für den tiefen und festen Schlaf zu bereiten, waren Sie verkrampft und angespannt. Ich habe es bereits mehrfach erwähnt, wiederhole mich aber gerne: Wer schlafen will, bleibt wach! Aber kein Grund zur Panik, aus Fehlern kann man lernen. Machen Sie sich noch einmal bewusst, dass all unsere Bemühungen für einen besseren Schlaf nur darauf ausgerichtet sein können, die notwendigen Voraussetzungen zu schaffen, damit der Schlaf von alleine kommen kann. Je mehr wir uns schlafend machen wollen, umso mehr vertreiben wir den Schlaf. Am besten vergegenwärtigen Sie sich dies jeden Abend wie ein Mantra oder lesen noch einmal die dazugehörigen Abschnitte »Gut einschlafen« und »Wenn man mal wach ist« aus Kapitel 14.

Wenn Sie den Fehler des Unbedingt-schlafen-Wollens nicht gemacht haben und entspannt und entpflichtet in die Federn gesprungen sind, wenn die Schlafhygiene passt und es trotzdem nicht geklappt hat: Haben Sie Geduld und setzen Sie das Programm diszipliniert fort. Veränderung braucht Zeit, vor allem, wenn Sie schon lange an Schlafstörungen leiden.

Am Ende unseres 3-Wochen-Programms sollten die meisten von Ihnen wieder besser oder gut schlafen! Die Erfolge sollten Ihnen Mut machen und Sicherheit geben. Anfänglich kann das Gelernte für die großen und kleinen Krisen des Lebens noch nicht stabil genug sein und es mögen vorübergehende Rückschläge auftreten. Das ist normal und gehört dazu. Erinnern Sie sich auch in der Belastungssituation daran zurück, wie wichtig das abendliche Entpflichten vom Alltag und vom »Schlafen-Müssen« ist.

Manche benötigen einfach auch noch etwas mehr Zeit als drei Wochen. Es ist kein Problem, wenn das Schlaftraining zu einem Fünf-, Sieben- oder Zehn-Wochen-Programm wird. Wenn Sie Ihre Selbstbehandlung verlängern wollen, beschäftigen Sie sich mit den Inhalten der zweiten und dritten Woche. Wichtig ist es, am Ende einer Behandlungswoche stets ein Resümee zu ziehen und zu analysieren: Was war gut und was war verbesserungsbedürftig? Lernen Sie aus Ihren Fehlern und machen sich keine Vorwürfe deswegen. Haben Sie Geduld mit sich und würdigen Sie die kleinen Erfolge. Das stärkt das »Schlaf-Selbstbewusstsein«. Je ausgeprägter es ist, umso gelassener und entspannter werden Sie sich in die Kissen kuscheln. Und Sie wissen ja: Entspannung ist der Königsweg zum Schlaf.

17
Die nächste Stufe: professionelle Hilfen

Sollten Sie auch nach mehreren Wochen keinerlei Erfolge erzielt haben, gibt es die Möglichkeit, professionelle Hilfen in Anspruch zu nehmen. Die erste Anlaufstelle sollte immer der Hausarzt sein. Er ist der Wegweiser durch den Gesundheitsdschungel und entscheidet gemeinsam mit Ihnen, welche weitergehenden Maßnahmen sinnvoll sind. Fachärzte, Psychotherapeuten, eine Schlaftherapiegruppe oder ein Aufenthalt im Schlaflabor können weitere Hilfestellung geben. Bevor jedoch ein Schlafmittel verordnet wird, sollten organische Ursachen ausgeschlossen und verhaltenstherapeutische Techniken ohne Erfolg geblieben sein. Nur bei einer akuten schweren Schlafstörung kann für kurze Zeit ein Schlafmittel eingenommen werden, damit man im Alltag weiter funktionieren kann. Ansonsten aber gilt: Schlafmittel sind keine Dauerlösung!

Wichtig ist, dass alle aufgesuchten Therapeuten Erfahrungen und Kompetenzen in der Behandlung von Menschen mit Schlafstörungen haben. Um unnötigen Frustrationen vorzubeugen, sollten Sie die jeweiligen Kompetenzen vorher erfragen.

Schlaftherapiegruppen

Zahlreiche wissenschaftliche Studien belegen, dass bei Ein- und Durchschlafstörungen die Verhaltenstherapie das Mittel der Wahl ist. Wir bieten seit mehr als 15 Jahren regelmäßig zweitägige verhaltenstherapeutische Schlafkurse an, inzwischen haben mehr als 2500 Menschen daran teilgenommen. Zwei Drittel von ihnen schlafen noch vier Jahre nach dem Besuch der Therapiegruppe befriedigend bis sehr gut. Schlafmittel können in aller Regel wieder abgesetzt werden. Das Leistungsvermögen am Tag steigt, die meisten Teilnehmer berichten wieder von einer guten Lebensqualität. Diese Gruppen sind eine hochwirksame Medizin bei Schlafstörungen, die Erfolge sind beachtlich. Vor allem, wenn man bedenkt, dass viele Patienten schon über Jahre an ihrer Schlafstörung litten und von Pontius zu Pilatus gelaufen waren, um Hilfe für ihre chronische Pein zu finden. Manche sitzen bereits am zweiten Seminartag morgens mit einem Lächeln in den Reihen: »So gut habe ich schon seit Jahren nicht mehr geschlafen. Wenn mir nur vorher schon einmal jemand gesagt hätte, wie einfach schlafen geht!«

Wie haben diese Teilnehmer so rasch wieder zum guten Schlaf zurückgefunden? Bei allen lässt sich feststellen, dass sie bereits nach dem ersten Seminartag verstanden haben, wie wichtig es ist, dem Schlaf den roten Teppich auszurollen, sich zu entpflichten, die Zeit nachts zu genießen und den Schlafdruck herauszunehmen. Nun gilt es, dieses theoretische Wissen auch umzusetzen, es in den nächsten Wochen einzuüben und in den Alltag zu integrieren. Für diejenigen Teilnehmer, die von den zweitägigen Kursen nicht ausreichend profitieren und eine intensivere Betreuung benötigen, haben wir ein erfolgreiches stationäres Behandlungsprogramm entwickelt.

Stationäre Angebote

Seit einigen Jahren bieten einige wenige Kliniken in Deutschland spezialisierte stationäre Aufenthalte für schwere und chronische Schlafstörungen an. Die Anschriften der Kliniken können Sie bei der Geschäftsstelle der Deutschen Gesellschaft für Schlaforschung und Schlafmedizin erfragen (www.dgsm.de). Auch in unserer Klinik gibt es ein derartiges Angebot. Es handelt sich um ein standardisiertes Behandlungsprogramm, das weniger als drei Wochen andauert. Die Patienten leiden schon viele Jahre an ihren Schlafstörungen, weder Medikamente noch Psychotherapien oder Reha-Maßnahmen brachten Linderung. Viele hatten wiederholt wegen Schlafstörungen nicht zur Arbeit gehen können und waren krankgeschrieben. Nachdem wir die Patienten zuerst ins Schlaflabor gesteckt haben und danach körperlich auf den Kopf gestellt haben, um alle organischen Ursachen auszuschließen, geht es mit intensiven täglichen verhaltensmedizinischen und verhaltenstherapeutischen Behandlungseinheiten los. Die Erfahrungen sind sehr positiv: Auch noch Jahre nach der Behandlung blieben die erzielten Erfolge stabil, nächtliche Einschlafzeiten und Wachphasen normalisierten sich. Das Leistungsvermögen am Tag und die Lebensqualität erreichten wieder die Werte Schlafgesunder. 50 Prozent unserer stationären Patienten setzen ihre Schlafmittel komplett ab, weitere 20 Prozent nehmen nur noch selten etwas ein. Ungefähr 90 Prozent würden das Angebot weiterempfehlen.

Schlaflabor

Wenn man bei einer unklaren oder chronischen Schlafstörung nicht mehr weiterweiß, hilft oft eine Untersuchung im Schlaflabor. Das ist eine diagnostische und in Fällen von komplizierten Schlafstörungen auch therapeutische High-End-Einrichtung. Zahlreiche Untersuchungen finden sowohl am Tag als auch in der Nacht statt. Während des Schlafes werden die Körperfunktionen mithilfe moderner Computertechnologie aufgezeichnet und von Experten ausgewertet. Es handelt sich dabei um das aufwendigste Verfahren in der Diagnostik von Schlafstörungen. Die

Patienten werden verkabelt, um Hirnströme, Augenbewegungen, Muskelspannung, Herztätigkeit, Schnarchen, Atmung, Sauerstoffgehalt im Blut, Beinbewegungen und Verhalten während des Schlafes genau zu erfassen. Die Untersuchungssituation ist für viele Patienten ungewohnt, in aller Regel schlafen sie aber trotz der vielen kleinen Messaufnehmer und Sensoren nicht viel schlechter als zu Hause und besser als erwartet. Oft lassen sich bereits nach einer Nacht – egal ob mit viel oder wenig Schlaf – wichtige Erkenntnisse zu Art und Umfang der Schlafstörung gewinnen und daraus Behandlungsmaßnahmen ableiten.

Neben der wichtigen Untersuchung Ihres Schlafes finden Sie in einem Schlaflabor vor allem auch Ärzte und Therapeuten, die auf dem Gebiet der Schlafstörungen besondere Kompetenzen besitzen. Sie können im Bedarfsfall weitere Untersuchungen medizinischer oder psychologischer Natur mit Ihnen durchführen. Aber auch hier gilt: Achten Sie darauf, dass das Schlaflabor ein hohes Maß an Erfahrung und Kompetenz auf dem Gebiet Ihrer Schlafprobleme hat.

18
Schlafmittel: Nutzen und Risiken

Manche von Ihnen haben in ihrer teils langjährigen Leidenszeit sicher schon einmal zu Schlafmitteln gegriffen oder nutzen diese dauerhaft. Bei Ihren Schlafproblemen dauerhaft weiterhelfen, das können diese Präparate jedoch nicht. Schlafmittel können bei kurzfristiger Schlaflosigkeit eine wirksame Hilfe sein, da sie den Schlaf in der Nacht und das Leistungsvermögen am Tag erhalten. Sie haben aber keine heilende Wirkung, da sie lediglich symptomatisch und nicht ursächlich wirken. Würden Sie für einige Tage ein Antibiotikum einnehmen, hätte dies eine heilende Wirkung, da es die Ursache – den Erreger – beseitigt. Wird eine Schlaftablette wieder abgesetzt, tritt die Schlafstörung rasch erneut auf, da die Ursache nicht bekämpft wurde. Es gibt also leider keinen Zaubertrank, der Sie von heute auf morgen von Schlafstörungen befreien oder heilen kann.

Ich werde immer wieder gefragt, wie eine Schlaftablette eigentlich wirkt und was sie für den Patienten, aber auch den Arzt so attraktiv macht. Nun, Schlafmittel sind Psychopharmaka und im eigentlichen Sinne Tranquilizer. Das heißt, sie üben eine beruhigende Wirkung auf den rast- und ruhelosen Patienten aus. Beruhigung heißt Entspannung, und die ist bekanntlich das »Schlafelixier«. Schlaftabletten machen also genau das, was dem Patienten selbst nicht gelingt. Sie beruhigen ihn, machen ihn sorglos und unbekümmert und tragen so zu der für den Schlaf notwendigen Entspannung bei. Darüber hinaus machen sie auch müde, was aber paradoxerweise für viele nicht die entscheidende Wirkung der Tablette ist, da man abends in der Regel lange genug wach war und von Natur aus einen ausreichenden Schlafdruck hätte. Übrigens: Lediglich die Hälfte der Schlafmittelkonsumenten gibt an, mit einem Schlafmittel tatsächlich gut oder befriedigend schlafen zu können!

Primäre und sekundäre Schlafmittel

Zu den sogenannten primären Schlafmitteln werden Benzodiazepine (BZD) und die etwas neueren Benzodiazepinrezeptoragonisten (BZRA) gezählt. Bekannte Vertreter der ersten Gruppe sind Substanzen wie Lormetazepam, Oxazepam, Temazepam oder Brotizolam. Zur Gruppe der BZRA gehören in Deutschland die beiden »Z-Substanzen« Zopiclon und Zolpidem. Z-Substanzen haben etwas weniger Nebenwirkungen als die BZD, weshalb sie aus meiner Sicht bei reinen Schlafstörungen die besseren Medikamente darstellen.

Wenn sie wirken (siehe oben), können Schlafmittel rasch helfen und belasten das Herz-Kreislauf-System nur gering. Es ist allerdings Vorsicht geboten, da sie in den nächsten Tag hineinwirken können. Tiger Woods, ehemaliger Weltklassegolfer, ist ein anschauliches Beispiel dafür, dass Schlafmittel ihre müde machende Wirkung nicht mit dem Drehen des Zündschlüssels im Auto einstellen. Woods wurde unter dem Einfluss eines Schlaf- und Schmerzmittel-Cocktails von Polizisten schlafend in seinem Auto angetroffen.

Viele Menschen bekommen durch die Einnahme einer Schlaftablette das Gefühl, tief und fest zu schlafen. Paradoxerweise ist aber das Gegenteil der Fall. Der chronische Gebrauch führt rasch zu einer Unterdrückung des Tiefschlafs und auch zu einer Reduktion des REM- oder Traumschlafs in der ersten Schlafhälfte. Die künstlich herbeigeführte Entspannung in der Nacht kann sich auch negativ auf den Bewegungsapparat auswirken. Besonders ältere Patienten laufen beim nächtlichen Gang zur Toilette Gefahr zu stürzen. Das Gedächtnis und das Erinnerungsvermögen werden durch diese Medikamente ebenfalls beeinträchtigt.

Nicht zuletzt kann die Tablette mit der Zeit an Wirkung verlieren, und man muss abends immer größere Mengen einnehmen, um in den Schlaf zu finden. Aber das ist noch nicht alles: zu lange eingenommen, können Schlaftabletten zu Gewöhnung und körperlicher Abhängigkeit führen. Obwohl in allen medizinischen Leitlinien, den Beipackzetteln und anderen Fachinformationen darauf hingewiesen wird, dass Gewöhnung und Abhängigkeit bereits nach zwei Wochen eintreten können, werden die Präparate oft über Monate und sogar Jahre verschrieben und eingenommen. Eine Abhängigkeit auf Rezept. Je nach Studie sind in Deutschland zwischen 1,1 und 1,9 Millionen Menschen von Schlafmitteln abhängig. Das ist eine beträchtliche Zahl. All diese Menschen können nicht mehr ohne die abendliche Schlaftablette schlafen.

Eine weitere Nachricht zu den möglichen Nebenwirkungen von Schlaftabletten macht hellwach und schreckte manche Anwender auf. Daniel Kripke, renommierter amerikanischer Schlafforscher, veröffentliche 2012 in einer Fachzeitschrift Studienergebnisse, die ein höheres Sterbe- und Krebsrisiko bei Schlafmittelnutzern nahelegten. Darüber hinaus finden neuere Studien auch noch ein erhöhtes Demenzrisiko bei chronischer Einnahme von Schlaftabletten. Diese Befunde sollten beachtet werden, bedürfen aber noch der Bestätigung durch weitere Untersuchungen. Es erscheint aus meiner Sicht aber trotzdem ratsam, Schlafmittel so vorsichtig wie möglich einzusetzen und alternative verhaltensmedizinische und verhaltenstherapeutische Techniken in der Behandlung zu bevorzugen.

Aufgrund der hohen Abhängigkeitsgefahr sind Schlafmittel vom Typ der Benzodiazepine oder Z-Substanzen nur für eine kurzfristige Einnahme von Tagen oder wenigen Wochen geeignet. Für die medikamentöse Langzeitbehandlung empfehlen wir sogenannte sekundäre Schlafmittel, wie Antidepressiva und niedrigpotente Neuroleptika. Sie bieten den großen Vorteil, dass sie nicht zu einer körperlichen Gewöhnung oder Abhängigkeit führen. Bei der Dauerbehandlung von Schlafstörungen macht man sich die anspannungslösenden und müde machenden Eigenschaften der Präparate zunutze, die sonst bei Depressionen oder psychotischen Störungen eingesetzt werden. Richtig eingenommen, können sie wie die primären Schlafmittel gut helfen und weisen auch nicht bedeutsam mehr Nebenwirkungen auf. Ein Vorteil ist, dass sie den Tiefschlaf und die Schlafstruktur der Patienten nicht so wesentlich negativ beeinflussen, wie es die eigentlichen Schlafmittel tun.

Pflanzliche Schlaf- und Beruhigungsmittel

Zu Beginn einer Schlafstörung machen viele Patienten den Versuch der Selbstbehandlung mit rezeptfreien pflanzlichen Mitteln. Harte Chemie möchte man schließlich vermeiden. In Deutschland sind pflanzliche Präparate überaus beliebt. Hoffnungsvoll begibt man sich in die Apotheke und lässt sich zu rezeptfreien pflanzlichen Schlafhilfen beraten. Tees, Dragees, Tinkturen, alles gibt es in Hülle und Fülle. Auch in den Medien werden rezeptfreie und vermeintlich pflanzliche Mittel beworben. Zur besten und teuersten Sendezeit, direkt vor der Tagesschau! Denn da sind die meisten schlafgestörten Patienten noch wach, bevor sie in den Fernsehschlaf verfallen. Werbewirksame und absatzfördernde Aussagen zu tätigen fällt den herstellenden Firmen dabei nicht schwer. Schließlich werden sie vom Gesetzgeber nicht dazu aufgefordert, die Wirksamkeit ihrer Produkte anhand von Studien zu belegen. Dies öffnet der Täuschung des Patienten Tür und Tor.

Aus wissenschaftlicher und schlafmedizinischer Sicht kann ich Ihnen bei ausgeprägten Schlafstörungen leider nur sehr bedingt zum Kauf dieser rezeptfreien Mittel raten. Bei leichten Schlafstörungen scheinen pflanzliche Präparate mit einem hohen Baldriananteil zumindest etwas helfen zu können. Auch Lavendelöl in Tablettenform eingenommen kann bei leichten Schlafstörungen infolge Ängstlichkeit und innerer Unruhe eine beruhigende und damit etwas schlafförderliche Wirkung entfalten. Es stellt sich allerdings die Frage, ob man bei leichten Schlafstörungen überhaupt eine medikamentöse Krücke benötigt.

Die Einnahmeempfehlungen sind von Naturheilmittel zu Naturheilmittel unterschiedlich. Die meisten Produkte sollen ein bis zwei Stunden vor dem Schlafengehen angewandt werden. Oft wird für mich nicht nachvollziehbar von den Herstellern empfohlen, die Mittel über mindestens zwei bis vier Wochen einzunehmen. So lange würden sie bis zur Entfaltung der vollen Wirkung benötigen. Böse Zungen könnten behaupten, für diese Zeit ließe sich so zumindest der Absatz sichern.

Studien haben ergeben, dass hochdosierte Johanniskraut-Präparate (mindestens 300 mg Johanniskrautextrakt pro Dragee) bei leichten und mittelschweren Depressionen helfen können. So auch bei Schlafstörungen, die mit depressiven Verstimmungen einhergehen. Eine Wirksamkeit ist belegt. Doch Vorsicht, pflanzlich bedeutet in diesem Fall aber nicht nebenwirkungsfrei: Bei Johanniskraut reagiert die Haut empfindlicher auf UV-Strahlen; vor allem Hellhäutige bekommen dann schneller einen Sonnenbrand. Auch der Abbau von Medikamenten im Körper kann durch Johanniskraut beschleunigt werden und so beispielsweise die Wirkung mancher Antibabypille schwächen – achten Sie auf entsprechende Hinweise auf dem Beipackzettel.

Antihistaminika

Ältere Antihistaminika wie Doxylamin oder Diphenhydramin werden bei Schlafstörungen vom Apotheker ebenfalls empfohlen. Nach einer Untersuchung der amerikanischen Schlafgesellschaft aus dem Jahr 2005 wirken sie aber nur bei jedem zweiten Patienten und wenn, dann nur für wenige Tage. Antihistaminika sind Medikamente, die man lange Zeit bei allergischen Reaktionen einsetzte. Da sie dösig und schläfrig machen, werden sie heute für Allergiker nicht mehr empfohlen. Genau deswegen verkauft man Antihistaminika heute bei Schlafstörungen. Aber auch in diesem Fall gilt, dass die Wirksamkeit einzelner Antihistaminika nicht ausreichend untersucht wurde. Hier ein Beispiel:

Im Jahr 2014 kam die ARD-Sendung »Werbecheck« auf uns zu. Man wolle die Richtigkeit der Werbeaussage für ein rezeptfreies Schlafmittel aus der Apotheke überprüfen. Es handelte sich um eines der alten Antihistaminika, Doxylamin. Der Slogan der Herstellerfirma lautete: »Gut einschlafen, gut durchschlafen, erholt aufwachen.« Anhand einer kleinen Fallserie mit schlafgestörten Menschen und anhand wissenschaftlicher Daten wollten wir gemeinsam mit der ARD diesen Slogan überprüfen. Um keinerlei wissenschaftliche Literatur zur Wirksamkeit zu übersehen, bat ich die medizinisch-wissenschaftliche Abteilung des Pharmaherstellers, mir alle Wirksamkeitsstudien zur Verfügung zu stellen. Mit großem Erstaunen musste ich zur Kenntnis nehmen, dass es derartige Studien nicht gibt. »Diese sind nicht nötig«, teilte man mir mit, »schließlich rufen immer wieder Patienten an und berichten, wie gut sie damit schlafen können und wie fit sie sich am Tag fühlen.« Das sei Beleg genug!

Und noch etwas gilt es zu beachten: Trotz Rezeptfreiheit gibt es einige nicht unerhebliche Nebenwirkungen. Dazu gehören Mundtrockenheit, Verstopfung, Beschwerden bei der Blasenentleerung, Sehstörungen, Benommenheit am Tag, Schwindel und Kopfschmerzen. Gerade bei älteren Patienten ist Vorsicht geboten, da die Mittel zur Entwicklung eines schweren Verwirrtheitszustands beitragen können.

Melatonin

Melatonin ist als körpereigene Substanz für die Einleitung des Schlafes wichtig. Melatonin als Tablette eingenommen ist sehr beliebt und im doppelten Wortsinn in »aller Munde«. Weil es in Deutschland nicht rezeptfrei erhältlich ist, wird es häufig in den USA eingekauft oder bestellt. Es gilt dort als »Nahrungsergänzungsmittel« und steht in großen Dosen im Supermarktregal zum Kauf. Melatonin-Tabletten scheinen tatsächlich bei der Überwindung eines Jetlags helfen zu können. Studien belegen jedoch keine bedeutsame Wirkung bei Schlafstörungen. In Deutschland ist ein retardiertes Melatonin mit längerer Halbwertszeit als Arzneimittel für Menschen über 55 Lebensjahren zugelassen und auf Rezept zu erhalten. Möglicherweise hat es aufgrund der im Vergleich zum »Supermarkt-Melatonin« längeren Halbwertszeit eine bessere Wirkung auf den Schlaf.

Wie Sie sehen, gibt es keine Wundermittel, die von heute auf morgen Menschen mit Schlafstörungen heilen können. Alle zur Verfügung stehenden Medikamente haben eine rein symptomatische Wirkung und bekämpfen nicht die Ursachen der Schlaflosigkeit. Werden sie wieder abgesetzt, bricht die Schlafstörung in aller Regel wieder erneut aus. Zu beachten ist ebenfalls, dass die am häufigsten verordneten Schlafmittel vom Typ der BZD und BZRA die Gefahr der Gewöhnung und Abhängigkeit mit sich führen. Sie sind also gut beraten, wenn Sie durch die Aneignung von ausreichendem Wissen über den gesunden Schlaf, das Erlernen von selbstwirksamen Techniken und eine veränderte innere Einstellung zu Ihrer eigenen Schlaftablette werden. Alle dazu notwendigen Informationen habe ich Ihnen in diesem Buch zusammengetragen. Nun bleibt mir nicht mehr, als Ihnen auf Ihrem Weg zu einem tiefen und erholsamen Schlaf alles Gute und vor allem entspannte Nächte zu wünschen.

Nachwort

Sind Sie noch wach? Oder längst über dem Buch eingeschlafen? Auch wenn das schade wäre, so hätte es immerhin den Zweck erfüllt, Ihnen ein wenig Schlaf zu bescheren … Aber im Ernst: Ich hoffe, dass Ihnen diese Reise durch die faszinierende Welt des Schlafes gefallen hat und Sie die Lektüre nicht nur interessant fanden, sondern ihr auch wichtige Anregungen und Tipps für den erholsamen Schlaf entnehmen konnten. Denn mein Anspruch war es nicht nur, hier auf diesen Seiten alles Wissenswerte über den Mythos Schlaf zusammenzutragen, sondern Sie zum Experten für Ihre ganz persönliche Schlafgesundheit zu machen.

Wenn es Ihnen in Zukunft gelingen sollte, den einen oder anderen Tipp umzusetzen, Ihren Schlaf erholsamer zu machen, sodass Sie besser durch den Tag kommen, würde mich das sehr freuen.

Wie Sie nun wissen, ist ohne Schlaf nix los! Erquickender Schlaf Nacht für Nacht ist ein Geschenk der Natur. Sollten Sie den Schlaf und seine Funktionen nun mehr zu schätzen wissen und zukünftig mit mehr Freude und Lust (auf Schlaf) ins Bett gehen, hätte dieses Buch eine seiner Aufgaben erfüllt. Ich weiß aus meinem Praxisalltag, dass viele Menschen das Schlafen verlernt haben und sich saft- und kraftlos durch den Tag quälen. Diese Menschen liegen mir besonders am Herzen. Für sie habe ich das Drei-Wochen-Programm für besseren Schlaf in einem eigenen Kapitel dargestellt. Trotzdem war es nicht mein primäres Anliegen, ein Selbsthilfebuch zu schreiben. Das habe ich bereits an anderer Stelle getan. Deswegen finden Sie für manch dargestellte Schlafstörung keine konkreten »Rezepte« mit »Dosierungsanleitungen«.

Auch erhebt dieses Buch nicht den Anspruch, einen Wegweiser durch den Gesundheitsdschungel darzustellen. Vielmehr wollte es für das schönste Drittel des Lebens begeistern. Sollten Sie Fragen haben, dürfen Sie sich gerne an mich und meine Abteilung im Pfalzklinikum in Klingenmünster wenden. Wir machen kein Auge zu, bevor unsere Patienten nicht wieder tief und fest schlafen!

Ich wünsche Ihnen entspannte und erholsame Nächte,

Ihr

Dr. Hans-Günter Weeß

Danksagung

Das Buch hätte nicht entstehen können ohne die Unterstützung von vielen lieben und kritischen Menschen in meinem beruflichen und privaten Umfeld.

Bei meinem Team im Interdisziplinären Schlafzentrum des Pfalzklinikums Klingenmünster möchte ich mich als Erstes bedanken. Besonderer Dank geht an Maria Stalter. Meine Kollegen haben mich erneut von mancher Aufgabe entlastet und mir den Rücken freigehalten, so dass ein neues Buch entstehen konnte.

In der Endphase des Buches habe ich viele Abende in meinem Arbeitszimmer verbracht. Darunter litt der Kontakt zu meinen Freunden. Jetzt freue ich mich wieder auf viele gemeinsame Unternehmungen.

Meiner Schulfreundin Carmen Strölin danke ich für ihre kreativen Anregungen und Kritik. Bei manch zu salopper Formulierung hat sie mich mit kritischem Blick eingebremst. Meinem Freund Uli Decker gebührt großer Dank für seinen »Rotstift«.

Ganz herzlich und mit Stolz möchte ich mich bei meinem Sohn Daniel bedanken, der mir stets Mut zugesprochen und erneut akribisch das Buchmanuskript durchgearbeitet hat.

Meine Partnerin Beate hat mir stets die Perspektive des Lesers vor Augen gehalten, dafür ein großes Dankeschön. Ohne ihren unschätzbaren Rückhalt wäre dieses Buch nicht möglich gewesen.

Ich bedanke mich bei Iris Forster und Markus Röleke, die mich über Monate bei der Entstehung des Buches hervorragend begleitet und unterstützt haben. Für das kreative Lektorat geht mein ganz besonderer Dank an Heike Gronemeier. Katja Spitzer sei gedankt für ihre peppigen und humorvollen Illustrationen.

Die Haut ist wie eine Leinwand, die unser Leben sichtbar macht

Dr. med. Yael Adler

HAUT NAH

Alles über unser größtes Organ

Die Haut beschäftigt uns täglich: Pflege, Alterung, Allergien, Anti-Aging, Sonne ... Sie ist knapp zwei Quadratmeter groß und schützt uns davor, zu überhitzen. Sie umhüllt alles, was wir in uns tragen, ist ein hochsensibles Kommunikationsmittel. Keine Erregung, kein Sex – ohne unsere Haut.

Die Ärztin Dr. med. Yael Adler rückt unserer Haut zu Leibe und erklärt alles, was man über sie wissen will. Sie scheut dabei auch nicht vor Pusteln, Falten, Fußkäse und anderen Tabus zurück. Anschaulich und unterhaltsam erzählt sie, warum Sex schön macht, Männer keine Cellulite bekommen und warum in unserer Haut ganz schön viel Hirn steckt.

Für einen nützlichen Praxisteil hat Yael Adler zahlreiche Rezepturen versammelt; bewährte und meist selbst herzustellende Cremes, Badezusätze und Lotionen.

»Ein sinnliches Sachbuch über die Haut und ihre Zipperlein, das man lesen kann, ohne dass es gleich überall zu jucken beginnt. Absolut empfehlenswert!«
Deutschlandfunk

DROEMER

Ein herrlich schlauer Lesespaß für Allergiker, Phobiker, Reinheitsfanatiker und Putzmuffel

Dirk Bockmühl

KEIM DAHEIM

Alles über Bakterien, Pilze und Viren
Prof. Bockmühls Hygiene-Sprechstunde

Ob auf dem Spülschwamm, zwischen Teppichfasern oder im Darm – unsere unsichtbaren Untermieter fühlen sich pudelwohl. Manche sind für unser Leben unverzichtbar, andere einfach nur lästig, und leider gibt es auch solche, die extrem gefährlich sind. Höchst vergnüglich macht der Mikrobiologe und Hygieniker Professor Dr. Dirk Bockmühl die faszinierend vielfältige Welt der Mikroben sichtbar. Er erklärt, wie wir die schlechten loswerden und die guten unterstützen können.
Inklusive Keim-Knigge: Alltagstipps für ein hygienisches und gefahrloses Zusammenleben.

DROEMER